HISTOLOGIE UND MIKROSKOPISCHE ANATOMIE

VON

HANS PETERSEN

DRITTER ABSCHNITT

SPEZIELLE HISTOLOGIE UND
MIKROSKOPISCHE ANATOMIE DES MENSCHEN

MIT 221 ZUM TEIL
FARBIGEN TEXTABBILDUNGEN

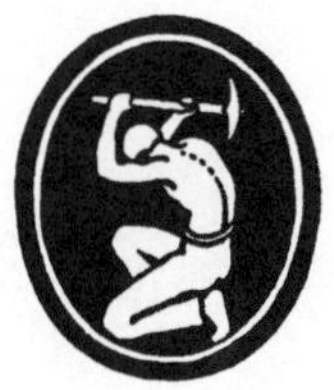

MÜNCHEN
VERLAG VON J. F. BERGMANN
1924

ISBN 978-3-642-90235-2   ISBN 978-3-642-92092-9 (eBook)
DOI 10.1007/978-3-642-92092-9

Vorbemerkungen.

Die Abbildungen der vorliegenden Lieferung, für deren Erscheinen alsbald nach ihrer Fertigstellung ich dem Verlage wiederum zu Dank verpflichtet bin, sind zum größten Teil nach eigens für diesen Zweck hergestellten Präparaten angefertigt. Dabei wurde von vornherein auf die Möglichkeit photographischer Wiedergabe Rücksicht genommen. So hat die Mikrophotographie in weitem Maße für die Abbildungen herangezogen werden können. Wo Überzeichnung der Photogramme stattgefunden hat, ist dies angegeben. Für ihre Betrachtung kann man mit Erfolg eine schwache Lupe (Leselupe) benutzen.

Da für die Zeichnungen eine geeignete Kraft am Orte nicht verfügbar war und auswärtige Zeichner nur sehr beschränkt herangezogen werden konnten, habe ich die meisten Zeichnungen und Aquarelle selbst angefertigt. Sie sind durch ein P. kenntlich und ich bitte sie mehr nach Gesichtspunkten histologischer Art als solchen technischer Vollendung anzusehen. Da auch bei den Präparaten und den Photogrammen alles, vom ersten bis zum letzten Handgriff von mir selbst gemacht werden mußte, so mußte im einzelnen schließlich einmal ein Ende gefunden werden, wenn die Lieferung überhaupt einigermaßen voranschreiten sollte.

Die Beschriftung der Abbildungen ist so gehalten, daß deren Betrachtung allein, ohne gleichzeitige Lektüre des Textes möglich ist. Man kann die Lieferung also auch nach Art eines Bilderbuches benutzen.

Gießen, im Februar 1924.

Hans Petersen.

Inhaltsverzeichnis.

Dritter Abschnitt.

---

*) Das doppelte Vorkommen der Nr. 97 ist bei der Korrektur übersehen, daher hier die zweite Nr. 97 als 97a geführt wird.

Dritter Abschnitt.

Spezielle Histologie und mikroskopische Anatomie des Menschen.

Prolegomena, Epithelien und Drüsen.

75. Funktioneller Aufbau und Entstehungsregel. Im Gefüge der Organe und Gewebe des Körpers gelangen zwei Beziehungen zum Ausdruck, seine Beziehungen zur Funktion und zur Entstehung. Der Organismus baut sich auf auf Grund seiner ererbten formbildenden Potenzen. Nach einer bestimmten raumzeitlichen Regel (Bildungsmelodie, v. Baer, Entstehungsregel, v. Uexküll[1)]) werden die verschiedenen Funktionssysteme im Körper untergebracht und verteilt. Dieser Vorgang führt zum funktionsfähigen Organ und dauernd bleibt der Körper sozusagen unter der Aufsicht dieser Regel, nach der Regulation und Regeneration des Körpergefüges ablaufen.

Der fertig gebildete funktionstüchtige Körper wird von den Anforderungen der Funktion völlig beherrscht. Wenn auch der Bauplan, die Architektur des Körpers aus der Funktion allein nicht verständlich wird, da eben die Entstehungsregel der Art sie bestimmt, so trifft das doch am wenigsten für das mikroskopische Gefüge zu (S. 103). In ihm kommt der funktionelle Aufbau fast rein zum Ausdruck. Wir teilen deshalb unseren Stoff nach Funktionssystemen ein, fassen die auf ihren mikroskopischen Bau zu untersuchenden Teile nach den Gesichtspunkten gemeinsamer Leistung zusammen.

Es ist jedoch angezeigt, einen Abschnitt über die Epithelien und Drüsen vorauszuschicken. Diese Gewebeform findet sich in sehr vielen Funktionssystemen wieder, da eben Oberflächenfunktionen (S. 64) von vielen Organen vollzogen werden müssen. Wir betrachten diese sich vielerorts wiederholenden Gebilde vorweg in einer Übersicht, wobei wir die für die Organleistungen wichtigen Besonderheiten der Besprechung der Organe überlassen. Die Lehre von den Epithelien und Drüsen bildet in der Tat eine Art von Prolegomenon zur Histologie, wenn wir diese unserem allgemeinen Plan entsprechend (S. 19) betreiben wollen.

76. Definition des Epithels, Rolle der Zelle im Epithel. Epithelien sind flächenhafte Gewebe, die nur oder ganz vorwiegend aus Zellen bestehen, so lautet die gewöhnliche Definition des Begriffes. Überall, wo wir Oberflächen haben, die mit der Außenwelt in Verkehr treten (S. 63), finden wir Epithelien. Im Embryo bilden solche flächenhafte Verbände die Primitivorgane des werdenden Organismus.

Gerade in diesem Fall bildet die ganze formbildende Zellplatte ein einheitliches System und niemand wäre wohl auf den Gedanken verfallen, diese Leistungen durch Erfindung von Elementen nach Art der Zellen zu erklären (Gurwitsch)[2)]. Und doch sind Zellen als isolierte Gebilde, Elementarorganismen darin vorhanden. Das Epithel als einen einheitlichen Protoplasmakomplex zu betrachten nach Art eines Plasmodiums oder Synzytiums, hat vom Standpunkte mancher seiner Leistungen aus viel Verlockendes, aber dennoch besteht in der Entwicklung zwischen diesen Dingen ein erheblicher Unterschied. Ein Plasmodium entsteht durch Verteilung der sich vermehrenden Kerne in einer ungeteilt bleibenden Plasmamasse, die sich verzweigt, verästelt, aber nicht durchschnürt (Muskelfasern, Riesenzellen). Im Epithel und ebenso im Mesenchym (S. 65 und 123) teilen sich im Anschluß an die Kerne die Zelleiber und treten erst nachher, soweit das überhaupt der Fall ist, durch Ausläufer miteinander in Verbindung. So bewahren sich die Zellen, ungeachtet ihrer engen Einfügung in die epitheliale Platte, ihre Bewegungsfreiheit, denn an einer Reihe

---

[1)] v. Uexküll: Theoret. Biologie. Berlin 1921.
[2)] Arch. f. Entwickelungsmech. d. Organismen. 51, S. 385, 1922.

von Epithelien gelingt es, die Zellen zu selbsttätiger freier Bewegung und freiwilligen Isolierung zu bringen (Überhäutung von Wunden, Deckglaskulturen). So liegt also kein Grund vor, die alte Anschauung aufzugeben, wonach das Epithel aus einem Gefüge von Zellen besteht; der Form nach ähnlich, wie die Mauer aus Ziegelsteinen. Aber diese Bausteine sind eben lebendig. Eine epitheliale Platte ist ein lebendiges Ganzes aus lebendigen Teilen, die in sich wieder Ganzheitseigenschaften zeigen, und das ist eben wieder eines der Zentralprobleme des lebendigen Organismus, das Ganze und seine Teile (S. 70).

77. Epithel und Endothel. His hat (1865) den Gegensatz von echten Oberflächenepithelien und den Epithelien der Binnenflächen oder Endothelien aufgestellt. Diese Gegenüberstellung hat eine wesentlich physiologische Bedeutung, denn der Entstehung nach, nach ihrer Herkunft aus den Keimblättern, die dieser Unterscheidung zunächst zugrunde lag, läßt sich ein Gegensatz zwischen Ektoderm, Entoderm und Mesoderm nicht aufstellen (S. 69). Wir kennen echte Epithelien aus allen drei Keimblättern, z. B. Haut, Darm und Ureter; auch sind z. B. das entodermale Blasenepithel und das mesodermale Ureterepithel nach Bau und Funktion völlig gleich. Das Endothel ist allerdings ein typisches mesodermales Gebilde.

Zuweilen wird noch zwischen Endothelien, der Auskleidung der Blut- und Lymphgefäße und den Mesothelien, der Auskleidung der Leibeshöhle, unterschieden.

Rein dem Äußeren nach ist ein Endothel ein aus einer Lage platter, weicher, protoplasmatischer Zellen bestehendes Epithel. Ein solcher Belag bildet den charakteristischen Bestandteil der „serösen Häute", die die Leibeshöhlen innen überziehen. Er kleidet die Gefäß- und Lymphbahnen aus und auch das Innere der Gelenke, Schleimbeutel und Sehnenscheiden ist von ähnlichen Belägen überzogen. Er wird ferner aus dem Subarachnoidealraum beschrieben, vielfach trifft man endothelartige Zellbeläge an bindegewebigen Häuten und Platten, die aber von wirklichen Fibroblasten (s. Bindegewebe) gebildet werden.

Die Endothelien sind vielfach zur Phagozytose befähigt und auch in der Speicherung von Vitalfarbstoffen ähneln sie Bindegewebszellen, nicht Epithelien. An einigen Stellen sind die Zellmembranen in netzartige Verbände aufgelöst (Leber). Diese stehen in Arbeitsgemeinschaft mit Zellnetzen bindegewebiger Herkunft in Milz und Knochenmark, so daß das Ganze als „retikulo-endothelialer Apparat" zusammengefaßt wird (vgl. hämopoetische Organe). Daß die Gegenüberstellung von Endothelien und Epithelien einen charakteristischen biologischen Unterschied trifft, zeigt die Aufnahme dieser Begriffe in die Pathologie, Klinik und experimentelle Biologie, während sie in der beschreibenden Anatomie weniger üblich sind.

78. Formen des Epithels. Wir unterscheiden nach der Form der beteiligten Zellen, wobei die äußere Schicht die Bezeichnung abgibt: platte, kubische und Zylinderepithelien. Sie können einschichtig, mehrreihig, mehrschichtig sein. Wir erhalten so nebenstehendes Schema (nach Schaffer).

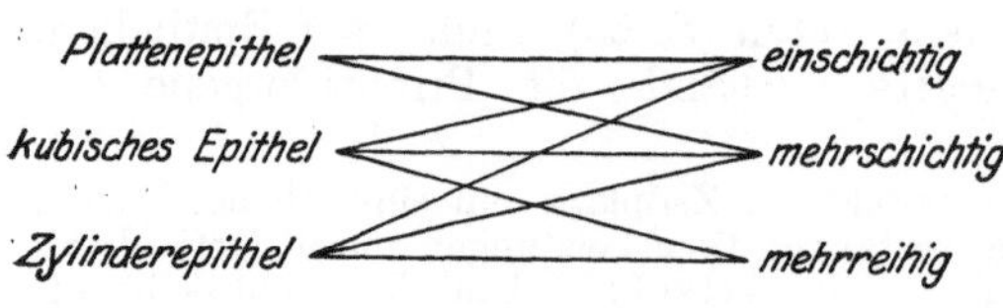

Wir wollen im Hinblick auf das Vorkommen beim Menschen folgende Formen beschreiben:

1. Endothelien,
2. niedrige, platte bis kubische Epithelien,
3. einschichtige Zylinderepithelien (auch flimmernd),
4. mehrreihige Zylinderepithelien (auch flimmernd),
5. geschichtete Zylinderepithelien (auch flimmernd),
6. geschichtete Plattenepithelien,
7. Epithelien der Harnwege.

Abb. 123—127 zeigen Endothelien aus Gefäßen und der Leibeshöhle. Kennzeichnend ist neben der flachen Form, dem linsenförmigen

Kern, die zackige Abgrenzung der einzelnen Zellen gegeneinander. Es ist allerdings nicht ganz sicher, ob diese durch Silbernitrat darstellbaren Konturen in ihrem Verlauf dem lebenden Zustand entsprechen.

Niedrige, kubische bis platte Epithelien kommen in Drüsen und ihren Ausführungsgängen vor (Abb. 57). Die typische Drüsenzelle hat eine polyedrische Gestalt mit annähernd nach allen Richtungen gleichem Durchmesser (Abb. 35). Voneinander getrennt runden sie sich zu annähernd kugeliger Gestalt ab (Abb. 25). Niedriger, nahezu platt sind z. B. die Zellen der dünnen Schenkel der Nierenschleifen, dünne Platten bilden die Auskleidung der Lungenalveolen, des häutigen Labyrinths.

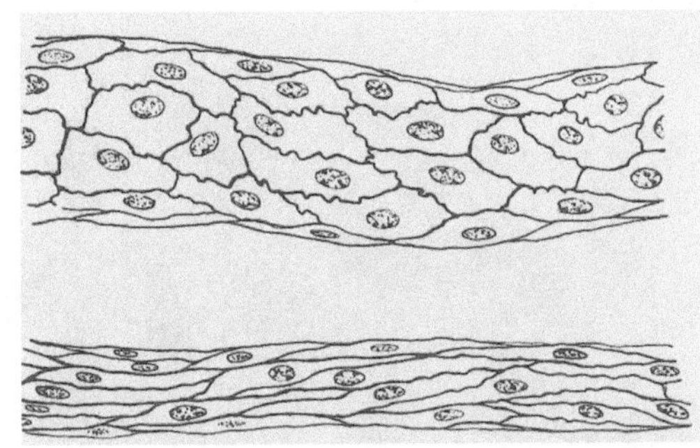

Abb. 123. Gefäßendothelien, Zellgrenzen durch Silber dargestellt. Aus dem Omentum majus des Kaninchens. 336 mal. Vierl.

Die wichtigste Form des einschichtigen Epithels ist das Zylinderepithel (Abb. 128). Es bedeckt die ganze Darminnenfläche von der Kardia bis zum After. Dicht nebeneinanderstehende, hochprismatische oder spitzpyramidenförmige Zellen setzen es zusammen. Sie runden sich, wenn isoliert zu Zylindern oder mehr oder weniger abgestumpften Kegeln ab (Abb. 129). Die Kerne sind oval, die lange Achse entspricht der der Zelle. Manche Zylinderepithelien tragen Flimmerhaare.

Flimmerepithel findet sich beim Menschen im Luftweg von der Nase bis zu den Lungenalveolen (mit Ausnahme von Schlund und Kehlkopf, teilweise). Dabei sind alle Formen vom mehrreihigen zylindrischen bis zum niedrig einschichtig-einreihigen Epithel zu beobachten. Auch der Eileiter besitzt Flimmerepithel.

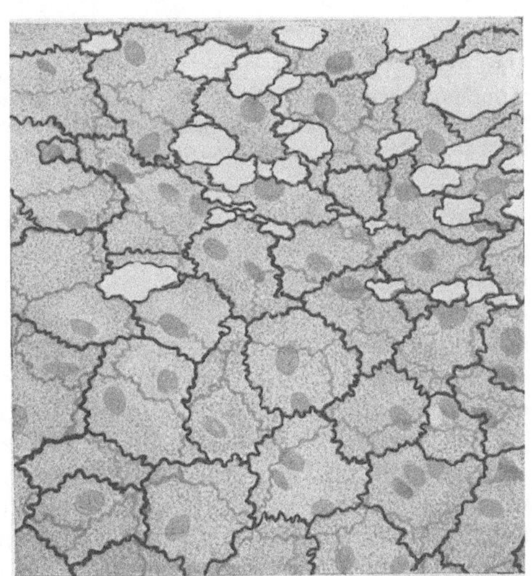

Abb. 124. Endothel (Mesothel) der Bauchhöhle. Zellgrenzen durch Silber dargestellt. Omentum majus des Kaninchens, Zellen der Gegenseite sichtbar, Durchbrechungen der Netzplatte. 336 mal.

Im typischen Zylinderepithel reichen die Zellen von der einen Seite zur anderen. Schieben sich an der Basis Zellen ein, die nicht bis zur freien Oberfläche reichen, so spricht man von zwei- und mehrreihigen Epithelien. Das kommt in allen Zylinderepithelien stellenweise vor. In typischen mehrreihigen Epithelien kann man mehrere Reihen von Kernen durch das ganze Epithel verfolgen (Abb. 130). Meist sind drei Reihen unterscheidbar, eine untere (innere,

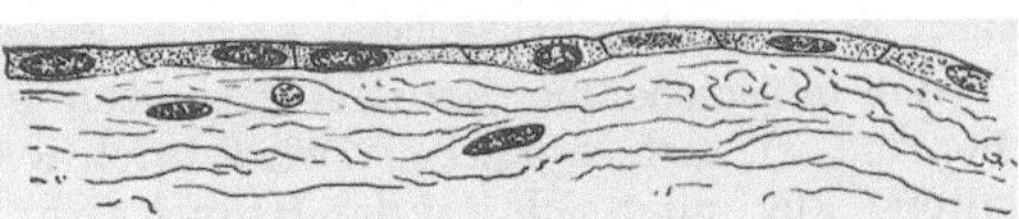

Abb. 125. Endothel (Mesothel) im Schnitt von Mesenteriolum des Wurmfortsatzes, Mensch. 640 mal. Vierl.

10*

basale), eine mittlere und eine obere (äußere). Die mittlere ist breit. Diesen Reihen entsprechen verschieden geformte Zellen (Abb. 131 und 135).

Wie weit wirklich mehrschichtige Zylinderepithelien (flimmernd oder nicht flimmernd) beim Menschen vorkommen, ist umstritten. Meist wird die Conjunctiva palpebralis als überkleidet von einem solchen (nicht flimmernden) Epithel angegeben. Auch im Nasenrachenraum (Nasenseite des weichen Gaumens) soll das Flimmerepithel mehrschichtig sein.

Weite Verbreitung im menschlichen Körper hat das geschichtete Plattenepithel. Es ist das eigentliche Schutzepithel des Körpers und charakteristisch für die absperrende Körperbedeckung, wie das einschichtige Zylinderepithel für den den Stoffverkehr vermittelnden Darm.

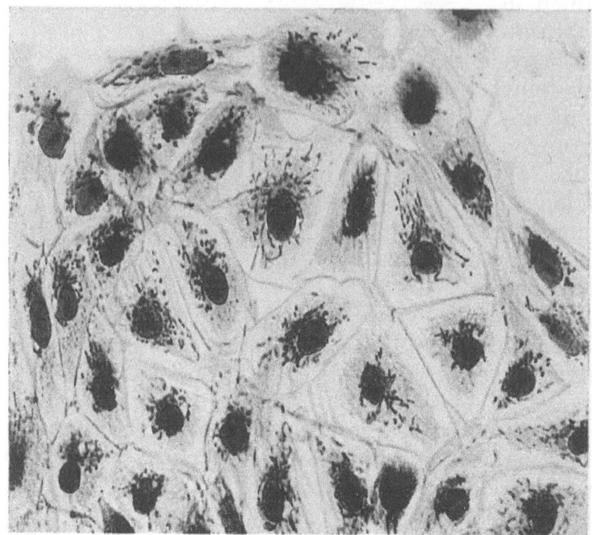

Abb. 126. Kultur von „Mesothelzellen", viscerales Peritoneum vom Magen eines 6 Tage alten Hühnerembryos. 3 Tage alte Kultur. Vitalfärbung mit Janusgrün, Fixierung durch Joddämpfe. Nach einem Originalphotogramm von W. H. Lewis.

Der Schutz besteht sowohl gegen mechanische wie chemische Einwirkungen und vor allem gegen Austrocknung. Daß wir imstande sind, täglich und stündlich mit der Luft und mit trockenen, harten und rauhen Dingen (z. B. den Kleidern) in Berührung zu sein, verdanken wir diesem Epithel. Wenn durch einen krankhaften Vorgang ein anderes Epithel, z. B. das Zylinderepithel des Mastdarms oder das Epithel der Conjunctiva palpebrae, derartigen Einflüssen ausgesetzt ist, so machen sich alsbald die lästigsten Störungen bemerkbar.

Das Schutzmittel ist Horn. Die oberen Lagen des vielschichtigen Epithels werden in hohle Bläschen umgewandelt, deren Wand aus Horn besteht. Diese werden zu flachen Schüppchen zusammengepreßt und bedecken in dichter, mehr oder weniger dicker Schicht das Epithel. Alle Horngebilde (Haare, Nägel, Hufe, Hörner) sind ebenso gebaut, das Horn ist überall Umwandlungsprodukt einer Zellschicht (Mutterschicht, Keimschicht, Matrix, Stratum germinativum).

Die Keimschicht besteht aus weichen protoplasmatischen Zellen. Im Absterben verwandeln sie sich in Horn. Ihre basale Lage ist zylindrisch, die höheren Lagen sind polyedrisch (kubisch) (Interzellularlücken und Brücken s. S. 139).

Die Keimschicht liegt z. B. am Boden einer Brandblase frei, ihrer weichen schleimigen Beschaffenheit halber heißt sie auch Stratum mucosum.

Wir unterscheiden zwei Arten des geschichteten Plattenepithels. Die eine ist zart, weich; sie wird durch wässrige Drüsensekrete feucht gehalten. Sie findet sich auf der Hornhaut, in der Mundhöhle, am After, in der Scheide, in der Urethra. Eine scharfe Grenze zwischen verhornten und nicht verhornten Zellen ist nicht erkennbar, die Lage der Hornschuppen ist dünn (Abb. 58, 132). Die andere Art ist das Epithel der Oberhaut, sie wird durch ein besonderes Drüsensekret eingefettet. Die im Verhältnis zur anderen Art dicke Hornschicht ist scharf durch eine schmale Umwandlungszone gegen die Keimschicht abgesetzt.

Die Hornschicht wird dauernd abgerieben und abgestoßen. So ist eine ständige Hornproduktion im Gange. Die Abstoßung erfolgt beim Menschen in den bekannten kleinen Schüppchen, bei Reptilien und Amphibien wird die oberste Lage im ganzen abgestoßen (Natternhemd) (Abb. 56). Der Erfolg ist beidemal derselbe: Der am Körper haftende Schmutz wird entfernt, Selbstreinigung der Haut.

Die epithelialen Platten und somit die Epithelzellen sind keineswegs starr, sondern geben bei Biegungen und sonstigen Beanspruchungen nach. Von der Haut und der Mundhöhle ist es jedem geläufig, vom Darm leicht einzusehen. Der verschiedene Füllungszustand des Magens, die Bewegungen seiner muskulösen Wand lassen mannigfache Falten der das Innere auskleidenden Schleimhaut entstehen. Das Epithel paßt sich diesen Falten und Bewegungen an, niemals entsteht in ihm eine Lücke. Die einzelne Zelle kann also mancherlei Formen annehmen, wobei die Grundform im großen und ganzen gewahrt bleibt. Epithelien, an denen sich dieses Verhalten besonders ausgeprägt findet, sind die Epithelien der ableitenden Harnwege (Abb. 133, 134). Das Epithel besteht aus (meist) zwei Zellagen. Die untere Lage ist aus kleineren, die obere aus sehr großen, oft zweikernigen Zellen aufgebaut. Bei leerer Blase mit gefalteter Schleimhaut ist das Epithel

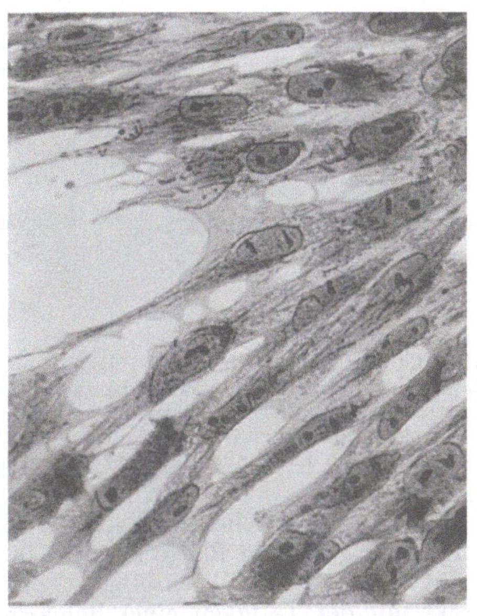

Abb. 127. Kultur von Endothelzellen, Gefäßendothelien der Leber eines 7 Tage alten Hühnerembryos, 3 Tage alte Kultur. Präparation wie Abb. 126. Nach Lewis, Americ. Journ. of anat. 30, 1922. Abbildung nach dem Originalphotogramm.

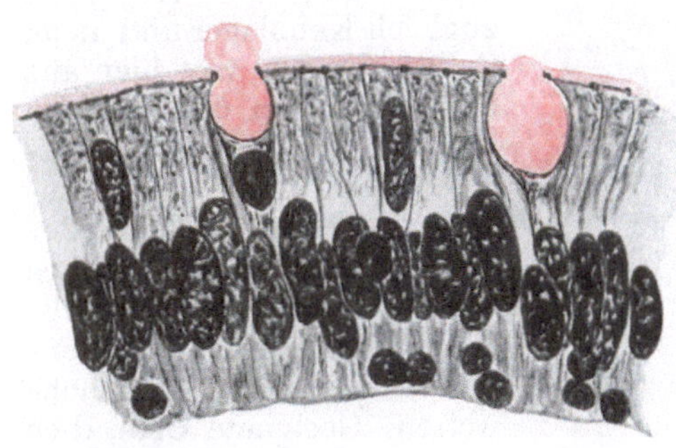

Abb. 128. Epithel des Dünndarms vom Menschen. Operationsmaterial. Eisenhämatoxylin, die rote Farbe ist im Präparat gelblich. Wanderzellen an der Basis, Schlußleistennetz unter dem — rotgezeichneten — Kutikularsaum. 900 mal. P.

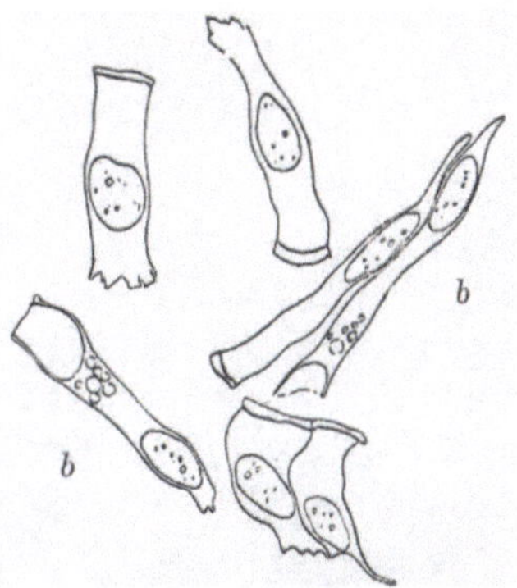

Abb. 129. Isolierte Darmepithelien, $^1/_3$ Alkohol, Triton cristatus, man erkennt die Basalfüßchen, zwei Zellen sind Becherzellen (b). 285 mal. P.

dick, die untere Lage mehrreihig, darüber dicke, nebeneinanderliegende Zellen. Bei gefüllter Blase ist das Epithel niedrig, die untere Schicht einreihig, die obere zu flachen Platten ausgezogen.

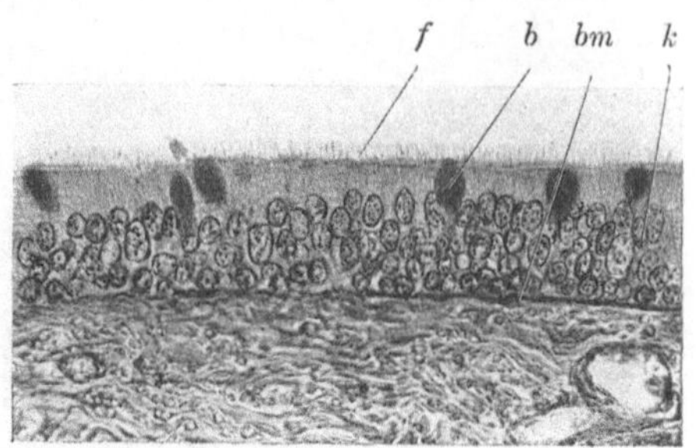

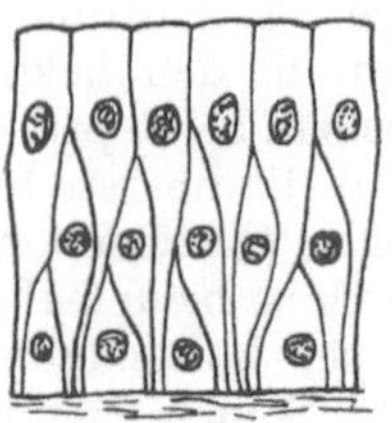

Abb. 130. Trachealepithel vom Hund, Färbung mit Naphthopurpurin. Phot. etwas überzeichnet, *b* Becherzellen, *bm* Basalmembran, *f* Flimmerhaare, *k* Kernlager (dessen Gliederung in verschiedene Schichten hier undeutlich ist) 208 mal.

Abb. 131. Schema eines mehrreihigen Epithels, [aus Fürbringer 09.

79. Ersatz der Zellen des Epithels. Nicht nur infolge der passiven Formänderungen der gesamten Platte herrscht im Epithel keine Ruhe. Unter den Zellen findet ein dauernder Wechsel statt. Wir hatten die Hornbildung schon früher direkt mit der Tätigkeit einer holokrinen Drüse verglichen (S. 84). In allen Epithelien werden Zellen ausgestoßen. Wahrscheinlich sind es verbrauchte und abgestorbene Glieder, die so ausgemerzt werden. Die Mehrreihigkeit ist der Ausdruck des dauernden Nachschubes von unten nach oben, die Zellen wandern in die Höhe. An einigen Organen geht der Ersatz von bestimmten Stellen aus. Im Magen und Darm sind die Krypten zugleich Keimlager und neue Zellen werden von hier aus auf die Zotten und Kämme zwischen den Krypten hinaufgeschoben. Die Zellen wandern in diesen Epithelien der Fläche nach. Etwas Ähnliches läßt sich an den oberflächlichen Schichten von Plattenepithelien in Höhlungen nachweisen. Geeignete Orte, dies zu beobachten sind der äußere Gehörgang oder die durch Radikaloperation des Mittelohres gesetzten, vom Hautepithel überzogenen Buchten.

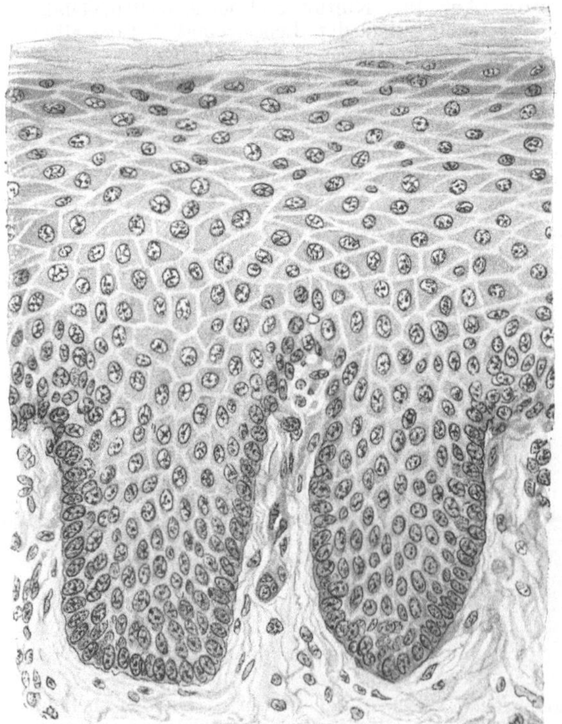

Abb. 132. Geschichtetes Plattenepithel, weiche Form, vom weichen Gaumen des Menschen. 336 mal.

Bringt man in der Tiefe, z. B. auf dem Trommelfell durch Silbernitrat einen schwarzen Fleck an, so wandert dieser vom Trommelfell herunter und auf der Seitenwand der Ohröffnung zu. Auch beim Wachstum der Nägel wird die Hornschicht des Epithels der Fläche nach verschoben (s. Haut). Daß die

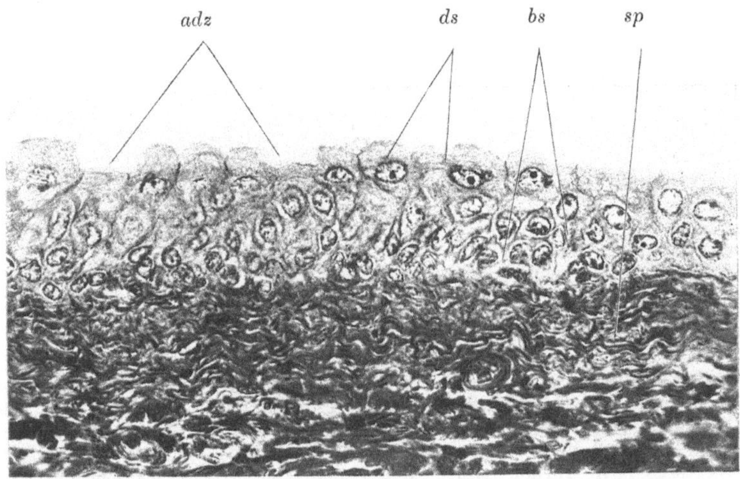

Abb. 133. Harnblasenepithel vom Hund, ungedehnt. Säurealizarinblau, Mallory. Phot. *adz* ausgefallene Deckzellen, *bs* Basalschicht, *ds* Deckschicht, *sp* bindegewebige Unterlage, Stratum proprium. 350 mal.

Zellen, zum mindesten die der Keimschichten, amöboid beweglich sind, hatten wir früher (S. 78) gesehen. Dies Vermögen wird bei der Bedeckung von Epitheldefekten ausgenutzt.

80. Besondere Zellformen im Epithel. Die verschiedenen Formen der Epithelzellen, durch deren regelmäßige Anordnung die Architektur der epithelialen Platte zustande kommt, hatten wir kennen gelernt (Abb. 135). Zu ihnen gehören auch die einzelligen Drüsen (,,Becherzellen"), die einen regelmäßigen Bestandteil dieses Gefüges ausmachen (Abb. 128, 130). Daneben gibt es ortsfremde Zellen. Das sind Wanderzellen, die sich in den Zwischenzellspalten umherbewegen (Abb. 136). Ihre Aufgabe dort ist unbekannt. An einigen Stellen geschieht das in solchen Massen, daß das

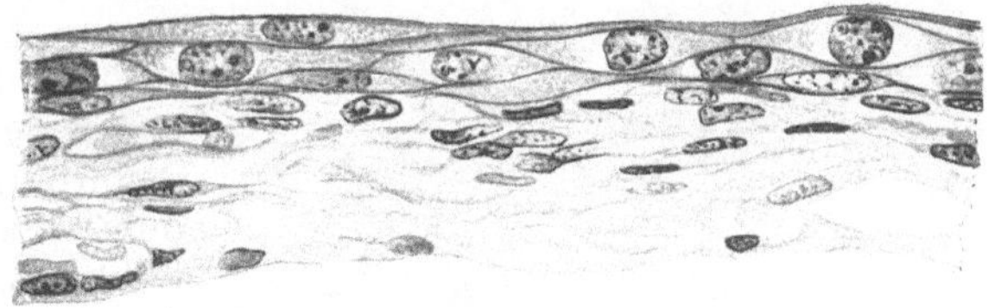

Abb. 134. Harnblasenepithel vom Hund, stark gedehnt. Vierl. 480 mal.

Gefüge völlig aufgelockert wird (lymphatische Organe der Mund- und Darmschleimhaut). In der Oberhaut von Amphibien finden sich Chromatophoren (S. 33) in den Zwischenzellücken. Beim Menschen ist derartiges nicht beobachtet.

81. Zwischenzellstrukturen. Was nun den Zusammenhalt der Epithelzellen untereinander anbetrifft, so findet man in älteren Lehrbüchern der Histologie die Darstellung, daß jene durch eine Kittsubstanz miteinander verklebt seien. Die Isolations- und Mazerationsmethoden sollen darauf beruhen, daß diese Substanzen gelöst würden und die Zellen auseinanderfallen

(Abb. 127, 135). Es ist jedoch fraglich, ob eine besondere „Kittsubstanz" vorhanden ist. Zunächst ist sicher, daß Spalten zwischen den Epithelzellen vorhanden sind, in denen Flüssigkeit zirkuliert und (für ein dickes Epithel ist

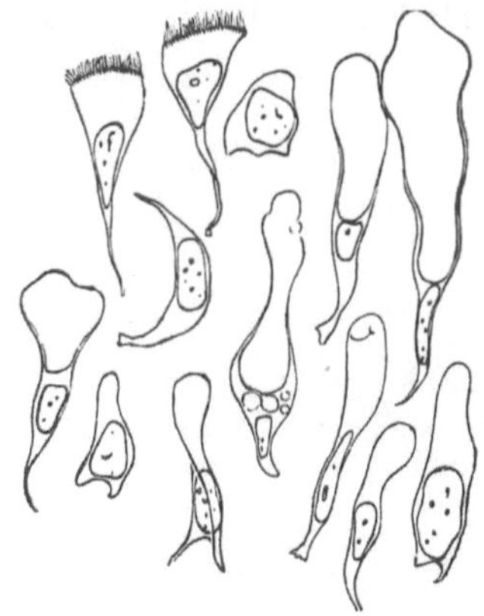 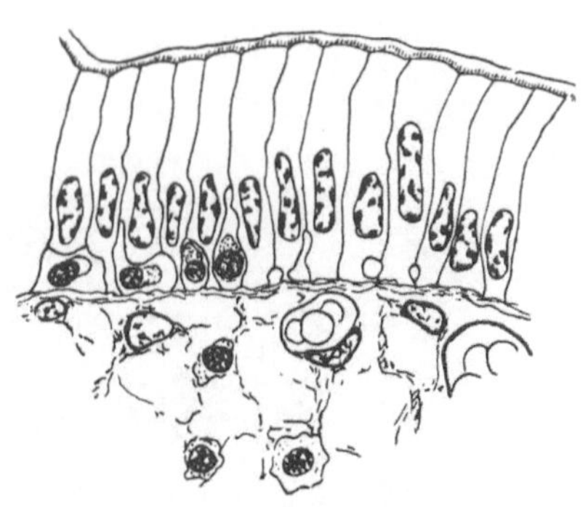

Äbb. 135. Isolierte Zellen aus dem mehrreihigen Flimmerepithel des Schlundes
von Triton taeniatus. ¹/₃ Alkohol. Man
sieht 2 Flimmerzellen, 4 Becherzellen,
Zellen der Oberfläche. Die übrigen sind
solche der tiefen und mittleren Lage.
Vgl. Abb. 129. P. 285 mal.

Abb. 136. Aufbau des Zylinderepithels aus dem
Darm des Menschen. Objekt wie Abb. 126. Kombination mehrerer Einstellungen. Zwischenzell-
lücken an der Basis, darin Wanderzellen. Unter
dem Epithel das Stratum proprium mit Kapillare,
dichte Lage dieses unter dem Epithel, der die
Zellen aufsitzen. P. 750 mal.

dieser Weg der einzige) auf dem die nicht an der Basis liegenden Zellen mit Sauerstoff und Nahrung versorgt werden (Möllendorff). Dieses Lücken-system wird beim geschichteten Plattenepithel von den „Interzellularbrücken"

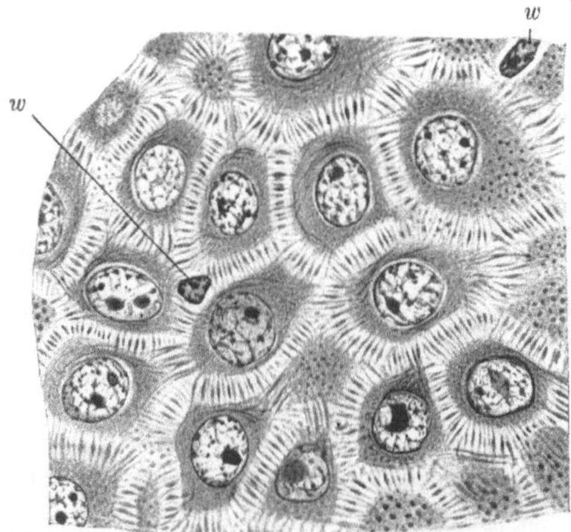

Abb. 137. „Stachelzellen" aus dem geschichteten Plattenepithel eines Condyloma acumi-
natum vom Menschen. w Kern einer Wanderzelle im Zwischenzellraum. Vierl. 720 mal.

durchsetzt, Fortsätzen der Zellen, die diese untereinander verbinden. An isolierten Zellen sehen sie wie Stacheln aus (Stachelzellen) (Abb. 137). In den Brücken verläuft die „Protoplasma-faserung" (Tonofibrillen vgl. S. 27), die den eigentlichen mechanischen Zusammenhalt der Epithelplatte her-stellen. Diese Fibrillen sind positiv einachsig doppeltbrechend und ihre Anordnung läßt sich am besten mit dem Polarisationsmikroskop verfolgen (Abb. 138). Die Hornschicht schließt das Lückensystem nach außen ab.

Dieser Aufbau gilt aber nur für das geschichtete Plattenepithel. Die Protoplasmafaserung findet sich nur in der Oberhaut. In den aus weichen Zylinderzellen zusammengesetzten Epithelien herrschen sicher andere Verhältnisse und Bedingungen des Zusammenhalts. Das Lückensystem in diesen Epithelien ist keineswegs derartig ausgedehnt, wie in jenen anderen, sondern besteht nur in der Nähe der Basis aus zusammenhängenden, hin und wieder buchtig erweiterten Kanälen (Abb. 136). Die Zellen berühren sich in erheblicher Ausdehnung flächenhaft. Die lebenden Zellen haben feuchte klebrige Oberflächen, mit denen sie aneinander und unter Umständen auch an Fremdkörpern haften (Deckglaskultur, Lewis). Bei Keimen von Meerestieren (Seeigel) ist dieser Zusammenhalt an die Anwesenheit von Ca-Ionen gebunden. Bringt man die Keime in Ca-freies Seewasser (Herbst), so lösen sich die epithelialen Zellverbände auf und der Keim fällt zu einem Haufen loser Zellen auseinander.

So erübrigt sich die Annahme einer besonderen Kittsubstanz und der Zusammenhalt kann sehr wohl ebenso fest sein, wie der der Zellen in sich.

Dieser Zusammenhalt wird an der Basis und an der freien Oberfläche noch verstärkt. An dieser finden wir, wo nicht das feste Dach der Hornschicht vorhanden ist, ein „Schlußleistennetz" (Abb. 139, 126). Es ist dies ein Gitter aus einer durch Farben leicht darstellbaren Substanz, in dem die Köpfe der Zellen stecken. Gleichzeitig wird der tatsächlich oder virtuell vorhandene Zwischenzellraum nach außen abgeschlossen. Wie dies Netz allerdings im Leben beschaffen ist, wissen wir nicht, wir nehmen aber wohl mit Recht an, daß es verhältnismäßig fest ist. Kommen Kutikularbildungen hinzu, so helfen auch diese eine mechanisch einheitliche Platte herstellen.

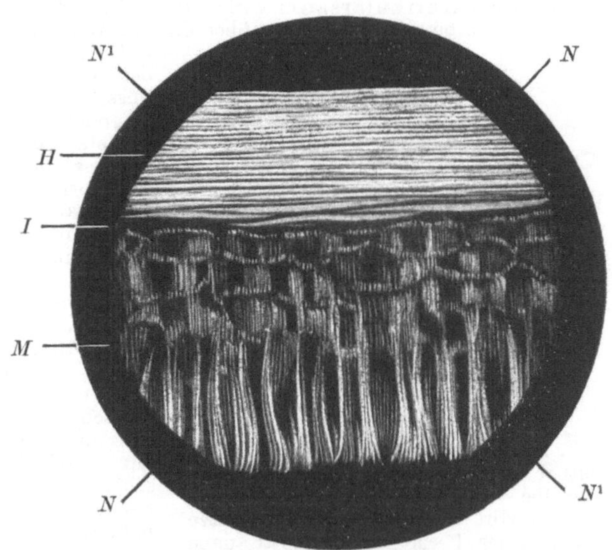

Abb. 138. Tonofibrillen und Hornschicht im polarisierten Licht, zwischen gekreuzten Nicols. Epidermis einer Schildkröte. $N—N$ und $N^1 N^1$ die Ebenen der Nicols. M Stratum mucosum mit den Tonofibrillen (hell, doppelbrechend), H die Hornschicht, die Schüppchen im ganzen doppelbrechend, I eine isotrope Zwischenschicht (Stratum granulosum und lucidum) ohne Tonofibrillen. Nach Schmidt 1921.

82. Unterlage der Epithelien. Mit der Unterlage steht das Epithel in innigem Zusammenhang. Epithel und Unterlage bilden das, was man eine Haut oder eine Schleimhaut nennt. Nur an wenigen Stellen ist die Unterlage gegen die Umgebung unverschieblich und damit auch die ganze Haut (Nase, Mittelohr). Diese Unterlage besteht aus Bindegewebe, an der äußeren Haut Korium, Lederhaut, an den Schleimhäuten Stratum proprium genannt. Wie hängt das Epithel damit zusammen? In vielen Fällen ist eine „Basalmembran" vorhanden (Abb. 57 und 130). Diese ist wohl immer eine besonders ausgebildete Schicht des Bindegewebes, sie besteht aus einem Geflecht oder auch aus sich kreuzenden Lagen von Kollagenfasern. Auch die „Glashäute", wie diese Membranen an manchen Stellen genannt werden, sind wohl immer aus Fibrillen aufgebaut. Deutlich sind solche Membranen z. B. an vielen Drüsenschläuchen (Abb. 149); die der Hodenkanälchen bestehen aus elastischer Substanz.

Auf diesen Membranen, seien sie nun deutlich oder undeutlich von der übrigen bindegewebigen Unterlage abgesetzt, sitzen die Epithelzellen fest, gerade wie sie aneinander kleben. Oft sind richtige kleine Füßchen entwickelt und mit Fortsätzen greifen sie in Löcher und Vertiefungen der Unterlage ein (Abb. 129). Das ist am genauesten von der Epidermis von Schildkröten beschrieben, wo jede Zelle der Epithelbasis in eine Reihe zitzenförmiger Fortsätze ausläuft, die in eine besondere Fibrillenarchitektur des Bindegewebes hineinpassen (Schmidt). An den Plattenepithelien der Zunge und der Haut des Menschen ist Ähnliches zu beobachten.

83. Cuticulae. Von [den Cuticulae hatten wir wiederholt geredet. Als Panzer bei Krebsen und Insekten erreichen sie ihre stärkste Ausdehnung. Beim Menschen ist nur im Darm ein Kutikularsaum vorhanden (Abb. 128 und 136). Er ist mit den einzelnen Zellen fest verbunden, zieht aber über die Schlußleisten hinweg. Eine sehr merkwürdige Cuticula ist die hornähnliche Auskleidung des Muskelmagens der Vögel. Sie wird als flüssiges Sekret schlauchförmiger Drüsen abgesondert und ersetzt erhärtend von unten die sich ständig verbrauchende Reibefläche. Etwas grundsätzlich gleiches findet ja auch an den aus Horn bestehenden Werkzeugen der Wirbeltiere statt, an Hufen, Schnäbeln, Panzern: Abnutzung von oben, Ersatz von unten. Schließlich kann man auch die auf den Epithelien der Schleimhäute liegende Schleimschicht hier nennen, ihre Aufgabe ist unter anderem die, die Zellen vor einer unmittelbaren Berührung mit harten Dingen zu schützen.

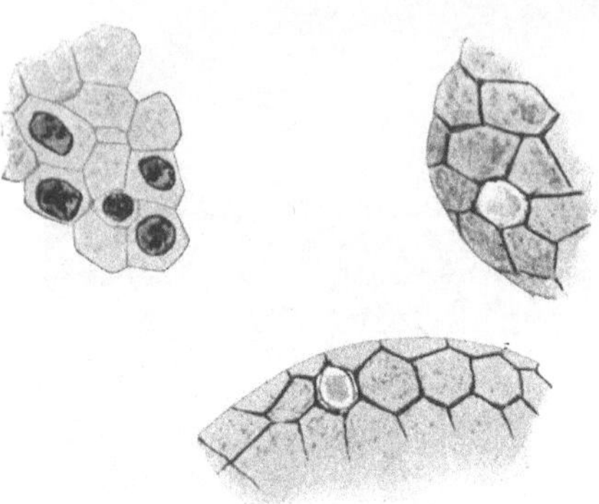

Abb. 139. Flachschnitt durch das Zylinderepithel des Dünndarms vom Menschen. Dasselbe Objekt wie Abb. 126, Eisenhämatoxylin. Rechts, Schlußleistennetze mit je einer Becherzelle, Schnitt nahe der Oberfläche, links, Schnitt durch die Kernzone. P. 1080 mal.

84. Polare Differenzierung des Epithels. Freie Oberfläche und Basis eines Epithels sind typisch verschieden. Jene vermittelt den Verkehr mit der Außenwelt, diese den mit der Binnenwelt des Körpers. Es ist nicht unwahrscheinlich, daß dieser Unterschied der beiden Seiten von der ersten Entstehung im Embryonalkörper an beibehalten wird und für manche formbildenden Vorgänge (Zentralnervensystem, Sinnesorgane, siehe diese) von Bedeutung ist. Ein Epithel läßt sich wohl niemals umkehren und die beiden Seiten nicht miteinander vertauschen.

85. Oberflächenvergrößerung. Stoffaufnahme und Abgabe gehören zu den Oberflächenfunktionen. Flächen, denen solche Aufgaben zufallen, zeigen Einrichtungen, die eine Vergrößerung der tätigen Oberfläche herbeiführen. Falten, Zotten, Krypten sind solche Einrichtungen (Abb. 140). Zotten sind fingerartige Fortsätze, die, wie die

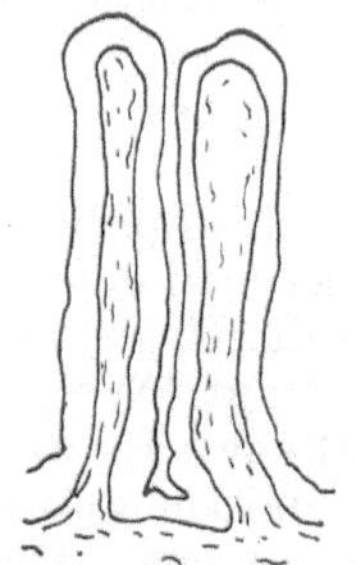

Abb. 140. Darmzotten vom Menschen. Längsschnitt zweier Zotten. P. 65 mal.

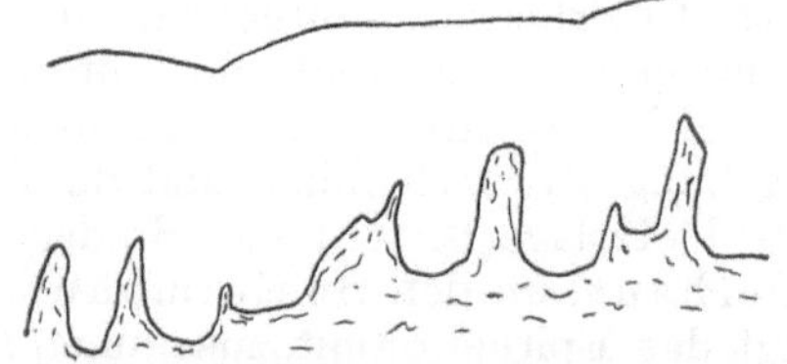

Abb. 141. Papillen der Haut. Fingerrücken, 6 jähriges Kind. P. 65 mal.

Bäume eines Waldes, die Oberfläche bedecken, z. B. im Dünndarm. Krypten sind grübchenartige Vertiefungen (Magengrübchen, Magenkrypten).

Papillen (Abb. 141) nennt man Fortsätze der bindegewebigen Unterlage, die in die Keimschicht des geschichteten Plattenepithels hineinragen. Es ist üblich, die Oberfläche der die Zunge bedeckenden Fortsätze als „Papillen" zu bezeichnen. Sie werden von einer Schleimhaut gebildet, die reichlich bindegewebige Papillen in das Epithel hineinsendet (Abb. 142).

Epithelzellen, die Sekrete liefern, brauchen nicht unmittelbar an den Hohlraum zu grenzen, in dem ihre Sekrete wirken sollen. Die sekretorische Aufgabe wird **Kanalsystemen** zugeteilt, die von „Drüsenzellen" begrenzt werden und die auf der epithelialen Oberfläche münden. So kommen die Drüsenorgane

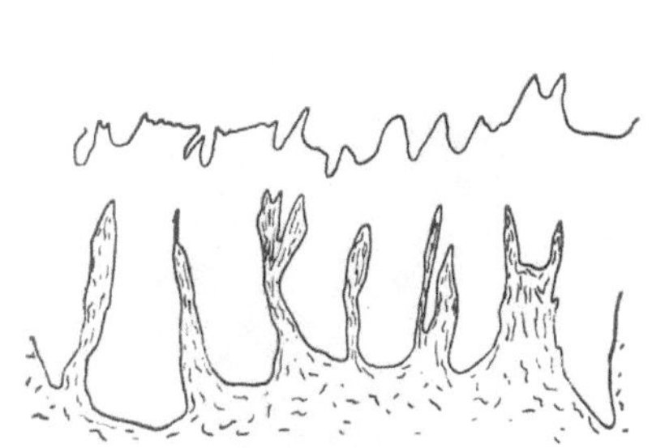

Abb. 142. Zungenpapillen eines erwachsenen Mannes. P. 27 mal.

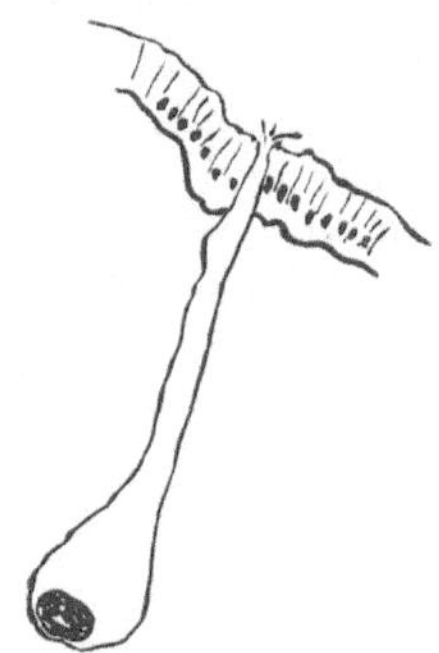

Abb. 143. Große einzellige Schleimdrüse vom Mantelrand einer Schnecke (Helix ericetorum). P. 225 mal.

zustande, die in vielen Fällen (z. B. Speicheldrüsen) große Gewebsmassen bilden und weit entfernt von den Hohlräumen liegen, in die sie ihr Sekret ergießen.

86. Formen der Drüsen.

„Einzellige Drüsen" sind die **Becherzellen**, schleimproduzierende Elemente vieler Epithelien (Abb. 128 u. 135). Einzellige Drüsen wirbelloser Tiere erreichen zuweilen bedeutende Größe und können aus dem Epithel herausverlagert werden (Abbild. 143). Solche Gebilde ähneln dann kleinen Drüsenschläuchen, wie sie, aus zahlreichen Zellen zusammengesetzt, beim Menschen und den Wirbeltieren vorkommen. **Zelliges** und **nichtzelliges** Bauprinzip können wir auch bei Organen unterscheiden (s. S. 68), der konstruktive Aufbau eines Organes ist von der Unterteilung in Zellen in weitem Maße unabhängig[1]).

Für die verschiedenen Formen der vielzelligen Drüsen sind die Bezeichnungen **tubulös**, **azinös**, **alveolär**, **tubulo-alveolär** im Gebrauch. Die Erörterung über die Anwen-

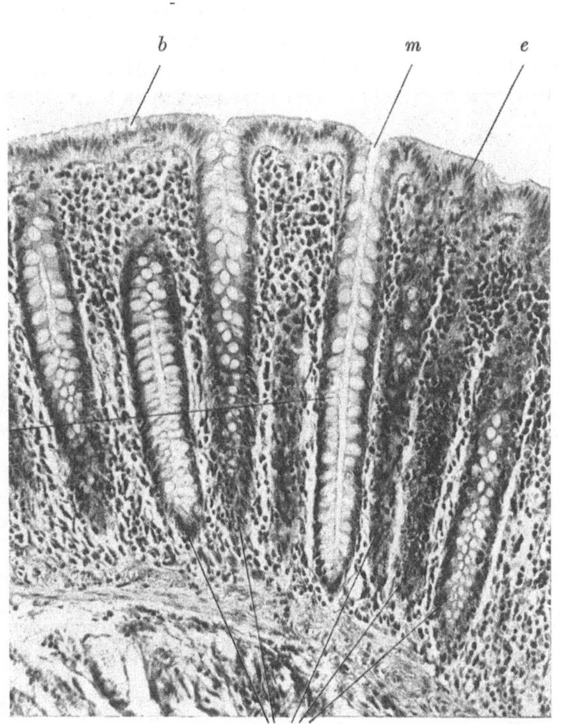

Abb. 144. Tubulöse Kolondrüsen vom Menschen. Operat. Material. *b* Becherzellen, *d* der Länge nach getroffene Drüse, *d'* Drüsenanschnitte, *e* Epithel des Kolons, *m* Mündung der Drüse. Phot.

---

[1]) Die Zelle ist „hypomorph", Heidenhain, vgl. u. a. Arch. f. Entwicklungsmech. d. Organismen, Bd. 49, S. 164.

dung dieser Bezeichnungen auf die verschiedenen beim Menschen vorkommenden Drüsenformen hat hin und wieder größeren Raum beansprucht als den damit zu beschreibenden Tatsachen zukommt.

Die am einfachsten gebauten Drüsen sind leicht zu benennen. Ein Tubulus ist ein Schlauch und eine schlauchförmige Drüse ist eine einfache tubulöse Drüse (Beispiel: Kolondrüsen,

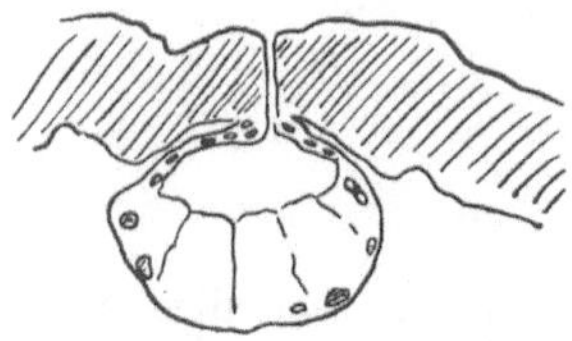

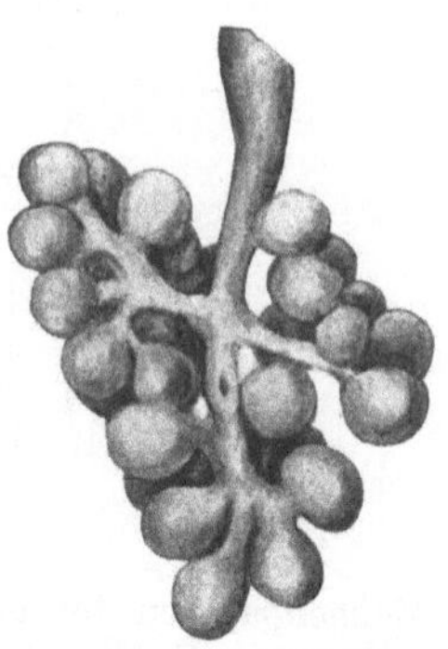

Abb. 145. Alveoläre Hautdrüse von Triton irestatus. P. 125 mal.

Abb. 146. Modell eines Läppchens der menschlichen Parotis nach Maziarski.

Abb. 144). Verzweigte tubulöse Drüsen kommen in der Magenschleimhaut vor. Hier münden Büschel von Tubulis in die Krypten ein. Die einzelnen Schläuche sind wieder verzweigt. Die Ausdrücke azinös und alveolär werden für Drüsen gebraucht, bei denen rundliche, „sezernierende Endstücke“ — das sind Gruppen eigentlicher Drüsenzellen — an einem Stielchen sitzen. Wir nennen mit M. Heidenhain (1922) solche Endstücke Alveoli, bei denen der

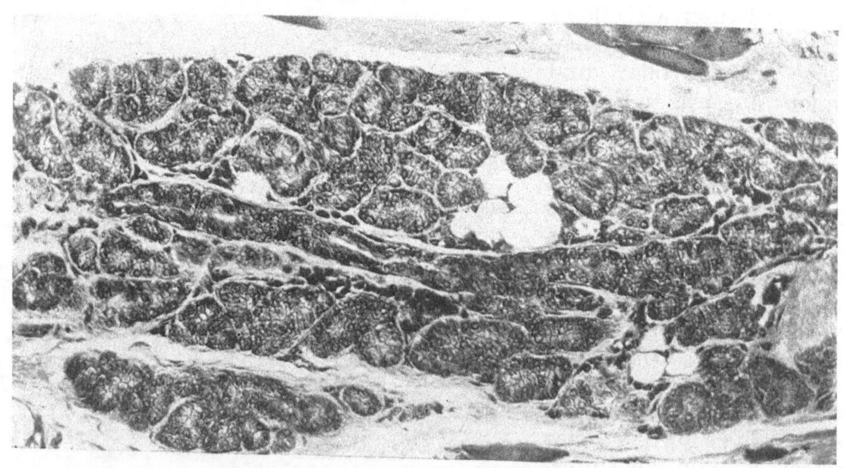

Abb. 147a. Seröse Zungendrüse (Ebnersche Drüse) vom Menschen. 170 mal. Phot. Die hellen Zellen sind leere Fettzellen.

innere Hohlraum rundlich (Abb. 145), azinös solche, bei denen er ein Kanal ist. Eine Drüse von der Form der menschlichen Parotis ist azinös (Abb. 146). Die kleinen Drüsen der Mundhöhle sind mehr gleichartig verzweigte Schlauchsysteme ohne besondere Endstücke, das System der Ausführungsgänge entsprechend der Kleinheit gering entwickelt (Abb. 147 und 148).

Größere Drüsen, z. B. die Speicheldrüsen des Menschen, sind verzweigte Systeme von Schläuchen mit Anschwellungen und Verdickungen. Ein Teil des Systems dient nicht der Sekretbereitung, sondern der Ableitung des Sekretes:

Ausführungsgänge. Sie haben andere Epithelien als der sekretbereitende Teil. Kubische, zylindrische, einreihige, mehrreihige Epithelien kleiden die ableitenden Wege entsprechend deren Kaliber aus. Bindegewebige Hüllen, hin und wieder glatte Muskelzellen kommen hinzu. Die verschiedenen Abschnitte werden als Ausführungsgänge im engeren Sinne, Speichelröhren, Schaltstücke bezeichnet, an die sich dann die Endstücke in mannigfacher Weise gliedern. Heidenhain hat gezeigt, daß hinter dem reinen Formproblem dieses Aufbaus das wichtigere des Wachstums, des Auswachsens eines solchen Systems sich verbirgt. Die Formen sind also „Wuchsformen" und jede Drüse hat ihre Besonderheit, wie die verschiedenen Arten der Bäume und Sträucher.

87. Entstehung, Wachstum und Gliederung der Drüsen. Die Drüsen entstehen aus den Epithelien, die die Oberflächen auskleiden, zu denen sie gehören. Vielfach senken sich solide Zapfen in die Tiefe und der innere Hohlraum wird erst nachträglich gebildet. Der Verlauf des Ausführungsganges zeigt den Weg, den die auswachsende Anlage nahm.

Im weiteren Verlauf der Entwicklung wird auch bei Einzeldrüsen nach Art einfacher tubulöser Drüsen durch Teilung und Knospung des Vorhandenen die Vermehrung des sezernierenden Gewebes gedeckt [1]). Bei der Teilung schieben sich epitheliale Scheidewände in den Tubulus oder Azinus vor, die später durch die nachrückende Basalmembran mit dem umgebenden Bindegewebe in zwei Blätter getrennt werden. So wird der

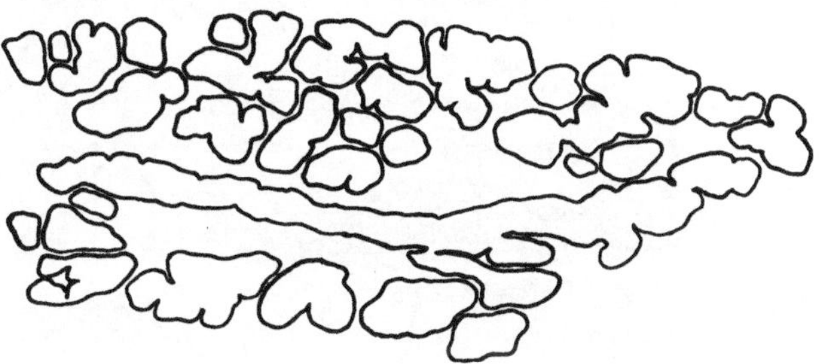

Abb. 147b. Durchzeichnung der Drüsenschläuche. $^3/_4$ Größe von a.

Drüsenschlauch dann in zwei geteilt. Unter ständiger Verlängerung und Aufspaltung der Schläuche entsteht so ein verzweigtes System.

Bei der Sprossung und Knospung entstehen am Ende und am Stamme End- und Seitenknospen, Zellgruppen, die zu neuen Gliedern des histologischen Systems auswachsen können (Abb. 149). Teilung und Knospung schließen einander nicht aus, sondern sind im selben System mannigfach verbunden.

Die Wände des so gebildeten Kanalsystems wandeln sich in verschiedener Weise um und liefern die verschiedenen Funktionsabschnitte des Systems (Abb. 150). Das Organ gliedert sich dabei in Lappen und Läppchen, das sind Teile, die durch gröbere und feinere Bindegewebssepten getrennt werden. Zwischen den Läppchen laufen die größeren Zu- und Ableitungswege des Blutes, die Gefäße und die Nerven. Auch die gröberen Ausführungsgänge finden sich darin. Von den Septen aus treten dann alle diese Gebilde ins Innere der Läppchen. (Über Verhalten der Nerven s. Nervensystem.)

Die so entstehende Drüse ist ein dicht gepackter Gewebskörper. Das System der Verzweigungen ist so geführt, daß ein Maximum sezernierenden Drüsenepithels vorhanden ist und sich in dem gegebenen Raum eine möglichst große Oberfläche sezernierenden Gewebes befindet. Das ist nur so möglich, daß auch das ganze Innere des Läppchens voll von sezernierenden Endstücken ist, also Zweige jeder Größenordnung darin vorkommen. Vom tierischen Organ sind hier also Formprobleme gelöst, wie sie ganz ähnlich eine Pflanze mit ihrem

---

[1]) Das Folgende im wesentlichen nach Heidenhain 1922.

Blättermosaik zur Lichtausnützung löst. Das Organ verhält sich in diesen Dingen wie ein ganzes Lebewesen [1]).

88. Sekretkanälchen. Die mittlere Lichtung des Drüsenschlauches oder Bläschens ist nicht die einzige Fläche, an der die Zellen ihr Sekret ausstoßen können. Es gehen Seitenzweige von ihr aus, die sich zwischen die Zellen schieben:

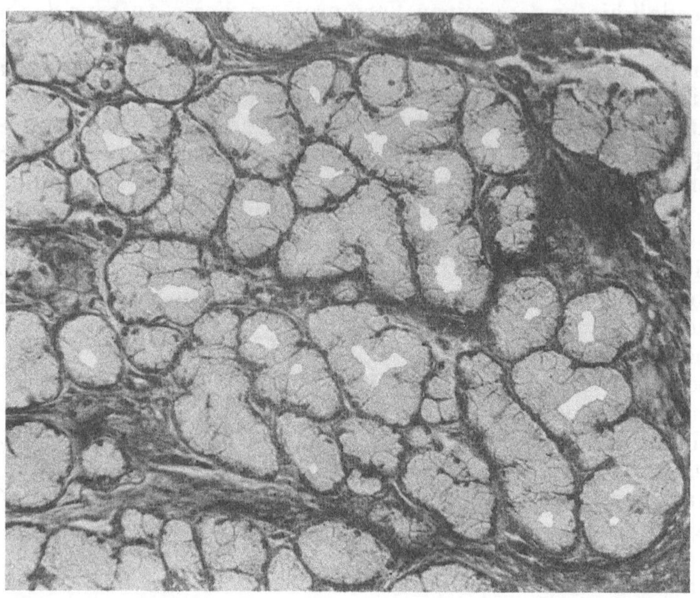

Abb. 148a. Muköse Zungendrüse vom Menschen. 170 mal. Phot.

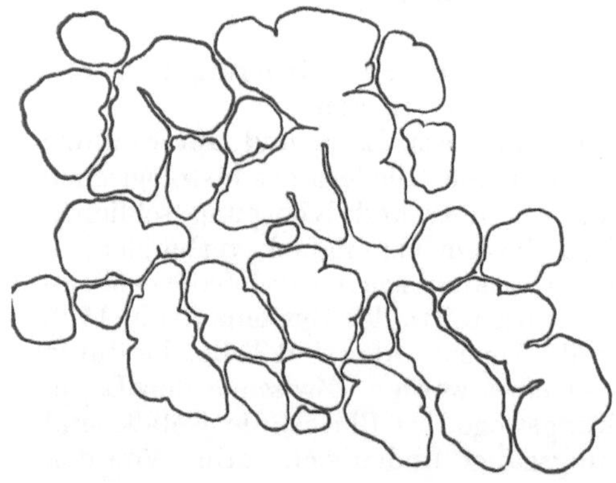

Abb. 148b. Durchzeichnung der Drüsenschläuche. $^3/_4$ Größe von a.

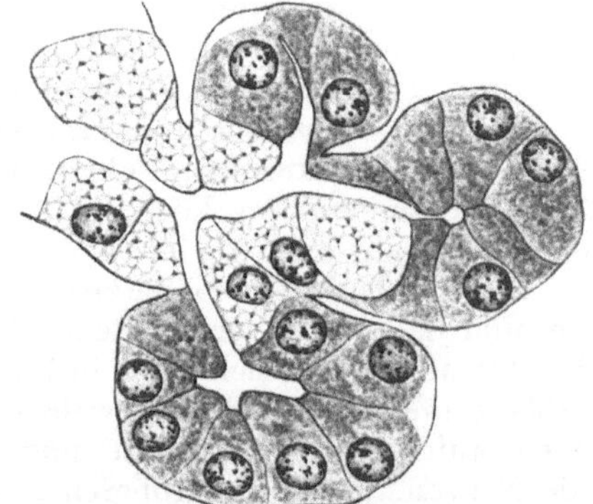

Abb. 149. Glandula sublingualis vom Menschen. Tubulus mit drei Endknospen (Adenomeren). Nach Heidenhain. 635 mal.

zwischenzellige Sekretkanälchen (Abb. 151). Man kann das Kanalsystem in der Drüse durch einen darin erzeugten Niederschlag von chromsaurem Silber darstellen. Hierbei werden auch innerhalb der Zellen befindliche Sekreträume ausgefüllt. Sie stehen mit der Lichtung der Drüse in Verbindung und man nennt sie binnenzellige Sekretkanälchen (Abb. 152).

---

[1]) Vgl. Heidenhain, loc. cit. und Petersen: Ergebn. d. Anatomie und Entwicklungsgesch. Bd. 24, S. 342. 1922.

89. Funktionsarten der Drüsen. Je nach der Art, in der die Sekretion verläuft, hatten wir holokrine und merokrine Drüsen unterschieden (S. 84). Wir wollen jetzt eine Unterscheidung nach Art des Sekretes treffen, denn dieses bestimmt

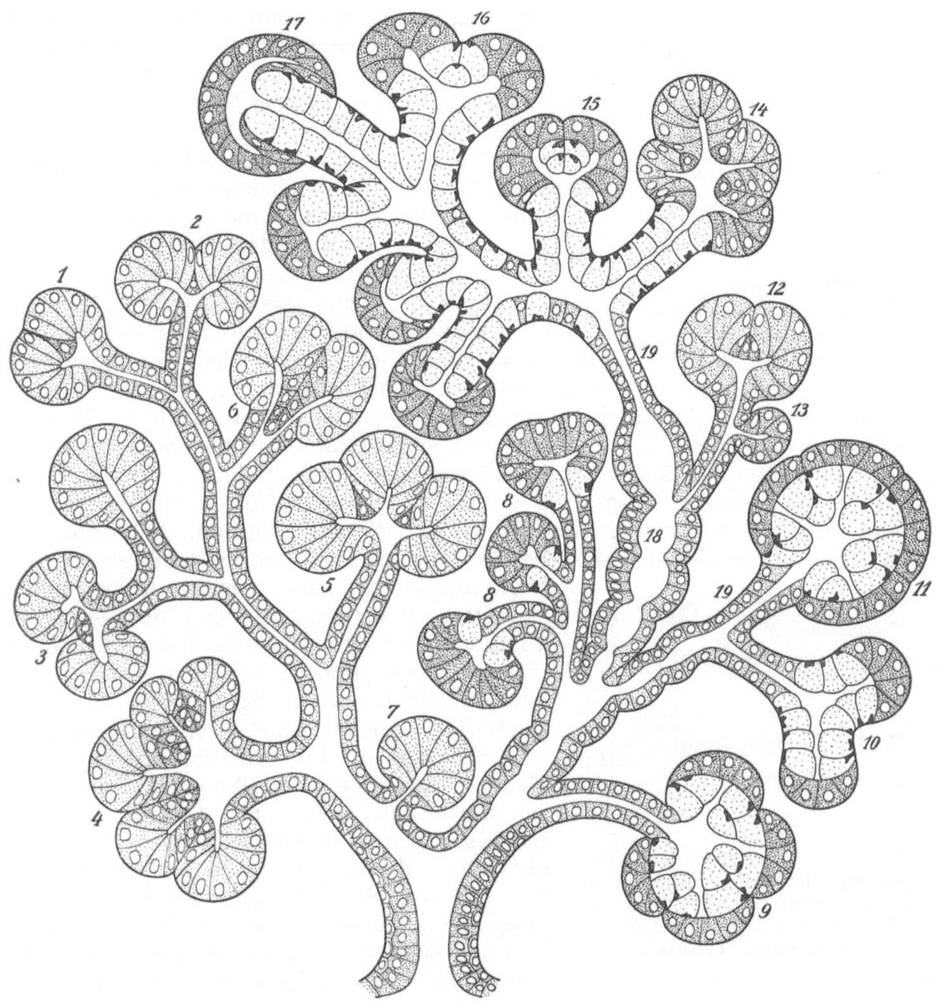

Abb. 150. Wuchsformen von Drüsen, Drüsengänge, End- und Seitenknospen. Schema nach Heidenhain 1921. 1, 2, 3 Teilungsstadien von Endknospen, 4 vielfache Teilung einer Endknospe, 5 Knospendrilling, 6 Zwilling mit Trennungsfalte, 7 Seitenknospe, 8 Schleimbildung in den Gangzellen, 9, 10, 11 vollkommene (10) und unvollkommene Trennung von Knospen mit Schleimbildung in einem Teil der Zellen, 12 Aufteilung einer Endknospe unter Bildung besonderer Trennungszellen, 13 Seitenknospe, 14, 15, 16, 17 verschiedene Formen von Teilung und Umbildung der Endknospen, 18 Kammerung eines größeren Ganges, 19 Schaltstück. Linker Zweig mit dichotomer Teilung, rechter Zweig mit unregelmäßiger Teilung (sympodial) des Gangsystemes.

das histologische Bild des sezernierenden Abschnittes. Wir sehen dabei von den Drüsen ab, die ihr Sekret in den Säftestrom des Körpers gelangen lassen, den Drüsen mit innerer Sekretion (endokrine Drüsen). Wir betrachten nur die exokrinen Drüsen, die ein nach außen mündendes Kanalsystem bilden.

Wir unterscheiden drei Hauptgruppen: Drüsen mit fettartigem oder fetthaltigem Sekret, Drüsen mit mehr oder weniger dünnflüssigem wässerigen Sekret, seröse Drüsen und Schleimdrüsen oder muköse Drüsen.

Zur ersten Gruppe gehören die Talgdrüsen der Haut und die Milchdrüsen. Erstere sind beutelförmige Gebilde, in deren Innerem die durch den Zerfall der Drüsenzellen freiwerdenden fettigen Massen liegen (typische holokrine Drüse).

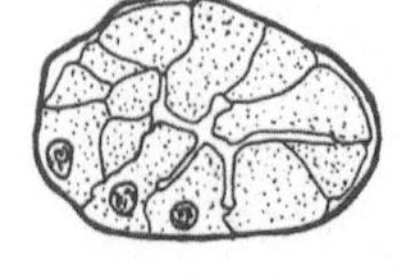

Abb. 151. Glandula sub-maxillaris vom Menschen, zwischenzellige Sekret-kanälchen. P. 745 mal.

Die Milchdrüsen sind verzweigte Drüsen von alveolärem Typus (ebenfalls holokrin).

Unter den serösen, wässrige, schleimfreie Sekrete liefernden Drüsen unterscheiden wir wieder verschiedene Gruppen. Eine Gruppe sind die Schweißdrüsen, ihr Sekret ist eiweißfrei, in den hohen hellen Zylinderzellen sind auf keinem Stadium der Sekretion Granula sichtbar. Auch das Sekret der Tränendrüse ist eiweißfrei, arm an gelösten Substanzen, ihr histologisches Bild jedoch, dem der typischen serösen Fermentdrüsen ähnlich (Granula). Einige der Anhangsdrüsen des männlichen Geschlechtsapparates (Samenblasen, Prostata) liefern eiweißreiche Sekrete, lassen aber keine Granula in den Zellen erkennen. Alle genannten Drüsen liefern fermentfreie oder doch fermentarme Sekrete. Die Leistung dieser Sekrete im Körper ist wesentlich mechanischer Art oder dient anderen physiologischen Zwecken (Wärmeregulation, Schweiß). Die typischen serösen Drüsen sind die Fermentdrüsen des Verdauungsapparates.

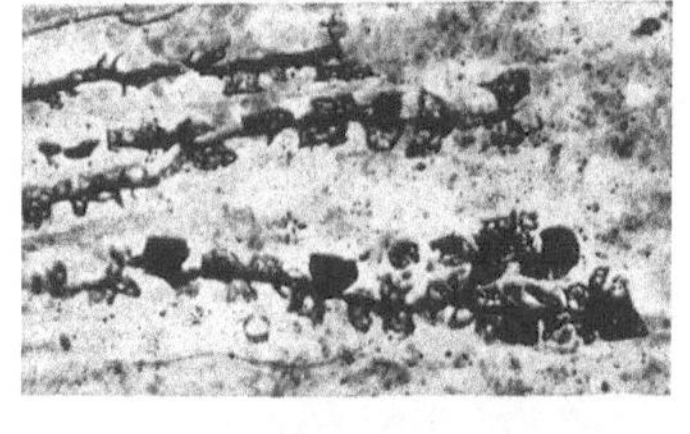

Abb. 152.
Magendrüsen vom Menschen, Golgiimprägnation. Binnenzellige Sekretkapillaren. Phot. nach einem Präparat des Anatom. Instituts Würzburg. 115 mal.

Sie enthalten, je nach dem Funktionszustand, Granula. Die Fermente sind das eigentliche Produkt dieser Drüsen (Abb. 153a). Die Zellen sind protoplasmareich, der Kern groß, zentral gelegen, die Lichtung eng.

Muköse Drüsen finden sich im Verdauungsschlauch und in den Ausführungsgängen der Geschlechtsorgane (Gl. bulbourethrales Cowperi, Gl. urethrales, Littresche Drüsen, Gl. vestibulares majores Bartholini). Der Schleim wird ebenfalls in Form von Granulis gebildet (Abb. 46). Das histologische Bild zeigt den Schleim meist verquollen, die Zellen dadurch hell, der größte Teil der Zelle vom Sekret eingenommen. Der Kern liegt außen, in dem Protoplasmarest, der den der Drüsenlichtung abgewendeten Teil der Zelle einnimmt (Abb. 153b, vergl. Abb. 147 und 148).

Schleim färbt sich charakteristisch mit gewissen basischen Farbstoffen, z. B. Toluidinblau, Thionin, Saffranin. Auch Tonerdelacke des Hämatoxylins werden zuweilen aufgenommen. Der Ausfall der Färbung hängt stark von der Vorbehandlung des Präparates ab. Die verschiedenen Stadien der Schleimbildung liefern verschiedene Färbungen. Vielfach färbt sich der Schleim „metachromatisch", d. h. in einem anderen Farbton als z. B. die Kerne in demselben Präparat. Dieser Farbton entspricht dem geringeren Dispersitätsgrad des Farbstoffes (s. S. 37 u. 54). Bei Thionin und Toluidinblau ist die Lösung mit der geringen Dispersion (gröbere Teilchen) violett, die mit der stärkeren Dispersion blau. Setzt man z. B. zu einer blauen Toluidinblaulösung eine konzentrierte Salzlösung, so „salzt" man einen Teil des Farbstoffes aus, die Flocken sind violett und auch die Lösung geht nach violett über. Ebenso ist beim Saffranin die gröbere Dispersion gelb, die feine rot. Alle diese Farbstoffe ergeben nicht rein molekulare, sondern immer teilweise oder ganz kolloidale Lösungen.

Schleim und z. B. Knorpel haben die Besonderheit, den Farbstoff in der grobdispersen Form zu binden.

Durch solche Reaktionen kann man die betreffenden Körper im Präparat aufsuchen. Es ist jedoch nicht möglich, die chemische Beschaffenheit eines Granulums oder gar irgendeines unbekannten Gebildes durch derartige Färbungen allein zu bestimmen. Daher geht es auch nicht an, ohne eigentliche chemische Untersuchung des Organes und seiner Bestandteile chemische Begriffe und physiologisch-chemische Theorien auf dem Ausfall des Fixationsfärbungsbildes aufzubauen.

Der Ausfall der Färbung ist von vielerlei Umständen abhängig. Die chemische Natur des Objektes ist einer davon. Ebenso wichtig ist die physikalische Beschaffenheit, die Art der Fällung durch das Fixierungsmittel. Chemischer Aufbau, physikalisch-chemischer Zustand der Bestandteile und die Methode, nach der das Präparat hergestellt wurde, wirken in einer Weise zusammen, in die wir nur unvollkommen Einblick haben.

Bewegt man sich auf einem auch auf andere Weise, als nur durch histologische Färbungen bekannten Gebiet, so kann man sehr wohl spezifischen Färbemethoden vertrauen, und diese leisten zur Klarstellung des Aufbaues von Organen vorzügliches (Bindegewebe,

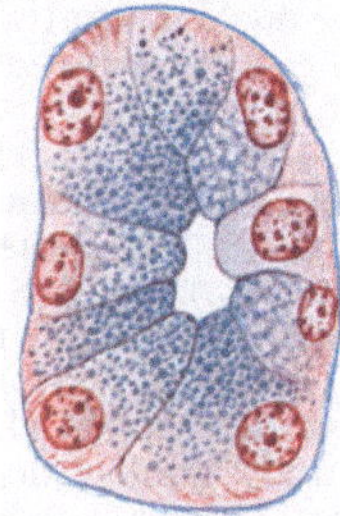

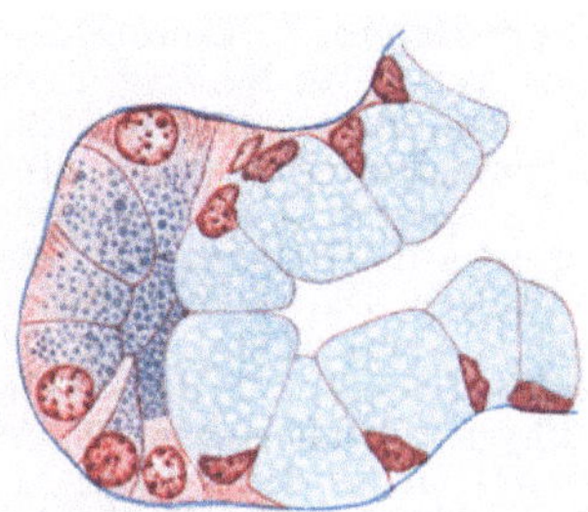

Abb. 153a. Seröses Drüsenendstück mit Zymogenkörnchen.

Abb. 153b. Muköser Schlauch und seröses Ende. Glandula submaxillaris. Mensch, nach Heidenhain 1921. 635mal.

elastische Fasern, Knorpel, Schleim, Nerven). Es ist nur sehr schwierig, dem Werdegang derartiger Gebilde durch Färbungen nachzugehen. Nur physikalisch-chemisch scharf charakterisierte Gebilde lassen sich auch durch Färbeverfahren scharf charakterisieren. Darum kann man vielleicht die erste Spur des fertigen Gebildes (z. B. eine Fibrillenart) darstellen, niemals aber dessen Vorstufen. Aus dem rötlichen oder bläulichen Farbton irgendeines Gebildes läßt sich der Schluß niemals ziehen, es sei ein Stadium der physiologisch-chemischen Umwandlung (Aufbau oder Abbau) eines Teiles, der sich durch ein spezifisches Färbeverfahren, durch eine rote oder blaue Färbung von den anderen Bestandteilen des Präparates abheben läßt. Wir werden bei der Erörterung der Bindesubstanzen auf diese Ausführung zurückkommen.

Die in den Schleimdrüsen sichtbaren Sekretmassen färben sich verschieden. Die neu entstandenen Granula pflegen den Farbstoff stark zu speichern. Ältere färben sich weniger. Es ist wahrscheinlich, daß das auf der Wasseraufnahme, Verquellung, der Granula beruht. In frischen Schleimdrüsen sind nur Granula vorhanden, die homogene, fadenziehende Schleimmasse entsteht erst außerhalb der Zelle durch Berührung mit Wasser (auch durch viele wässerige Fixierungsmittel).

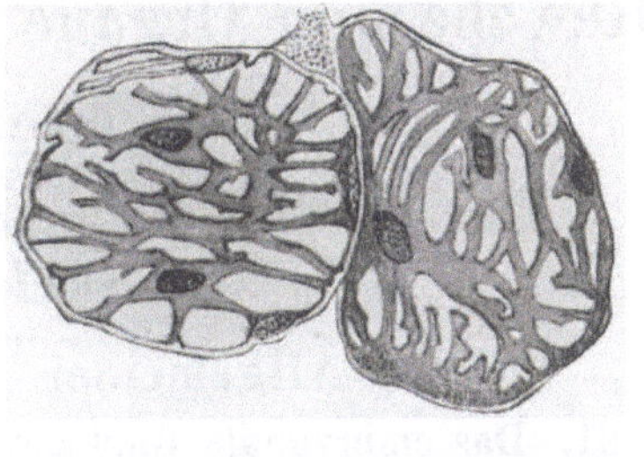

90. Entleerung der Drüse. Die Herausbeförderung des Drüsensekretes aus dem Kanalsystem kommt im allgemeinen durch den „Sekretionsdruck" zustande, d. h. der Stoff- — vor allem der Wasserstrom — geht unter einem gewissen Druck von der Basis nach der Lichtung durch die Zellen hindurch.

Abb. 154. Korbzellen aus v. Ebner (Koellikers Handb. Bd. 3) 1902.

So wird das Sekret erst aus der Zelle, dann aus der Lichtung herausgeschoben. Bei manchen Drüsen kann dieser Vorgang durch Muskelelemente verstärkt werden. Es wird durch deren Kontraktion vor allem eine schnelle, gewaltsame

Entleerung des Sekretes bewirkt (Schweißausbruch). Glatte Muskelzellen finden sich bei den Schweißdrüsen innerhalb der Membrana propria, zwischen dieser und dem Epithel. Ähnliche, jedoch verzweigte Gebilde (Korbzellen) sind in gleicher Lage bei den Speicheldrüsen vorhanden (Abb. 154). Die Prostata besteht zu einem guten Teil ihrer Masse aus vorwiegend glatter Muskulatur. Auch wirken zuweilen Muskeln der Umgebung (Cowpersche Drüsen, Bartholinische Drüsen) mit, die Drüse zu entleeren. Muskeln der Ausführungsgänge können durch eine Art von Peristaltik die Ausstoßung des Sekretes herbeiführen (Ejakulation des Sperma).

Literatur.

a) Lehr- und Handbücher: 1. S. Stricker u. a.: Handb. der Lehre von den Geweben des Menschen. Bd. 2. Leipzig 1871. — 2. Toldt: Lehrb. d. Gewebelehre. 3. Aufl. 1888. — 3. Koelliker: Handb. d. Gewebelehre d. Menschen. 6. Aufl., Bd. 1 (Koelliker) 1889; Bd. 2 (Koelliker) 1896; Bd. 3 (v. Ebner) 1902. — 4. Ellenberger, W.: Handb. d. vergl. mikroskop. Anat. d. Haustiere. 3 Bde. 1906 (L!). — 5. Stöhr: Lehrb. d. Histologie. Zahlreiche Auflagen, letzte von v. Moellendorff, Jena 1922. — 6. Schaffer: Lehrb. d. Histol. u. Histogenese. 2. Aufl. Leipzig 1922. — 7. Fürbringer: Lehrb. d. Anat. d. Menschen (Gegenbaur-Fürbringer). Bd. 1. Leipzig 1909 (L.). — 8. Behrens, Kossel, Schiefferdecker: Die Gewebe des menschlichen Körpers 1891 (L.). — 9. Schneider, K. C.: Lehrb. d. vergl. Histol. Jena 1902 (L.). — 10. Oppel: Lehrb. d. vergl. mikroskop. Anat. d. Wirbeltiere. Bd. 1. Jena 1896, Bd. 7. 1914 (L!). — 11. Landois-Rosemann: Lehrb. d. Physiol. d. Menschen. 16. Aufl. Berlin 1919, viele histol. Angaben (L!).
b) Epithelien und Drüsen: 1. His, W.: Die Häute und Höhlen des Körpers, Rede 1865, Neudruck, Arch. f. Anat. u. Physiol. 1903, anatom. Abteilg. — 2. Merkel: Epithelium, Ergebn. d. Anat. u. Entwicklungsgesch. Bd. 18. 1910 (L!). — 3. Warren H. Lewis: The adhesiv quality of cells. Anat. Rec. Vol. 23. 1922 (L.). — 4. Derselbe: Endothelium in Tissue Cultures. Americ. Journ. of anat. Vol. 30. 1922 (L.). — 5. Evans, H. M.: The physiology of Endothelium. Anat. Rec. Vol. 8. 1914. — 6. Weidenreich: Bau und Verhornung der menschlichen Oberhaut. Arch. f. mikroskop. Anat. Bd. 56. 1900 (L.). — 7. Notkin: Über das Harnblasenepithel des Menschen. Anat. Hefte. Bd. 58. 1920 (L.). — 8. Schmidt: Über den Nachweis der Epidermis-Tonofibrillen im polarisierten Licht. Arch. f. Zellforsch. Bd. 16. 1921 (L.). — 9. Maximov: Beiträge zur Histologie und Physiologie der Speicheldrüsen. Arch. f. mikroskop. Anat. Bd. 58. 1901 (L!). — 10. Noll: Morphologische Veränderungen der Tränendrüse bei der Sekretion. Arch. f. mikroskop. Anat. Bd. 58. 1901 (L.). — 11. Heidenhain: Plasma und Zelle. Bd. 1, S. 1. Die Granula, 327 (L!). — 12. Derselbe: Über die teilungsfähigen Drüseneinheiten oder Adenomeren. Arch. f. Entwicklungsmech. d. Organismen. Bd. 49. 1921 (L.). — 13. Derselbe: Über die Entwicklung der menschlichen Niere. Arch. f. mikroskop. Anat. Bd. 97. 1923 (L.). — 14. Metzner: Die histologischen Veränderungen der Drüsen bei ihrer Tätigkeit. In Nagel, Handb. d. Physiol. d. Menschen. Bd. 2, S. 899. 1907 (L.).

Gewebe und Organe der physiologischen Systeme.

Der mechanische Apparat.

Der statisch-kinematische Apparat, Binde- und Skelettsubstanzen.

Allgemeiner Aufbau und Leistungen.

91. Das embryonale Bindegewebe, seine Zellen. Wir hatten früher (S. 122 bis 123) die Entstehung des Mesenchyms aus den mesodermalen Primitivorganen und seine Schicksale geschildert. Vorzüglich sind es die medialen Teile der Ursegmente (Sklerotome), die diese Zellmassen liefern (Abb. 155), aber auch Teile der Ursegmentstiele und die Seitenplatten beteiligen sich, letztere ohne ihren epithelialen Verband aufzugeben, der als Auskleidung der Leibeshöhle erhalten bleibt.

Das embryonale Bindegewebe (sekundäres Mesenchym, S. 123) geht aus jenen auswandernden Zellmassen hervor. Es ist die erste Stützsubstanz des

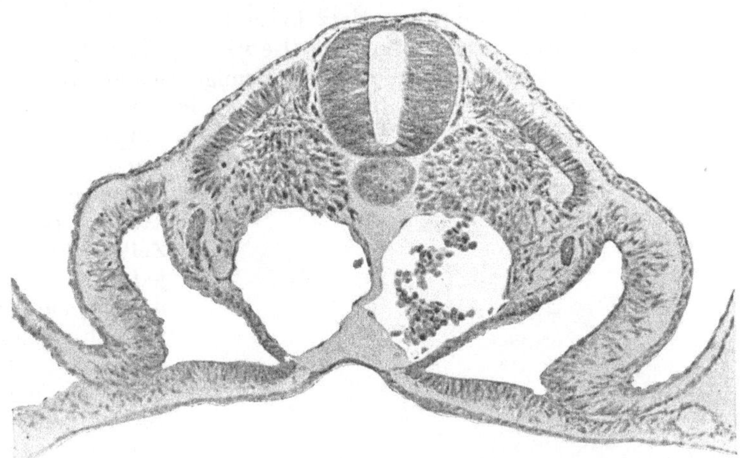

Abb. 155. Querschnitt durch die Halsregion eines 72 Stunden bebrüteten Entenembryos; Auflösung der Ursegmente zum Mesenchym. Phot. 175 mal.

Körpers, zugleich der Mutterboden aller ihrer verschiedenen ausgebildeten Formen. Es schiebt sich überall zwischen die Organanlagen ein, umhüllt sie und bildet so ein Negativ aller übrigen Organformen (Abb. 98).

Das Mesenchym ist ein Netzwerk verzweigter Zellen (Abb. 59), deren Ausläufer sich untereinander verbinden. Es wird meist als Synzytium bezeichnet. Jedoch wird man den Befunden an gefärbten Mikrotomschnitten die letzte Entscheidung darüber nicht lassen, sondern dem Studium des lebenden Objekts. Das embryonale Bindegewebe ist von allen tierischen Geweben dasjenige, das am besten außerhalb des Körpers in einem geeigneten Nährmedium gedeiht [1]). Schon wenige Stunden nach der Herstellung einer solchen Kultur erscheinen seine Zellen außerhalb des explantierten Stückes und breiten sich im Kultur-

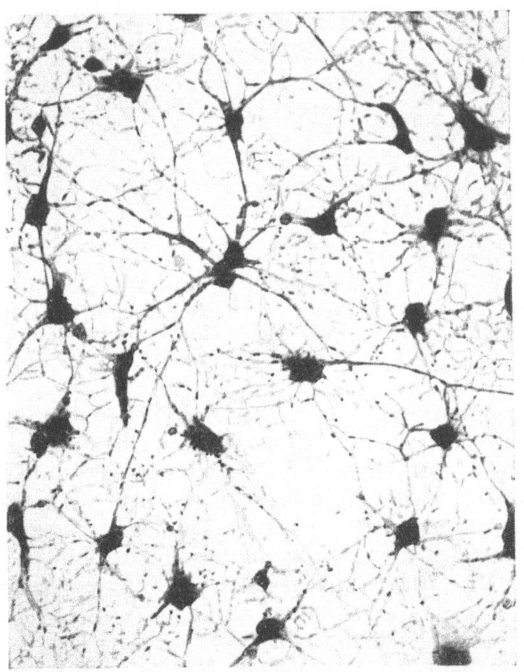

Abb. 156. Aus einer 2 Tage alten Kultur von Mesenchymzellen. Technik s. Abb. 126. Nach W. H. Lewis: Anat. Record 23. 1922. Reproduktion nach dem Originalphotogramm.

[1]) Als solche dient Blutplasma derselben Tierart (fest), oder eine Bouillon aus Muskeln derselben Tierart, verdünnt mit einer Ringerlösung, der 0,5% Dextrose zugesetzt ist (Locke-Lewis-Lösung) (flüssig). Vergl. auch S. 47.

medium aus (Abb. 156, 157). Bei ständiger Überimpfung auf frisches Nährmedium lassen sie sich beliebig lange weiter züchten (10 Jahre und länger). Schon die Leichtigkeit des Auswanderns aus dem frischen Explantat zeigt, daß die Elemente sich leicht aus dem Netz lösen können. Ihr Benehmen in der Kultur läßt nur Einzelzellen erkennen (Lewis 22)[1]), die lange, sich verzweigende Fortsätze ausschicken und die sternförmige Gestalt annehmen, die sie auch im Gewebe haben. Die Ausläufer kleben an festen Gegenständen an, am Deckglas, an toten Partikelchen, an den Körpern und Fortsätzen benachbarter Zellen. Sie können sich jederzeit wieder lösen und nach anderen Seiten bewegen, ganz ähnlich wie die Pseudopodien eines weißen Blutkörperchens(Abb. 41) oder eines filipoden Rhizopoden (Abb. 24). Wenn sich Zellausläufer berühren, und scheinbar verschmelzen, so findet doch niemals ein Austausch von Körnchen, Vakuolen oder Plastosomen (Abb. 157) statt, wie in einer einheitlichen Protoplasmamasse. Man wird deshalb mit einiger Wahrscheinlichkeit annehmen, daß auch im embryonalen Körper das Netz der Bindegewebszellen aus ge

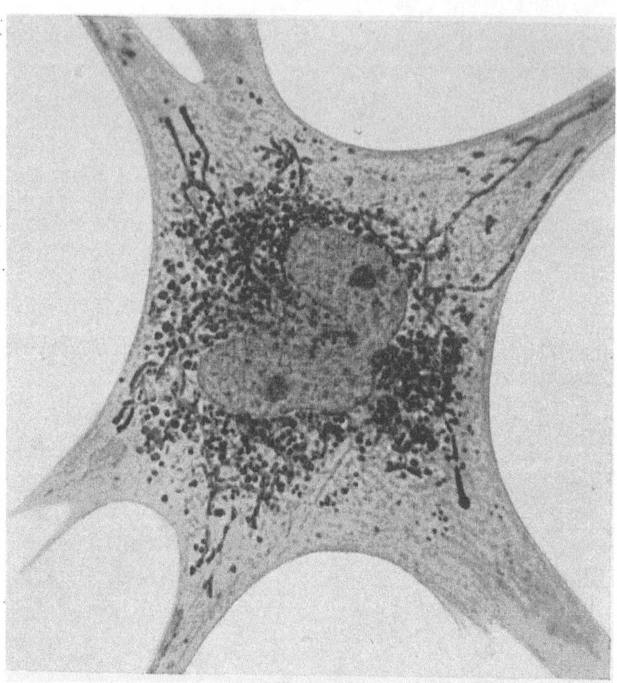

Abb. 157. Aus einer 13 Tage alten Kultur von Mesenchymzellen. Einzelne Zelle, Mitochondrien und Neutralrotgranula. Technik s. Abb. 156. Nach einem Originalphotogramm von W. H. Lewis.

trennten und nur verklebten Zellen besteht, die im übrigen aber amöboid beweglich sind. Dafür spricht auch, daß bei der Teilung (S. 89) eine wirkliche Durchschnürung des Zelleibes erfolgt und die Fortsätze dabei erst eingezogen, später wieder ausgestreckt werden. Wir werden deshalb von einem mesenchymalen oder embryonal-bindegewebigen Netz sprechen und stellen seine Natur als Synzytium als zweifelhaft hin.

92. Die Grundsubstanz. Die Masse innerhalb der Netzmaschen, zwischen den Zellen, bezeichnen wir als Grund- oder Interzellularsubstanz. Sie geht unmittelbar aus jener Flüssigkeit hervor, die zwischen den Primitivorganen sich befindet, solange ein Mesenchym nicht besteht. Deren Masse ist aber jedenfalls sehr gering; die an Schnitten sichtbaren Spalträume (Abb. 19 und 99) sind jedenfalls durch die Herstellung des Präparates außerordentlich erweitert. Welche physikalische Beschaffenheit die Grundsubstanz des

---

[1]) Für die Überlassung zahlreicher Originalphotogramme nach Kulturen bin ich Herrn Prof. Lewis in Baltimore zu Dank verpflichtet.

embryonalen Bindegewebes hat, ist schwer zu entscheiden. Das ganze Gewebe wird auch „Gallertgewebe" genannt, aber dieser Ausdruck gilt für die Beschaffenheit des Gewebes im ganzen. Es ist sicher, daß ein System, das aus mikroskopischen Maschen einer gallertigen Substanz und einem darin befindlichen, kapillar festgehaltenen, nicht sehr dünnflüssigen Sol aufgebaut ist, die Konsistenz einer Gallerte haben muß. Es ist nicht unwahrscheinlich, daß im Amnioten-, vorzüglich im Säugetierembryo, der innerhalb seiner Eihüllen im Amnionwasser schwimmt und in der ersten Zeit seines Daseins keinerlei besonderen mechanischen Einwirkungen ausgesetzt ist, diese Grundsubstanz ein wirkliches Sol ist. Auch an Amphibienlarven, die frei im Wasser schwimmen, ist das für große Teile unseres Gewebes sicher der Fall. Sicher ist aber auch, daß bei diesen Larven an anderen Stellen durch Verfestigung des Sols zu einer mehr oder minder steifen Gallerte eine festere Beschaffenheit des Gewebes herbeigeführt und eine nahezu knorpelartige Konsistenz erzielt wird (Kiemenstrahlen). Solche Stellen färben sich nach Art des Schleimes

und Knorpels und man darf wohl vermuten, daß hier Schleimkörper besonders reichlich anwesend sind. Auch an anderen Stellen des Gewebes sieht man in den Maschen Gerinnsel liegen, die eine gleiche Färbung annehmen. Bei Amniotenembryonen ist das nur an wenigen Stellen der Fall. Die Anwesenheit größerer Mengen von Schleimkörpern hängt jedenfalls mit der größeren Festigkeit der Grundsubstanz zusammen.

Die Grundsubstanz enthält sicher Eiweißkörper in reichlicher Menge und man wird annehmen, daß ihre Beschaffenheit — Sol, Gallerte — auch unter physiologisch wechselnden Bedingungen sich ändert. Diese Beschaffenheit ist für den Stoffverkehr im Embryo nicht ohne

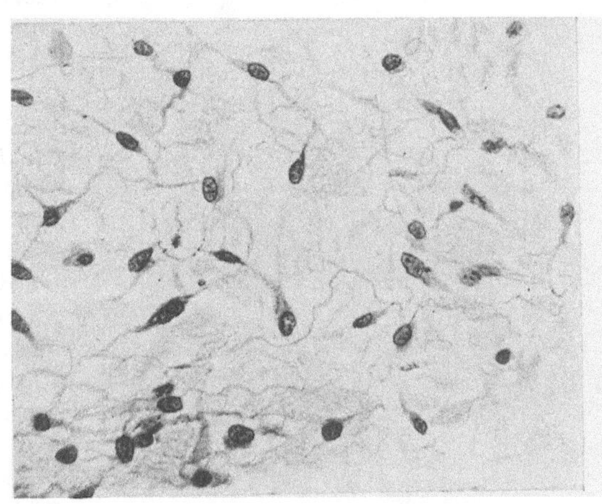

Abb. 158. Lockeres embryonales Bindegewebe mit Zellen und Fasern, Gewebe unter der Fascia superficialis an der Außenseite des Oberschenkels eines 15 cm langen Schweinefötus. Säurealizarinblau, Mallory. Phot. Kerne überzeichnet, 270 mal.

Bedeutung. Das embryonale Bindegewebe vermittelt in seiner Grundsubstanz den Stoffverkehr der Primitivorgane und Organanlagen von und nach den Gefäßen (vgl. auch S. 171). Ein Sol strömt dabei im ganzen, läßt auch die größeren Moleküle, Submikronen und Mikronen wandern, eine Gallerte wirkt wie ein Ultrafilter und läßt nur Wasser und kleine Moleküle und Ionen durchtreten, wenn nicht vorgebildete weite Bahnen darin vorhanden sind.

In der Grundsubstanz tauchen sehr bald Fasern auf, vor allem kollagene Fasern (Abb. 158, 159). In diesem Zustand, dichte Zellnetze mit Grundsubstanz und Fasern, verharrt das Gewebe lange Zeit, bis es schließlich in das faserreichere und zellärmere Bindegewebe des jugendlichen und erwachsenen Körpers unmerklich übergeht.

Das Gewebe des Nabelstranges (Whartonsche Sulze) wird gewöhnlich als Typus des Gallertgewebes oder embryonalen Bindegewebes beschrieben. Vielleicht ist hier die Grundsubstanz wirklich gallertig, was auch der, größere Widerstandsfähigkeit erfordernden, Aufgabe des Gewebes entsprechen würde. Man kann in ihr basophile Gerinnsel zwischen den Zellen und Fasern nachweisen. Muzin ist aus dem Nabelstrang nachgewiesen, er enthält auch eine bemerkenswerte Menge von Siliziumverbindungen. Das Gewebe ist in der Nähe der Gefäße faser- und zellreich, unter dem Epithel sehr locker (Abb. 159).

Die Anordnung der Zellnetze im embryonalen Bindegewebe wechselt. Vielfach sind die Zellausläufer rundlich und das Gewebe nach allen Richtungen gleichmäßig entwickelt. An anderen Stellen, Subkutis von Föten aus dem 3.—4. Monat, bildet das Netz Lamellen, die parallel oder in spitzen Winkeln zur Oberfläche verlaufen.

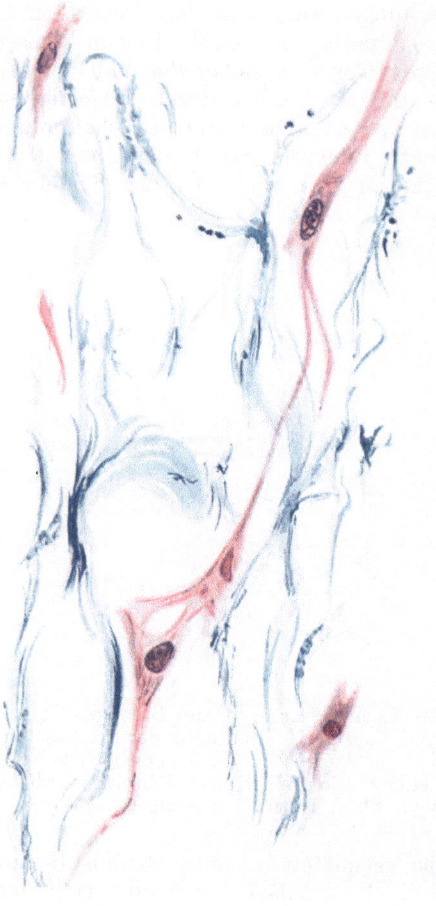

93. Ausgestaltung der embryonalen Gewebe. Wir hatten gesehen, daß das embryonale Bindegewebe ein Negativ aller Organformen bildet. Das ganze System hängt in sich zusammen und dasselbe gilt auch im erwachsenen Körper für das ganze System des Bindegewebes. In dieses Gebäude von Platten, Wänden und Pfeilern wird der mechanische Apparat hineingebaut, in ihm kristallisieren gleichsam die Konstruktionselemente, die Knochen, Knorpel, Bänder usw. aus, aus denen der statisch-kinematische Apparat des Körpers besteht. Sie werden in der Ontogenese zuerst als Verdichtungen des Mesenchyms sichtbar, als Zellanhäufungen, die unscharf gegen die Umgebung abgegrenzt sind. Man pflegt sie als Blasteme zu bezeichnen (vgl. S. 122).

Für die Ausgestaltung dieses Apparates ist nun nicht nur die Art der mechanischen Beanspruchung maßgebend, sondern auch die absolute Größe der angreifenden Kräfte. Es ist bekannt, daß wenn die Länge eines Gegenstandes größer wird, seine Flächen im Quadrate, seine Raumgehalte, denen die Masse entspricht, im Kubus der Längenzunahme wachsen. Die Tragfähigkeit der Konstruktion ist den Querschnitten der Konstruktionsteile proportional. Ein doppelt so großes Tier ist aber 8 mal so schwer. Daraus wird verständlich, daß große Tiere eine viel ausgebildetere statische (und teilweise auch kinematische) Konstruktion brauchen, als kleine, daß, wo bei diesen ein lockeres Gewebe, ein Paar Fasern des gewöhnlichen Bindegewebes zum Tragen, Stützen und Übertragen von Bewegungen ausreichen, bei jenen derbe Stricke und Balken eingezogen werden müssen, damit das Ganze einen genügenden Widerstand und Zusammenhalt hat. Wir werden den mechanischen Apparat kleiner Tiere also vielfach anders gebaut finden, als den großer und das prägt sich vor allem in der Ausbildung spezifischer mechanischer Gewebeformen aus.

Abb. 159. Lockere Gewebspartie aus dem sog. Gallertgewebe des Nabelstranges von einem menschlichen Fötus im 7. Monat. Säurealizarinblau. Mallory, Fasern blau, Zellen rot, P. 590 mal.

94. Die Fasern der Bindesubstanz. Die mechanische Leistung der Bindesubstanzen wird durch die Grundsubstanz[1]) vollzogen, vorzüglich

---

[1]) Wir verwenden das Wort Grundsubstanz so, daß einmal alles, was sich zwischen den Zellen befindet, damit bezeichnet wird. Diese Bedeutung ist vor allem für die

durch Fasern, deren wir zwei Arten zu unterscheiden haben. Die eine kommt in allen Bindesubstanzarten vor, während die andere zwar weit verbreitet ist, aber am Aufbau der Grundsubstanz weder des Knorpels noch der Knochen oder der Sehnen, regelmäßig teilnimmt. Wir wollen sie mit den gebräuchlichen Ausdrücken als kollagene und als elastische Fasern bezeichnen. Von diesen bildet die erstere das eigentliche Bauelement fast aller Binde- und Skelettsubstanzen (bis auf die elastischen Bänder).

Um sich beide Faserarten zur Anschauung zu bringen, untersucht man am besten das lockere Gewebe zwischen den Muskeln. Auch fettarme Teile des Unterhautbindegewebes sind geeignet. Man stellt sich ein sog. künstliches Ödembläschen her, indem man die Nadel einer mit Ringerlösung gefüllten Injektionsspritze, z. B. unter das Perimysium eines Muskels einsticht, ein wenig der Lösung aus der Spritze drückt und so ein kleines Bläschen erzeugt, das man mit einer Schere abkappt und unter das Deckglas bringt [1]). Solche Präparate zeigen das lebensfrische Gewebe mit seinen Fasern und Zellen. Sie eignen sich vorzüglich zum Studium im Dunkelfeld, wobei man sich eines Paraboloidkondensors bedient [2]),

Die meisten der sichtbaren Gebilde sind kollagene Fasern (Abb. 160, 161, 162), leicht gewellte, dickere und dünnere Stränge, die sich vielfach überkreuzen und auch verzweigen. Sie sind fein gestreift und haben am meisten Ähnlichkeit mit einer Haarlocke. Sie sind

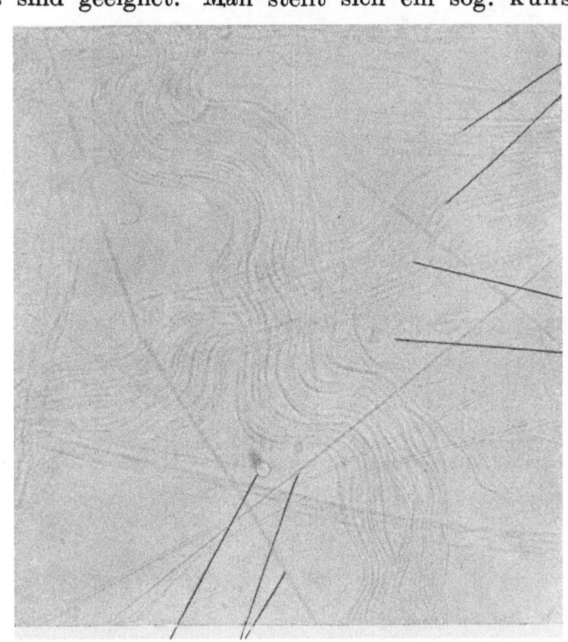

Abb. 160. Hund, Fasern des Bindegewebes, lebensfrisch. Perimysium, Ödembläschen mit Ringerlösung (s. nebenstehenden Text). Zwei gekreuzte kollagene Fibrillenbündel, Hellfeld, starke Abblendung 200 mal. Phot.; *e* elastische Faser, *k* kollagene Faser, *kl* Klasmatozyt (undeutlich), *v* Verzweigung der kollagenen Faser, *l* Luftblase.

aus feineren Elementen aufgebaut, den kollagenen Fibrillen. Diese sind sehr dünne, niemals verzweigte, langgestreckte Gebilde, ihre Dicke beträgt weniger als $0{,}2\ \mu$, liegt also an der Grenze der genauen Abbildungsmöglichkeit. Ihre Länge ist unbekannt. Sie brechen das Licht nur wenig stärker,

geformten Bindesubstanzen, Sehne, Knorpel, Knochen gültig. Für das ungeformte, speziell das lockere Bindegewebe hat man in dieser Grundsubstanz die Fasern von dem dazwischen Befindlichen zu unterscheiden. Letzteres nennen wir Grundsubstanz im engeren Sinne, oder Grundsubstanz schlechthin. Kittsubstanz ist das, was die Fibrillen in der Faser zusammenhält. Über Interfibrillarsubstanz siehe Knochen.

[1]) Für Fasern im Dunkelfeld stark quetschen, umranden mit Wachs oder Vaseline.

[2]) Ein Kardioidkondensor ist wegen der erforderlichen geringen Schichtdicke und des kleinen beleuchteten Feldes nicht zu verwenden. Vorteilhaft ist dabei ein „HellDunkelfeldkondensor", der zwischen Hell- und Dunkelfeld abzuwechseln gestattet.

als die Grundsubstanz, in die sie eingelagert sind. **Frisches Bindegewebe des Menschen ist fast durchsichtig.**

Die Faser zerfällt bei bestimmter Behandlung in ihre Fibrillen. **Wir nennen also kollagene Faser ein Bündel aus kollagenen Fibrillen.** Verzweigung und Verbindung der Fasern wird durch Auseinanderweichen und Aneinanderlagern der Fibrillen hervorgerufen (Abb. 160).

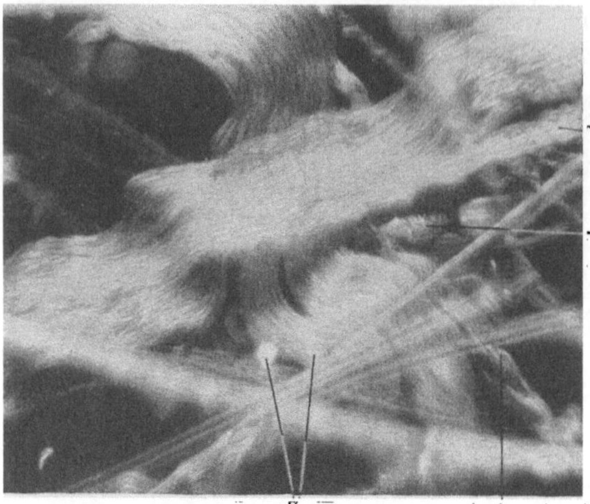

Die elastischen Fasern sind dünner als die meisten kollagenen Fibrillenbündel; im Gegensatz zu diesen optisch leer, homogen. Der Eindruck, den sie im mikroskopischen Bilde hervorrufen, ist etwa der gleiche, wie der eines Glasstabes oder Glasfadens. Sie sind also nicht aus Fibrillen aufgebaut. Sie sind ferner verzweigt. Bei näherer Prüfung zeigt sich, daß alle Verzweigungen ineinanderlaufen, die Fasern also Teile eines Netzes sind. Die Netzmaschen können weit sein, mit dünnen Fasern oder eng mit dicken Fasern, ja das Netz kann in eine Platte mit Löchern übergehen (gefensterte Membran), die aber allseitig mit richtigen Fasern zusammenhängt, also nur ein besonders ausgebildeter Teil des Netzes ist (Abb. 163, 164, 165). Es ist wahrscheinlich, daß die gesamte elastische Substanz des Körpers ein zusammenhängendes Netz ist. Jedenfalls kommen natürliche Faserenden nicht zur Beobachtung. Die in den Präparaten vorkommenden sind künstlich und eingerollt, die entspannten Fasern spiralig gewellt. Der allseitige Zusammenhang des Netzes hält seine Spannung aufrecht.

95. Optisches und chemisches Verhalten der kollagenen Faser. Fast alle physikalischen und chemischen Untersuchungen der

Abb. 161. Dasselbe Präparat wie 162 im Dunkelfeld, Phot. 200 mal.

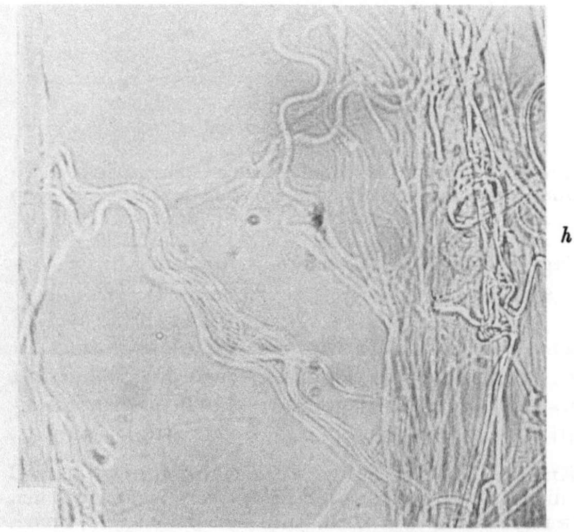

Abb. 162. Mensch, Fasern des Bindegewebes, intermuskuläres Bindegewebe. Künstliches Ödembläschen. Hellfeld starke Abblendung. 400 mal, Phot. Die Abbildung zeigt ein dünnes, sich teilendes kollagenes Fibrillenbündel, in der rechten Hälfte derbe elastische Fasern in hoher (*h*) und tiefer (*t*) Einstellung.

kollagenen Faser sind an Sehnen angestellt. Diese sind Gebilde aus ganz eng gepackten kollagenen Fibrillen mit Zellen dazwischen und so für derartige Untersuchungen besonders geeignet. Die kollagenen Fasern haben eine weiße Farbe, daher der Name „weißes Bindegewebe" für das an ihnen reiche gewöhnliche Bindegewebe.

Ein wesentliches Kennzeichen der kollagenen Fibrille ist ihre Doppelbrechung. Sie sind positiv einachsig doppelbrechend, die optische Achse entspricht der Fibrillenachse. Ein Sehnenlängsschnitt ist also zwischen gekreuzten Nikols dann hell, wenn er die Nikolebenen unter 45^0 schneidet (Abb. 166). Über dem Gipsplättchen Rot I zeigt er parallel zu dessen optischer Achse die Additionsfarben, also Blau oder Grün, senkrecht dazu die Subtraktionsfarbe, Gelb oder Orange, wenn er ohne das Plättchen Weiß

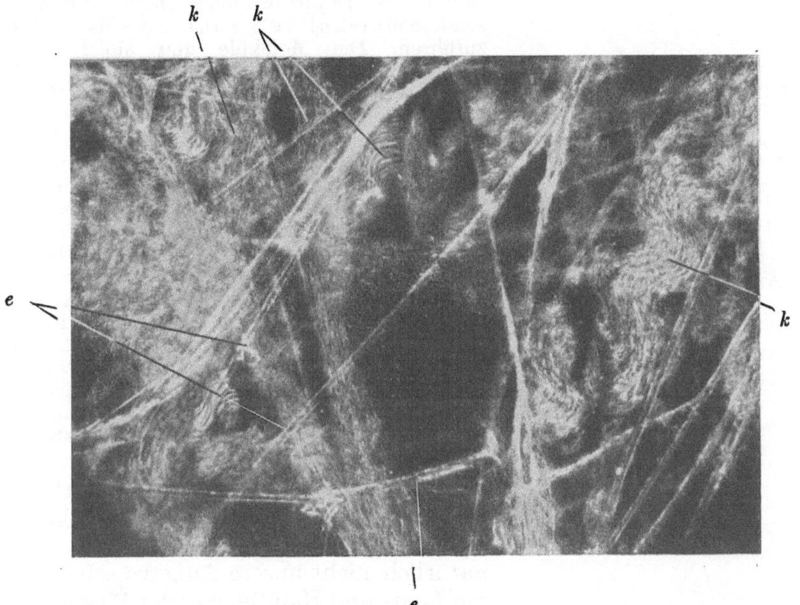

Abb. 163. Fasern des Bindegewebes im Dunkelfeld, dasselbe Objekt wie Abb. 162. 400 mal, Phot. *e* elastische, *k* kollagene Fasern.

oder Grau erster Ordnung zeigt[1]. Ein Schnitt senkrecht zur Achse der Fibrillen erscheint in allen Stellungen zwischen gekreuzten Nikols dunkel, Aufhellungen lassen sich unschwer auf schief durchschnittene oder umgekippte Fibrillenbündel zurückführen.

Hat man einen Ring aus kollagenen Fibrillen vor sich, in dem die Fibrillen zirkulär (tangential) verlaufen, so erscheint zwischen gekreuzten Nikols ein „negatives Kreuz", d. h. vier Stellen sind ganz dunkel, die, an denen der Ring die Nikolebenen schneidet, vier Stellen dazwischen maximal hell (Abb. 167). Negativ heißt das Kreuz wegen seines Verhaltens über dem Gipsplättchen. Legt man dieses unter 45^0 ein, so erscheint der Ring dort, wo er die Ebenen der Nikols schneidet in der Farbe des Untergrundes (rot), dort, wo er die Achse des Gipsplättchens schneidet in der Subtraktionsfarbe, in der Entfernung von 90^0 von diesen Stellen in der Additionsfarbe. Diese optischen Erscheinungen ermöglichen mittels des Polarisationsapparates die Verlaufsrichtung kollagener Fibrillen in den Organen festzustellen.

Die Doppelbrechung der kollagenen Fibrillen erhält sich, wenn man das Gewebe mit Alkohol, Formol, Pikrinsäure, Sublimat behandelt. Sie geht verloren bei Behandlung

---

[1] Über den Gebrauch des Polarisationsapparates siehe den Anhang, Mikroskopische Technik, oder Ambronn, loc. cit. S. 18.

mit Chromsäure und chromsauren Salzen. Dies zu wissen ist wichtig, wenn man fixiertes Material untersucht. Weiter kehrt sich die Doppelbrechung um, sie wird negativ, wenn man sie mit Phenolen behandelt. Über dem Gipsplättchen erscheint dann bei parallel laufenden Achsen von Gips und Sehne die Subtraktionsfarbe, bei senkrechter Kreuzung der Achsen die Additionsfarbe. Wäscht man die Phenole z. B. mit Xylol gut und vollständig aus, so erscheint wieder die normale positive Doppelbrechung. Auch das ist wichtig zu wissen, wenn man Schnitte untersucht, die mit Karbol-Xylol oder Nelkenöl aufgehellt sind.

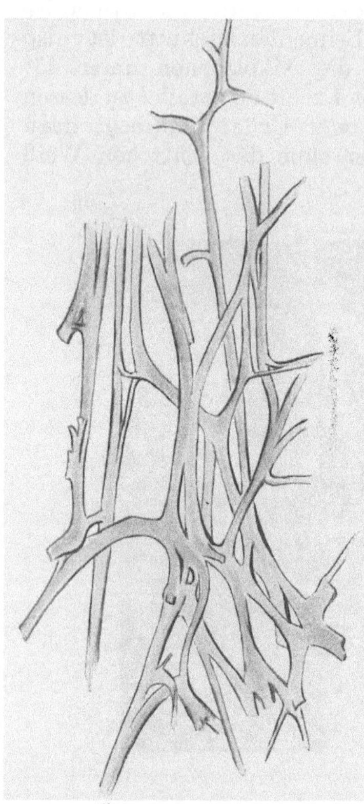

Abb. 164. Netz elastischer Fasern aus dem Lig. flavum des Menschen, Alkoholpräparat vom Seziersaal, Gefrierschnitt, in 5% NaOH gekocht, in Wasser ungefärbt untersucht. Teil des Netzes mit den Netzknoten. 440 mal P.

In allen Körpern tritt bei Zug- und Druckbelastungen Doppelbrechung entsprechend dieser Belastung auf. So wird auch bei zugbelasteten Sehnen die Doppelbrechung stärker. Keineswegs ist aber die Doppelbrechung des unbelasteten Materials an sich auf irgendwelche Spannungen in ihr zurückzuführen. Nach den Untersuchungen Ambronns ist eine solche Doppelbrechung immer durch eine besondere molekulare Struktur des Materials zurückzuführen. Die Moleküle und Molekülegruppen[1] liegen in regelmäßiger Ordnung zueinander (Raumgitterstruktur). Eine solche Struktur ist, gleichgültig wie der Körper sonst beschaffen ist, als kristallähnliche Struktur zu bezeichnen. Die kollagene Fibrille hat also eine solche Struktur. Dasselbe gilt für alle festen (widerstehenden, S. 165) Substanzen, insbesondere Fasern, des Pflanzen- und Tierreichs, Zellulose, Seide, Spinnenfäden[2], das Horn der Epidermis (s. Abb. 138). Die elastisch nachgebende „elastische" Faser ist bemerkenswerterweise nicht doppelbrechend (entspannt). Sie hat also höchstwahrscheinlich keine solche regelmäßige Molekularstruktur. Das hängt wohl auch damit zusammen, daß Kristalle nur geringe elastische Formänderungen erleiden können. Bei stärkerer Deformation gehen sie eine Änderung der Molekularstruktur ein, indem die Bausteine längs vorgebildeter Flächen aufeinander gleiten[3].

Was das chemische Verhalten der kollagenen Faser anbetrifft, so kann eine umfassende Darstellung dieses Gegenstandes natürlich nicht unsere Aufgabe sein, es sei auf die Lehr- und Handbücher der Physiologie und physiologischen Chemie verwiesen. Die kollagene Faser besteht aus den kollagenen Fibrillen, deren Substanz eben die Bezeichnung „Kollagen" trägt. Die Fibrillen werden durch eine „Kittsubstanz" zusammengehalten. Diese besteht aus Muzin. Kalk- und Barytwasser lösen sie, aus der Lösung kann das Muzin dargestellt werden. Die Faser läßt sich dann durch Schütteln und Zupfen leicht in die Fibrillen zerlegen. Dasselbe läßt sich durch konzentrierte Pikrinsäure bei längerer Einwirkung erreichen.

Als reines Kollagen pflegt man Sehnen zu bezeichnen, die man durch Behandeln mit Wasser, Kalkwasser, Alkohol, Äther und Trypsinverdauung von fremden Bestandteilen gereinigt hat. Man rechnet es zu den Albuminoiden oder Gerüsteiweißkörpern, die durch Unlöslichkeit in Wasser und verdünnten Salzlösungen, chemische Resistenz gegen Alkalien und Säuren und ihre Verwendung zu mechanisch wirksamen Gebilden im Tierkörper ausgezeichnet sind. Analytisch ist wichtig, daß gewisse Aminosäuren, die am Aufbau der echten

---

[1]) Untereinander gleiche und gleichgerichtete Moleküle.
[2]) Röntgendiagramm. Die Naturwissenschaften 1923.
[3]) Vgl. Naturwissenschaften 1923. S. 177 ff.

Eiweißkörper teilnehmen, fehlen (Tyrosin, Tryptophan), Glykokoll sehr reichlich darin enthalten ist. Sie entstehen wahrscheinlich durch Abbau der echten Eiweißkörper [1]).

Das Kollagen hat seinen Namen davon, daß es sich beim Kochen in Leim verwandelt, d. h. sich löst und die Lösung beim Erkalten zu einer Gallerte erstarrt. Nicht alle Bindegewebsarten liefern in gleicher Weise Leim und vor allem läßt sich aus jungem embryonalen Bindegewebe kein Leim gewinnen, auch wenn schon Fasern vom allgemeinen Charakter der kollagenen Fasern darin sichtbar sind. Man hat deshalb solche Fasern präkollagene Fasern genannt (siehe S. 168). Der Name Kollagen ist also nicht immer bezeichnend. Ihn

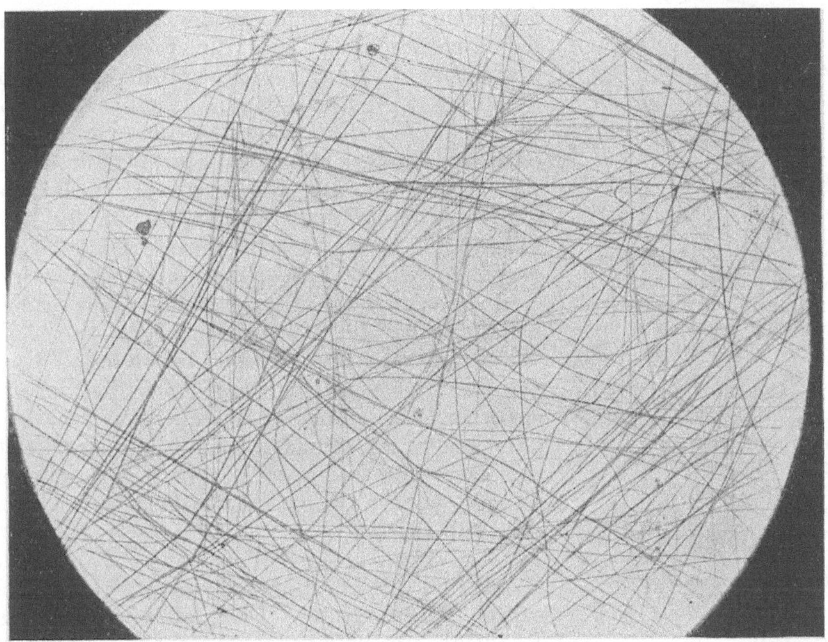

Abb. 165. Netz elastischer Fasern aus dem Unterhautbindegewebe vom Rind, halbtrockenes Zupfpräparat, Färbung mit saurem Orizin. Präparat von B. Henneberg, Gießen. 138 mal, Phot. Der schwarze Fleck links ist eine Verunreinigung im Präparat. Die geschlängelten Fasern sind durch Zerreißen entspannt. Die Verzweigungen an den stumpfwinkligen Knickungen zu erkennen.

zu ändern liegt indessen kein Grund vor. Derartige chemisch-physikalische Bezeichnungen sind mehr oder minder Eigennamen, die die Natur der damit gemeinten Körper nicht genau zu bezeichnen brauchen.

Es wäre verwunderlich, wenn ein so kompliziertes Gebilde, wie die kollagene Fibrille, überall gleich wäre. Gerade wie es außerordentlich verschiedene Arten von Stärke und vor allem geformter Stärke, Stärkekörnern, gibt, wird es auch verschiedene Arten kollagener Fibrillen geben. Wie das Stärkemolekül aus zahlreichen Glukosemolekülen in sehr verschiedener Weise aufgebaut sein kann, wie ferner in dem sphäritischen Kristallgebilde, das wir Stärkekorn nennen, diese Moleküle mit Wasser und anderen Dingen wiederum verschieden zusammentreten können, so müssen wir dasselbe von der kollagenen Faser annehmen, die mit einem Stärkekorn so viele Übereinstimmungen aufweist. Die kollagene Fibrille ist aus einer Substanz der Eiweißklasse aufgebaut, und wir sind gezwungen anzunehmen, daß die Mannigfaltigkeit, die diese Klasse noch innerhalb einer engsten Untergruppe zuläßt, tatsächlich ebenso vorhanden ist, wie bei der Stärke. Vielleicht ist die Um-

---

[1]) Vgl. Samartino: Biochem. Zeitschr. 1922. Nr. 133.

wandlung in Leim beim Kochen, die dem Körper den Namen gegeben hat, gar nicht einmal ein besonders charakteristisches Kennzeichen für diese Gruppe. Im Körper kommt Leim, gelatiniertes Kollagen, nicht vor, ebensowenig wie verkleisterte Stärke. Zur Lösung und Überführung dieser Dinge in den Stoffverkehr bedient sich der Körper des Abbaus durch Fermente.

Wir wollen kurz eine Reihe von Reaktionen anführen, die dazu dienen können, die kollagene Faser im Präparat zu kennzeichnen. Leider ist der Nachweis der Doppelbrechung an verhältnismäßig dicke Schichten gebunden. Bei Zusatz verdünnter Säure und verdünntem Alkalis quillt die kollagene Faser, sie wird dabei sehr viel dicker, etwas kürzer und verändert ihr Brechungsvermögen so, daß es dem des Wassers fast gleichkommt, die Faser dadurch bis auf einen Schatten für das Auge verschwindet (Änderung der Lichtbrechung) und die Fibrillenstruktur unsichtbar wird. Durch Neutralisieren wird die Quellung wieder rückgängig, Anwesenheit von reichlich Salz (Kochsalz) in der verdünnten Säure verhindert sie ganz. Starke Säuren und Alkalien lösen das Kollagen auf (Isolationsmethoden)[1]. Beim Erwärmen auf 60—70° verkürzt sich die kollagene Faser schnell und gegen erheblichen Widerstand, ebenso wirkt eine konzentrierte $CaCl_2$-Lösung. Die Faser behält dabei ihr Gewicht, lagert also kein Wasser ein. Mit Formaldehyd behandelte Fasern verhalten sich ebenso, nur geht die Verkürzung erst bei höherer Temperatur vor sich (90—100°). Bei schneller Abkühlung streckt sie sich ruckartig auf etwa $^2/_3$ der ursprünglichen Länge wieder aus, Ewaldsche Reaktion (Ewald 1919).

Von alkalischer Trypsinlösung wird Kollagen nicht angegriffen, wohl aber von saurer Pepsinlösung. Das ist eine wichtige Reaktion, um kollagene Fasern im Gewebe zu isolieren.

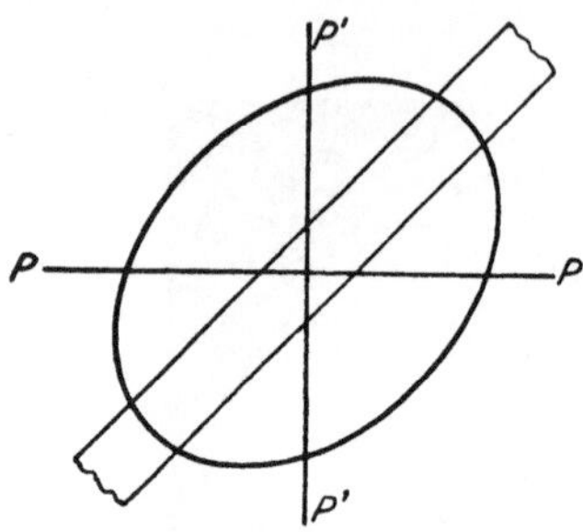

Abb. 166. Schema des Vorhaltens einer Sehne im polarisierten Licht. Nach Ambronn. *PP* und *P'P'* die Ebenen der Nikolschen Prismen („Nikols"). Ein Sehnenfaden schneidet diese unter 45°, er erscheint dann hell. Die Ellipse zeigt die Lichtgeschwindigkeit in der Sehne von einem Punkt aus aufgetragen, Maximum entsprechend der Fibrillenachse, das Minimum senkrecht dazu. Dies Verhalten ist für alle Längsschnitte der Sehne gleich, so ergibt sich ein Rotationsellipsoid, mit der langen Achse als Rotationsachse; positiv, einachsige Doppelbrechung.

Wir nennen die spezifischen Färbemethoden, die man für die kollagene Bindegewebsfaser ausgearbeitet hat, zuletzt. Es ist sicher, daß sie keine chemischen Reaktionen im gewöhnlichen Sinne des Wortes sind, denn durch geringe Modifikationen in der Methode, z. B. durch lange Färbedauer, gelingt es, sehr viele andere Dinge damit zu färben. Auch bei „richtiger" Anwendung der Methode färben sich meist andere Gebilde, wenn auch weniger intensiv, mit, die sicher keine kollagenen Fasern sind. Wir nennen von diesen Methoden als wichtigste: Die Säurefuchsin - Pikrinsäurefärbung nach van Gieson, besonders in der von Hansen gegebenen Vorschrift, die eine rote Färbung des „Kollagens" liefert, die Malloryfärbung mit Anilinblau-Orange unter Vorbeizung mit Phosphormolybdän- oder Phosphorwolframsäure (Kollagen blau), und die Versilberung nach Bielschofsky, Methode Schulze-Ruzička (Kollagen schwarz). Es ist sehr schwer, die Grenzen der Leistungsfähigkeit dieser Methoden scharf abzustecken. Wir müssen eines festhalten, wir kennen das „Kollagen" im Körper nur in der Form der doppelt-

---

[1] Z. B. kann man durch Behandeln mit starker Kalilauge die quergestreiften Muskelfasern voneinander trennen.

brechenden Fibrille[1]). Es ist sicher, daß der Erfolg der spezifischen Färbung von dem physikalischen Zustand der Fibrille in hohem Maße mitbedingt ist. Wieweit wir imstande sind, Umwandlungsprodukte des Kollagens, z. B. Stadien seines Abbaus oder Körper, die zu seiner Synthese dienen sollen, mit diesen Methoden nachzuweisen, ist ganz unsicher. Rötliche oder bläuliche Färbungen amorpher Substanz oder von Niederschlägen, wie sie im Fixationspräparat sich finden, beweisen gar nichts. Es ist wahrscheinlich, daß wir auch hier unsere Kenntnisse vom Stärkekorn in der Pflanze oder von der Zellulosemembran, die ja ebenfalls eine kristallähnliche Struktur haben, heranziehen können; Synthese und Abbau dieser geformten Sekrete erfolgt an Ort und Stelle aus und zu den niederen Polyosen oder Monosen durch Fermente, ohne daß zunächst ein gelöstes oder amorphes Produkt derselben chemischen Zusammensetzung nachweisbar wäre. Immer sollte man versuchen, die Diagnose „Kollagen" in allen zweifelhaften Fällen mit dem Polarisationsmikroskop zu erhärten.

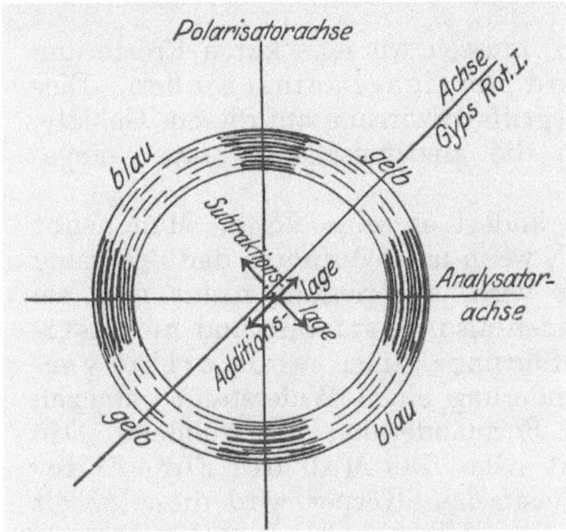

Abb. 167. Verhalten eines Ringes aus kollagenen Fasern zwischen gekreuzten Nikols über dem Gipsblättchen Rot I. Entstehung des „negativen Kreuzes".

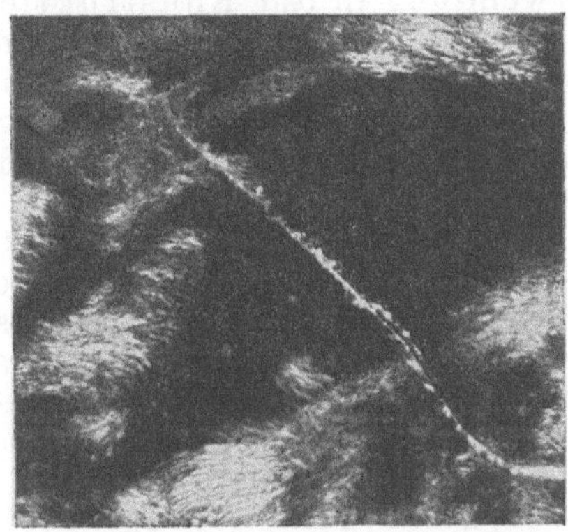

Abb. 168. Elastische Faser, von einer kleineren spiralig umsponnen. Aus den intermuskulären Bindegewebe des Menschen, etwa 40 jähr. Mann. Dunkelfeld. 400 mal, dasselbe Objekt wie Abb. 162 u. 163. Der Befund ist neu u. seine Bedeutung einstweilen rätselhaft.

96. Die elastische Faser. Bei den meisten Methoden erscheint die elastische Faser homogen (Abb. 162—164). Durch Färbungen gelingt es, eine stärker gefärbte Randzone nachzuweisen (Schwalbesche Scheide). Die Farbe der elastischen Fasern ist gelblich, jedoch wird das nur bei dicker Schicht sichtbar; das elastische Gewebe trägt daher auch den Namen gelbes Bindegewebe. Die elastische Faser ist im entspannten Zustande nicht doppelbrechend (vgl. S. 158). Durch Pepsinsalzsäure wird sie nur sehr schwer angegriffen, erst nach langer Einwirkung zeigen sich in der Faser Zerklüftungen. Deren Bedeutung für die Struktur ist unsicher. Trypsin in alkalischer Lösung löst sie schnell auf. Säuren und Alkalien, selbst in stärkerer Konzentration und in der Wärme bringen weder Quellung noch Auflösung zustande (Isolierung elastischer Fasern durch Kochen des Gewebes in 5% Kalilauge).

Auch für die elastische Faser sind eine Reihe von Färbeverfahren ausgearbeitet worden, die aber noch weniger „spezifisch" sind, als die für die kollagene Faser. Wir nennen: Die Färbung mit nach Weigert behandelten

---

[1]) Die Häutchen, die z. B. die glatten Muskelzellen umgeben, lassen sich in Fibrillengitter auflösen.

basischen Anilinfarben[1]), Resorzin-Fuchsin, aus Fuchsin dargestellt, auch Fuchselin genannt, ebenso Vesuvelin aus Vesuvin, Saffranelin aus Saffranin; ferner die mit Orzein aus salzsaurer Lösung. Auch die meisten basischen Anilinfarben färben sie in vielen Fällen, ebenso Hämatoxilin- und andere Tonerdelacke (Purpurin) nach geeigneter Vorbehandlung. Reine Färbungen der elastischen Fasern sind schwer zu erhalten, so färbt sich z. B. stets das Zelloidin mit, in das das Präparat eingebettet wurde. So gilt alles, was über die Kollagenfärbung gesagt wurde in verstärktem Maße, vor allem für den Nachweis von „Umwandlungen", die Färbung hängt ganz weitgehend von der besonderen physikalisch-chemischen Natur der Faser ab.

97. Elastische Formänderung. Nicht minder gekennzeichnet, wie durch die optischen und chemischen Unterschiede sind die beiden Faserarten des Bindegewebes durch ihr Verhalten bei mechanischer Beanspruchung. Dieser Unterschied ist gerade der wichtigste, denn er bedingt ihre Verwendung in der Konstruktion.

Um dieses Verhalten voll zu würdigen, müssen wir eine kurze Erörterung aus der Lehre von der Elastizität und Festigkeit einschieben. Dies ist um so nötiger, als eine merkwürdige Begriffsverwirrung auf diesem Gebiete, unsere beiden Faserarten betreffend, in die anatomische Literatur eingedrungen ist [2]).

Wenn man einen Körper belastet, so ändert er seine Form. Man nennt diese Formänderung eine „elastische", wenn nach Aufhören der Belastung die ursprüngliche Form wiederhergestellt wird, anderenfalls nennt man sie unelastisch oder plastisch. Wir unterscheiden also elastische und unelastische Formänderungen. Zur Herbeiführung beider wird Arbeit verbraucht. Der Körper setzt der Formänderung einen Widerstand entgegen und dieser Widerstand wird bei der Formänderung überwunden. Die Größe der Formänderungsarbeit ist also das Maß der Formänderung mal dem Widerstande. Beim elastischen Körper wird diese Arbeit wieder abgegeben, beim unelastischen nicht. Elastische Formänderung speichert also Arbeit. Die lebendige Kraft des fliegenden Pfeiles ist die beim Spannen des Bogens diesem mitgeteilte und in ihm gespeicherte Biegungsarbeit. Dieser Gedankengang erschließt uns die Verwendung elastischen Materiales in den Konstruktionen auch des tierischen Körpers.

Um das Verhalten eines Körpers unter der Einwirkung formändernder Kräfte zu kennzeichnen, zeichnet man eine Kurve auf, deren eine Ordinate die Größe der Last, deren andere die der Formänderung darstellt. Für unsere Zwecke ist zunächst die Beanspruchung durch Zug von Bedeutung.

Ein Stab oder Faden von überall gleichem Querschnitt wird am einen Ende eingespannt, an dem anderen Ende ein Zug an ihm ausgeübt, etwa durch ein angehängtes Gewicht. Größe der Last und Längenänderung werden in das Koordinatenkreuz eingetragen (Abb. 169, 170, 171). Jeder Last ist eine Länge zugeordnet und man kann die Gleichgewichtszustände aus der Kurve ablesen.

Die Kurve sagt an und für sich zunächst nichts aus über die Umkehrbarkeit der durch sie beschriebenen Formänderung. Tatsächlich lehrt aber die Erfahrung, daß die Stelle, an der die Formänderung nicht mehr umkehrbar ist, durch eine Änderung des Verlaufs

---

[1]) Vergl. die Lehrbücher der mikrosk. Technik (Anhang, Literatur!).

[2]) Triepel, auf den diese Verwechslung zurückgeht, entnimmt aus den verschiedenen Definitionen des Begriffes „Elastizität", wie sie sich in Darstellungen der Physik finden, der Elastizitätsmodul sei das Maß der Elastizität. Er ist lediglich das Maß der sich der Deformation widersetzenden (elastischen) Kräfte. Seine Folgerung für die Bezeichnung der beiden Faserarten, die elastische Faser sei nicht elastisch und deshalb die Bezeichnung zu verwerfen, stellt den im gewöhnlichen Leben und in der Technik üblichen Sprachgebrauch auf den Kopf, folgt auch keineswegs aus der von ihm angeführten Definition. Näheres siehe im Text.

der Kurve gekennzeichnet ist. Kein Körper ist von vornherein, d. h. bei kleinsten Bean-spruchungen unelastisch, auch die weitgehend elastischen werden bei einer gewissen Belastung plastisch.

Je stärker die Belastung wird, um so länger wird der Stab (Abb. 169). Zunächst bleiben Belastung und Verlängerung einander annähernd proportional, die Kurve ist eine Gerade (oder die Kurve ist gegen die Abszisse konvex). Später wächst mit steigender Belastung die Verlängerung im allgemeinen schneller als die Last, die Kurve wird gegen die Abszisse konkav. Den Punkt, an dem dies eintritt, nennt man die Proportionalitäts-grenze (A). Schließlich reißt der Stab, Bruchgrenze. Vor dem Bruch zieht sich der

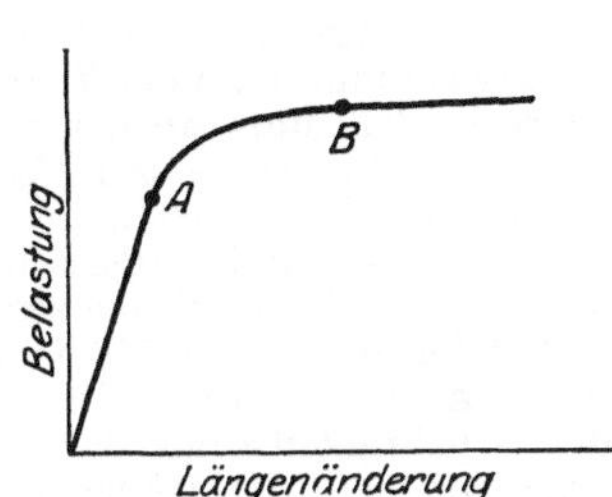

Abb. 169. Kurve der Längenänderung eines durch Zug belasteten eisernen Stabes. A die Proportionalitätsgrenze, B die Fließ-grenze. Nach Föppl.

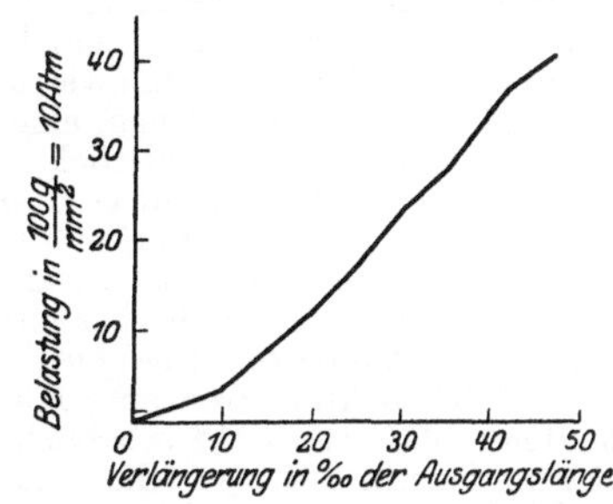

Abb. 170. Kurve der Längenänderung einer durch Zug belasteten Sehne. Plantaris longus vom Menschen. Nach Triepel.

Stab innerhalb eines kleinen Belastungsintervalls sehr schnell aus, er „fließt". Den Punkt, an dem dies eintritt, bezeichnet die Fließgrenze (B). Diese Verlängeiung gleicht sich nicht wieder aus, die „Elastizitätsgrenze" liegt also vor der Fließgrenze, sie ist unscharf [1]).

Innerhalb der Proportionalitätsgrenze gilt die Hookesche Formel: $1 = \dfrac{P \cdot L}{Q \cdot E}$. Dabei ist L die Ausgangslänge, l die Verlängerung, P die Last, Q der Querschnitt und E eine Materialkonstante. E ist der Elastizitätsmodul, der den elastischen Widerstand des Materials mißt. Je größer E, desto kleiner ist l. Je größer E, desto mehr Widerstand setzt das Material dem Gewicht entgegen, desto größer muß P gemacht werden, um eine entsprechende Verlängerung zu erzielen. Auch ohne genaue Proportionalität und ebenso im konkaven Kurventeil behält E seinen Sinn, E bleibt dann eben nicht kon-stant, sondern ändert sich mit der Verlängerung. Das ganze elastische Verhalten des Materials, wie es durch die Kurve beschrieben wird, ist maß-gebend für seine Verwendung in der Konstruktion.

97. Elastisches Verhalten von kollagenem und elastischem Ge-webe.
Um das elastische Ver-halten unserer beiden Faser-arten zu untersuchen, muß man Gewebe wählen, die die be-treffende Faserart rein und in paralleler Anordnung enthalten, zugleich so beschaffen sind, daß ein genügend langes und dickes Stück für die Untersuchung gewonnen werden kann. Für

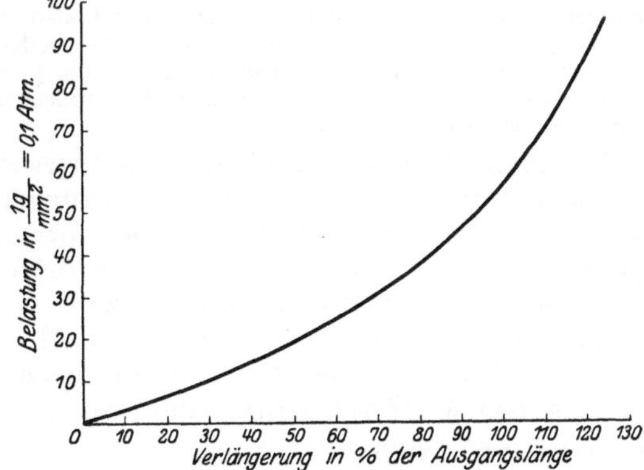

Abb. 171. Kurve der Längenänderung eines durch Zug belasteten Stückes vom Nackenband des Rindes. Nach Triepel.

---

[1]) Genau genommen fällt beides zusammen, man kann das Fließen nur willkürlich von der „bleibenden Verlängerung" trennen. Praktisch ist Fließen eine Verlängerung ohne Erhöhung der Last, also durch ein der Abszisse paralleles Kurvenstück gekenn-zeichnet. Beim Ziehen von Drähten wird das Material so stark belastet, daß es fließt.

kollagene Fasern liefern Sehnen ein geeignetes Material, für das elastische Gewebe ist das Ligamentum Nuchae des Rindes zur Untersuchung benutzt worden. Neuere derartige Untersuchungen verdanken wir Triepel. Wir geben zwei Kurven seiner Untersuchung wieder.

Für den Vergleich muß man den verschiedenen Maßstab beider berücksichtigen. Die Kurve (Abb. 170) für die Sehne (Plantaris einer 50jährigen Frau) gibt die Last (Ordinate) in 10 Atmosphären (100 g pro qmm), die Verlängerung (Abszisse) in $^0/_{00}$ der Ausgangslänge. Die Kurve für das Nackenband (Abb. 171) gibt die Last in 0,1 Atm. (1 g pro qmm) und die Verlängerung in $^0/_0$ der Ausgangslänge. Um also die zweite Kurve in den Maßstab der ersten umzuzeichnen, müßte man bei der zweiten die Ordinate um das 100fache verkleinern, die Abszisse um das 10fache vergrößern, das ergibt, in das Ordinatenkreuz der ersten Kurve eingetragen, eine so flache Kurve, daß sie innerhalb der Zeichnung mit der Abszisse völlig zusammenfiele. Will man die erste in den Maßstab der zweiten umzeichnen, so muß die Ordinate 100fach vergrößert, die Abszisse auf $^1/_{10}$ verkleinert werden, das ergäbe eine so steile Kurve, daß sie innerhalb der Zeichnung völlig mit der Ordinate zusammenfiele. Aus den Zahlen der Versuchsreihen sind die Elastizitätsmodulen (elastische Widerstände) berechnet worden. Dieser beträgt für die Sehne zwischen 2650 (Anfang) und 8800 (Bruch) kg/qcm (Atm.) [1]. Gußeisen hat den Modul E = 750000 Atm., Stahl E = 2200 000 Atm., trockenes Kiefernholz E = 30 000 Atm. Der Elastizitätsmodul dieses letzteren Materials sinkt erheblich mit zunehmenden Feuchtigkeitsgrad, das lebende Holz ist sehr feucht, hat also einen Elastizitätsmodul, der von dem der Sehne nicht so sehr verschieden ist. Der Riß der Sehne erfolgte bei einer Belastung von 450 kg/qcm. Über die Elastizitätsgrenze ist aus den angeführten Zahlen nichts zu entnehmen, sie liegt bei einer Dehnung 3—4$^0/_0$, bei einer Querschnittsbelastung von 300—350 Atm. Der elastische Widerstand ist also, verglichen mit dem technischer Materialien, Eisen, Stahl, Holz, gering. Wenn man aber bedenkt, daß die Beugesehnen der vier letzten Finger der Hand zusammen einen Querschnitt von mehreren qcm besitzen, so muß man schon ein Gewicht von 1—1$^1/_2$ Tausend kg an die hakenförmig gekrümmten Finger hängen, um die Sehnen zu bleibender Verlängerung zu veranlassen, vorausgesetzt, daß dieses Gewicht voll zur Formänderungsarbeit an den Sehnen in Wirkung zu setzen wäre. Für die gewöhnlich an den Sehnen angreifenden Lasten ist sie wenig dehnbar.

Tatsächlich kann die kollagene Fibrille aber doch nicht ganz unbeträchtlich nachgeben, bevor sie reißt, etwa 5$^0/_0$. Dies ist für dynamische Beanspruchung durch Ruck und Stoß wichtig (siehe S. 165).

Das gerade Gegenteil im elastischen Verhalten, wie das kollagene Gewebe, ist ein elastisches Band. Der Elastizitätsmodul beträgt 3,8—6,3 Atm., d. h. einer Dehnung wird nur ein geringer Widerstand entgegengesetzt. Da aber die elastische Dehnung sehr ausgiebig ist, bis weit über das Doppelte der ursprünglichen Länge, wobei der Widerstand auf das Doppelte ansteigt, so kann eine nicht unbeträchtliche Menge von Arbeit im gedehnten elastischen Bande gespeichert werden. Es ist also eine Federeinrichtung. Der Mensch besitzt größere elastische Bänder nicht. Die bedeutendsten sind die Ligamenta flava der Wirbelbögen (Abb. 164). Anders ist das bei großen Säugetieren, wo im Nackenband und in der elastischen Bauchfaszie ein Federapparat und eine elastische Bauchbinde größten Maßstabes verwirklicht sind.

98. Technologie der mechanischen Gewebe des menschlichen Körpers. Wir schließen an diese mechanischen Betrachtungen am besten eine kurze Erörterung darüber an, nach welchen Regeln die einzelnen mechanischen Gewebe in den Körper eingefügt sind. Eine solche Erörterung hat das ganze mechanische Verhalten der betrachteten Gewebe zum Gegenstand, vorzugsweise aber die Eigenschaften, die konstruktiv wertvoll sind und die besondere physiologische Eigenart des Gewebes ausmachen. Wir können eine solche Erörterung den Versuch einer Technologie der mechanischen Gewebe des Körpers nennen.

Das mechanische System des Körpers hat die Aufgabe, das Gefüge des Körpers gegenüber den in und an ihm wirksamen mechanischen Kräften zu behaupten. Wenn es also die mechanischen Kräfte gleichsam abfängt und die anderen Teile des Körpers von ihnen entlastet, so

---

[1] Die Kurve ist zunächst gegen die Abszisse konvex, E steigt; kurz vor dem Bruch sinkt E etwas, die Kurve ist konkav, ein eigentliches Fließen findet nicht statt. Die Kurve für das elastische Band geht nicht bis zur Bruchgrenze, sondern endet noch vor der Elastizitätsgrenze.

muß es vor allem selbst dabei histologisch unversehrt bleiben. An jedem Orte der Konstruktion ist die Beanspruchung in gewissen Grenzen konstant nach Art und Größe. Das ist die Voraussetzung jeder Konstruktion. Jedes mechanische Gewebe ist nun auf eine bestimmte Kombination von Beanspruchungen hin gebaut und es ist so in der Konstruktion verwendet, daß es gerade diesen Beanspruchungen ausgesetzt ist. Dabei bleibt es histologisch intakt.

Auf das letztere kommt es an: Man kann also den Zusammenhang der Eigenschaften des Gewebes und seiner Verwendung in der Konstruktion so formulieren: Die ausgenutzte Eigenschaft eines mechanischen Gewebes ist die, bei der für es charakteristischen Beanspruchung histologisch intakt zu bleiben.

Der Schlüssel für das Verständnis ist das elastische Verhalten. Die Widerstände, die ein Gewebe gegenüber den verschiedenen Beanspruchungen, Druck, Zug, Abscheerung, Biegung, Verwindung (Torsion) zeigt: sind niemals gleich Null. Aber dieser Widerstand ist entweder möglichst groß oder möglichst klein. Ist der Widerstand groß, so widersteht das Gewebe der Einwirkung, ist er klein, so gibt es nach. Das ergibt zwei Gruppen, nachgebende und widerstehende Gewebe.

Um das Verhalten des Materials der mechanischen Konstruktion völlig zu verstehen, müssen wir unterscheiden, ob es statisch oder dynamisch beansprucht wird. Bei ruhender Last sprechen wir von statischer Beanspruchung. Dynamische Beanspruchung setzt ein Stoß (Druck) oder Ruck (Zug). Für die statische Beanspruchung gelten die früher entwickelten Begriffe der Elastizitäts- und Festigkeitslehre.

Auch für die Lehre vom Stoß müssen wir von der Formänderungsarbeit ausgehen. Der stoßende oder ruckende Körper hat eine lebendige Kraft, die von dem auf diese Weise beanspruchten Teil aufzunehmen ist. Es wird also Formänderungsarbeit geleistet, und wieviel die Sehne oder der Skeletteil davon aufnehmen kann, bevor die Elastizitätsgrenze, die Grenze bleibender Veränderung oder gar die Bruchgrenze erreicht wird, ist für den Erfolg eines solchen Angriffes auf den mechanischen Apparat ausschlaggebend. Für das Hauptbaumaterial aller skelettogenen Substanzen, die kollagene Fibrille, ist diese Arbeit beträchtlich.

Die lebendige Kraft und aufzunehmende Formänderungsarbeit ist für jeden einzelnen Fall eine gegebene Größe, A, und nur von dem stoßenden Körper und seiner Bewegung abhängig[1]. Diese Arbeit ist $A = P \cdot s$[2]. P ist der „Stoßdruck", der Druck, den der stoßende Körper in jedem Zeitpunkt des Deformationsvorganges auf die gestoßene Stelle ausübt, s ist eine Länge und mißt die Formänderung, z. B. die Abplattung einer gewölbten knorpeligen Gelenkfläche. Der Stoßdruck P muß so klein bleiben, daß er nicht über die Grenze hinausgeht, bei der das Material zerstört wird. Das geschieht dadurch, daß s, die Formänderung nicht zu klein ist, denn $A = P \cdot s$ ist gegeben. Das elastische Verhalten des Materials muß also derartig sein, daß eine ausgiebige Formänderung erfolgen kann. Das ist der Sinn des Federns bei dynamischer Beanspruchung, dessen was man im gewöhnlichen Leben Elastizität nennt. Alle mechanischen Gewebe des menschlichen Körpers sind so beschaffen, daß erst erhebliche lebendige Kräfte eine Zerstörung bewirken, volkstümlich ausgedrückt: Der Mensch kann schon einen gehörigen Puff vertragen. Für dynamische Beanspruchung ist also jedes Material nachgebend.

Betrachten wir nacheinander die wichtigsten Materialien des menschlichen Skelettbaues, so bildet der Knochen den starren Körper der Konstruktion, aus dem sowohl die tragende Grundkonstruktion, wie auch der Apparat für Fortbewegung und Werkzeuge bestehen.

---

[1]) Relativbewegung der beiden reagierenden Körper, z. B. Erdboden und Sprung des Körpers darauf.

[2]) Richtiger $A = \int P \cdot ds$, da $P = f(s)$, d. h. für jeden Zeitpunkt der Formänderung verschieden, P steigt vom Beginn bis zum Ende der Formänderung an.

Im Körper der niederen Wirbeltiere wird auch der Knorpel, vor allem der hyaline Knorpel als Material für die starren Körper der Konstruktion verwendet. Bei den Säugetieren wird seine hohe Elastizität, gemessen durch das Verhältnis von aufgenommener und abgegebener Formänderung ausgenutzt, bei mittlerem elastischen Widerstande. An den Gelenken dient er als Federmaterial, das einmal vor allem Stöße abfängt, dann aber auch durch seine Nachgiebigkeit die Kongruenz der Gelenkflächen und so den Flächenschluß des kinematischen Paares für jeden Augenblick der Gelenkbewegung herstellt. Auch am knorpeligen Nasenskelett ist die elastische Formbarkeit des Knorpels von Bedeutung.

Diese letztere Eigenschaft wird am elastischen Knorpel noch stärker und die daraus hergestellten Teile sind außerordentlich biegsam unter Wiederherstellung der Form: Ohrmuschel, Kehldeckel. Die elastischen Eigenschaften dieser Knorpel und die der Faserknorpel sind im einzelnen nicht genauer untersucht, so daß man z. B. über die Elastizität der letzteren schwer ein Urteil gewinnen kann, sie scheint nicht sehr bedeutend zu sein, so daß man wahrscheinlich den elastischen Knorpel als ein formbar elastisches, viele Arten des Faserknorpels als ein formbar plastisches Material bezeichnen kann. Als Beispiel des letzteren Verhaltens diene die Zwischenwirbelscheibe.

Das Sehnengewebe wird als zugfestes, aber widerstandslos biegsames Material verwendet. Der Biegungswiderstand einer Sehne ist so gering, daß ein Stück von einiger Länge nicht einmal sein eigenes Gewicht aufrecht tragen kann. Das beruht auf ihrem fibrillären Aufbau. Diese beiden Eigenschaften werden in der Konstruktion benutzt, plastische Biegsamkeit und Zugfestigkeit. Beispiele geben die Beugesehnen der Hand oder die um Rollen verlaufenden Sehnen (Musc. obliquus sup. des Auges, Tensor veli palatini).

Auch das elastische Band ist durch seinen Aufbau aus gegeneinander verschieblichen Fasern in erheblichem Maße plastisch biegsam, seine Verwendbarkeit als Federmechanismus haben wir oben (S. 164) geschildert. Meist ist das elastische Gewebe zu feinen Netzen angeordnet und dient zum selbsttätigen Wiederausgleich von Formänderungen (z. B. Haut). Am bedeutsamsten wird seine Verwendung in der Gefäßwand. Die rhythmische Herzarbeit wird in der elastischen Aortenwand gespeichert und als lebendige Kraft des gleichmäßig strömenden Arterienblutes abgegeben, man sieht wie der Begriff der Formänderungsarbeit für das Verständnis dieser Anordnung fruchtbar wird.

Eine eigenartige Verwendung kommt dem Fettgewebe zu. Es ist das plastische Gewebe des Körpers. Es bildet Polsterungen und Gleitlager. Diese sind nicht eigentlich federnd, sondern gleichen die Formänderung bei Entlastung allmählich durch das eingebaute elastische Gewebe aus. Gewebe, wie der Wangenfettpfropf oder die Plica synovialis patellaris des Kniegelenks haben keinerlei feste Eigenform, sondern füllen einen bei Bewegungen wechselnden Raum aus.

Wir wollen uns hier mit dieser Übersicht begnügen. Bei den einzelnen Gewebearten und den durch sie aufgebauten Organen werden wir auf die hier angedeuteten Probleme gelegentlich zurückzukommen haben.

99. Entstehung der beiden Faserarten. Die Herkunft des eigentlichen mechanischen Elementes der Bindesubstanzen, der kollagenen und der elastischen Fasern ist eines der umstrittensten Probleme der Histologie. Zwei Anschauungen stehen sich gegenüber: Entstehung der Fasern im Zusammenhang mit Zellen und Entstehung ohne einen solchen Zusammenhang frei in der Grundsubstanz. Am eingehendsten erörtert ist die Herkunft der kollagenen Fibrillen. Wir beginnen mit diesen.

Entstehung von Fibrillen in Zellen oder auf ihrer Oberfläche kommt sicher vor (Meves: Beinsehnen von Hühnerembryonen. 1910; M. R. Lewis: Unterhautbindegewebe desselben Objektes in der Deckglaskultur. 1917). (Abb. 172). Die Zellen sind also „Fibroblasten" (s. bei Bindegewebe). Die kollagene Fibrille erscheint so als typisches „geformtes Sekret" (S. 81), nach Art der Kalknadeln, Stärkekörner, Chitinhäutchen. Eine besondere Mitwirkung von Plastosomen oder Granulis verschiedener Art ist behauptet worden, die Beobachtung der lebenden fibrillenbildenden Zelle (M. R. Lewis) ließ nichts davon erkennen.

Die Anschauung, daß auch im Innern von Zellen Fasern entstünden, wird durch Präparate gestützt, die zeigen, daß sich im Innern der das Retikulum des retikulären Bindegewebes bildenden Zellen kollagene Fasern befinden. (Abb. 186). Die Begründer der Histologie (Schwann, R. Virchow, vgl. Strickers Handbuch 1874) nahmen an, daß Bindegewebszellen sich ganz in Fasern „umwandeln". Diese Anschauung würde für die Bindegewebsfaser annehmen, was wir für das Element des Horns, das Hornschüppchen sicher wissen (S. 136). Sie hat sich als unzutreffend erwiesen, die Zellen bleiben erhalten, aber ein Rest jener Anschauung erhält sich in der Annahme, daß ein Teil der Zelle, wenigstens ihre Ausläufer, sich in Fasern umbilden. Wir haben in einem früheren Kapitel (S. 83) dargestellt, wie der Streit um diese Dinge zum Teil ein Streit um Worte ist. Es handelt sich um die Synthese eines besonderen Körpers durch das lebende Protoplasma. Im Falle der kollagenen Fibrillen wird überdies ein besonders geformtes Gebilde mit periodischer (kristallähnlicher) Struktur aufgebaut. An diesem Aufbau können chemisch verschiedene Moleküle beteiligt sein. Ob und wie Wasser in die Fibrille eingelagert ist, muß ebenfalls offen bleiben. Das Baumaterial wird dem Protoplasma entnommen und es fragt sich, wieviel bei der Synthese vom Protoplasma übrig bleibt. Beim Hornschüppchen geht diese Synthese in den äußeren Schichten der Zelle, ringsherum vor sich, der Rest stirbt ab und bleibt im Innern liegen. Etwas Derartiges ist bei der kollagenen Faser und wie wir schon hier feststellen können, bei den elastischen Netzen sicher nicht der Fall. Die Faser enthält

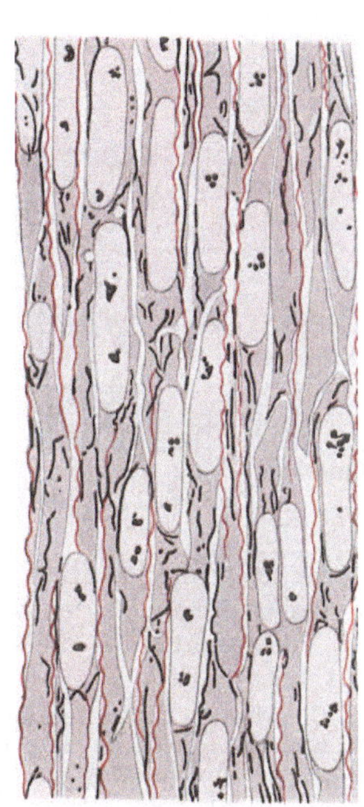

Abb. 172. Längsschnitt durch die Sehne eines 8 tägigen Hühnerembryos. Entstehung kollagener Fäserchen im Ektoplasma von Fibroblasten. Nach Meves 1910.

weder innen noch außen Reste von Zellen, sie ist völlig einheitlich zusammengesetzt. Das Problem der Entstehung der Fasern ist dieses: Welcher Art ist ihr physikalisch-chemischer Aufbau und wie kommt er zustande, d. h. im Zusammenhang mit Zellen oder ohne diese, wenn ersteres der Fall, außen oder innen (ziemlich nebensächlich), welches ist die Muttersubstanz, wo befindet sie sich vorher, wie wird sie ergänzt, kurz alle Fragen, die wir überhaupt bei Synthesen im Tierkörper stellen. Die bisherige Diskussion, so umfangreich sie auch ist, hat das Problem nur sehr wenig gefördert, ist vielmehr fast immer einer scharfen Fassung des Problems ausgewichen. Dasselbe gilt für die Grundsubstanz aller übrigen Skelettsubstanzen.

Gewöhnlich wird die kollagene Fibrille bei ihrer Entstehung mit den genannten Kollagenfarbstoffen gefärbten Präparaten verfolgt. Wir haben ausführlich erörtert, daß all diese Farbstoffe nur gestatten, die fertige Fibrille als solche zu erkennen, wenn der Befund diese Diagnose an und für sich wahrscheinlich macht. Von vielen Untersuchern wird angegeben, daß bevor man im embryonalen Bindegewebe durch die spezifischen Färbemethoden kollagene Fibrillen und Fasern nachweisen könne, man „Silberfibrillen" fände. Durch eine der zahlreichen Silbermethoden werden schwarzgefärbte feine Fäserchen dargestellt, an Orten, wo sich später die nach van Gieson oder Mallory färbbare Fibrille befindet. Sie wird auch „präkollagene" Fibrille genannt und soll ein Vorstadium der späteren Fibrillen sein, etwa nach Art von Profermenten und ähnlichen Dingen aus der Drüsensekretion. Die „Gitterfasern" verschiedener Organe sind wahrscheinlich solche Silberfibrillen, die in diesem jugendlichen Zustand beharren (Abb. 173).

Nun ist allerdings richtig, daß solche Gewebe mit Silberfibrillen keinen Leim geben, aber das tun auch embryonale Gewebe nicht, die schon mit van Gieson oder Mallory färbbare Fibrillen enthalten (S. 153). Daß jede neue Bindegewebsfibrille zuerst eine Silberfibrille ist und dann durch einen chemischen Umbau zur kollagenen werde, ist nicht wahrscheinlich[1]).

Zunächst entstehen einzelne Fibrillen, nach einiger Zeit sind auch Bündel von solchen, die kollagenen Fasern erkennbar. Die Fibrillen werden durch Kittsubstanz vereinigt; in diesem Zustand finden sie sich sehr bald außerhalb der Zellen. Die letzteren bleiben beweglich (M. R. Lewis) und legen sich bald den Fasern dicht an, bald trennen sie sich von ihnen.

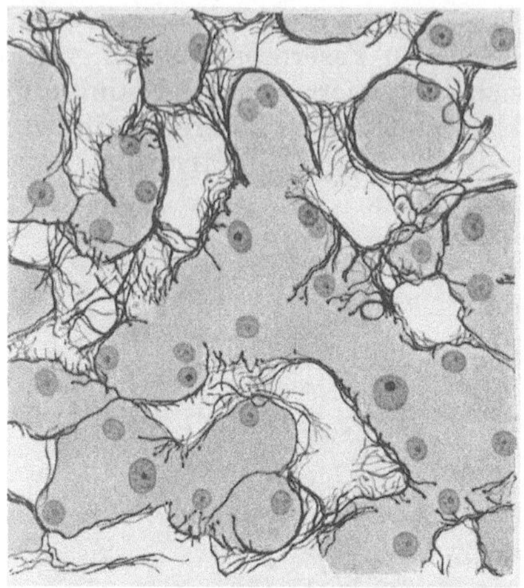

Abb. 173. Gitterfasern aus der Leber des Menschen. Aus Braus, Anatomie des Menschen. Bd. II.

Es erscheint fraglich, ob eine erste Entstehung von Bindegewebsfibrillen oder elastischen Netzen außerhalb von Zellen, frei in der Grundsubstanz wirklich vorkommt. Für die spätere Vermehrung wird dies mit größerer Sicherheit behauptet.

Eins der beststudierten Beispiele ist die Chordascheide niederer Wirbeltiere, Zyklostomen (v. Ebner). Diese Scheide besteht aus kollagenen Fibrillen, die nach außen von einer elastischen Membran eingeschlossen werden. Innen liegt ihr das Chordaepithel an, sie selbst enthält keine Zellen. Die Fibrillen bilden mehrere sich kreuzende Schichten und die ganze Masse wird dicker mit dem Wachstum des Tieres. Von verschiedenen Orten einer Anzahl von Wirbeltieren wird beschrieben, eine zunächst homogene Schicht zerfalle in Fibrillen. Es wird angenommen, daß eine solche Masse von Zellen ausgeschieden werde und dann die Ausbildung der Fibrillen unter der Einwirkung eines bestimmt gerichteten Zuges geschehe.

Wir hatten früher (S. 107) erwähnt, daß unter der Wirkung eines konstanten Zuges sich aus oder in einem Bindegewebe Sehnengewebe entwickle. Der Wirkung eines charakteristischen und für den betreffenden Ort konstanten elastischen Spannungszustandes wird allgemein eine besondere Rolle, zum mindesten für die Richtung der sich entwickelnden Fasern zugeschrieben. Diese Vermutung dürfte etwas häufig herbeigezogen worden sein, ohne die Erwägung, ob sich an der betreffenden Substanz überhaupt ein Spannungszustand ausbilden und für einige Zeit erhalten kann. Das ist nur möglich in einem System, das innerhalb der angreifenden Kräfte elastisch ist. In einem plastischen Körper wird ein solcher Spannungszustand alsbald ausgeglichen, darauf beruht ja gerade dies Verhalten.

---

[1]) Ranke hat für solche Wandlungen des chemisch-physikalischen Aufbaus das Wort „Imprägnation" eingeführt. Dieser Ausdruck ist nicht glücklich. Eine Erklärung ist immer nur eine Zurückführung auf Bekanntes und das müssen wir in physikalisch-chemischen Zuständen und Vorgängen suchen; was man in der Technik als Imprägnation bezeichnet, gibt nur ein sehr unzureichendes Bild.

Eine Gallerte genügt dieser Forderung für mit zunehmender Festigkeit wachsende Beanspruchungen. Es ist fraglich, ob das System der anastomosierenden Mesenchymzellen dieser Bedingung genügt, sie ist sicher nicht vorhanden für eine flüssige Grundsubstanz. In einem Sol kann bei erheblicher Viskosität momentan ein Spannungszustand entstehen, alsbald verschwinden mit der unelastischen Verschiebung der Teilchen die Spannungen[1]). Das Verhältnis von Spannungszustand und Ausbildung der Bindegewebsfasern ist also ein offenes Problem. Ist ein System da, an dem die Belastungen angreifen können, so ist es sehr wahrscheinlich, daß sie eine Struktur schaffen können, die diese Belastungen aufnimmt. Jedenfalls liegt die Hauptsache des Vorganges der lebenden Substanz ob, die auf die durch die Beanspruchung gesetzten Reize reagiert.

Für die Ausbildung von Fibrillen in einer Gallerte unter der Wirkung von Zugkräften ist der Ausdruck „Ausprägung" in Gebrauch. Es ist dies einer der in der Histologie der Bindesubstanzen zahlreichen Fälle, in denen durch einen Ausdruck, der scheinbar eine Art von erklärendem Bild liefert, an dem eigentlichen Problem vorbeigeredet und vorbeigedacht wird. Der Ausdruck ist denkbar unglücklich gewählt, denn mit dem Ausprägen und Ausstanzen von Münzen und Blechgegenständen aus Metallstreifen (alle anderen Bedeutungen sind ebenfalls schon übertragen) hat der Vorgang nicht das Geringste zu tun.

Eine naheliegende physikalisch-chemische Analogie zur Fibrillenbildung findet man in gewissen Gerinnungsvorgängen, z. B. der Entstehung des Blutfibrins aus dem Fibrinogen, unter dem Einfluß des Fibrinfermentes.

Für die elastischen Fasernetze gelten ähnliche Fragestellungen, wie für die kollagenen Fasern. Jedoch ist bisher nur ein Aufbau innerhalb von Zellen beschrieben worden. Es sollen zuerst Körnchen entstehen, die sich dann zu den Netzfäden vereinigen.

Wie einen Aufbau, so gibt es im Körper auch einen Abbau von Fasern. Wahrscheinlich geschieht das unter dem Einfluß von Fermenten, die die Fasern in Lösung bringen. Beim Knochen werden wir diesen Vorgang genauer kennen lernen, er geschieht dort durch Riesenzellen. Ob die Fibroblasten nicht nur Faserbildner, sondern auch Zerstörer sein können, ist unsicher. Vielleicht fällt die faserzerstörende Fähigkeit gewisser Bindegewebsformationen (Knochenmark, Granulationsgewebe) immer besonderen Zellen (Wanderzellen) zu, die niemals in diesen Geweben fehlen. Ist totes Gewebe zu zerstören und abzugrenzen, etwa bei einem infektiösen Vorgang, so geschieht das durch sich ansammelnde Leukozyten, „demarkierende Eiterung" und Granulationsgewebe[2]) mit Hilfe von Fermenten. Was dabei zerstört wird, sind die Fasern des Bindegewebes, die Zellen zerfallen nach ihrem Tode von selbst (Autolyse).

100. Einteilung der Bindesubstanzen. Wir hatten früher geschildert, wie das embryonale Bindegewebe die Zwischenräume zwischen den Organanlagen erfüllt (Negativform) und wie in dieses System der statisch-kinematische Apparat hineinkonstruiert wird. Die Teile dieses Apparates besitzen eine Eigenform, die ihrer mechanischen Angabe entspricht. Sie bestehen aus besonderen Arten der Stützsubstanzgruppe. Sie sind und bleiben eingebettet in den Rest jenes zusammenhängenden Systems, das man gewöhnlich mit dem Ausdruck „Bindegewebe" schlechthin zu bezeichnen pflegt, in jene Masse, die man bei der anatomischen „Präparation" zu entfernen pflegt, um die verschiedenen Organe in ihrer Form und ihrem Zusammenhang darzustellen. Die Teile dieses Systems haben also keine Eigenform und nicht jene scharf umrissene mechanische Aufgabe, wie jene Konstruktionselemente eines mechanischen Apparates, wenn sie auch mechanischer Aufgaben keineswegs ermangeln. Wir unterscheiden also zunächst zwei Gruppen von Bindesubstanzen, ungeformte und geformte Bindesubstanz. Auch histologisch besteht zwischen den beiden Gruppen ein charakteristischer Unterschied: die ungeformte enthält mehrere Zellformen, die geformte stets nur eine. Die Zellart der letzteren entspricht der einen Art der ungeformten, die wir als Fibroblasten im folgenden genauer kennen lernen werden. Diese Tatsache hängt damit zu-

---

[1]) Definition einer Flüssigkeit.   [2]) s. S. 171.

sammen, daß die ungeformte Bindesubstanz noch Aufgaben nicht mechanischer Art hat.

Die ungeformte Bindesubstanz umfaßt lockere und derbe Formen, zellarme und zellreiche, die aber durch mannigfache Übergänge verbunden sind. So können wir als zwei Haupttypen das „lockere faserige Bindegewebe" und das „derbe oder straffe Bindegewebe" unterscheiden, welch letzteres die mannigfachen Hüllen und „Scheiden" bildet, in die die größeren Nerven und Gefäße eingebettet sind. Auch die Lederhaut gehört in diese Gruppe. Mit den „Kapseln" z. B. Milz- und Leberkapsel, ist der Übergang zu den geformten Bindesubstanzen, speziell dem Gewebe der Sehnen und Bänder gegeben. Das Fettgewebe ist histologisch und physiologisch eng mit dem ungeformten Bindegewebe verbunden und bei diesem zu behandeln. Eine besondere Art ungeformter Bindesubstanz ist das **retikuläre Bindegewebe**, in dem der Aufbau des Mesenchyms aus Zellnetzen erhalten bleibt.

Zuweilen wird das ungeformte Bindegewebe auch „ungeordnetes" Bindegewebe genannt. Ein ungeordnetes Gewebe irgendwelcher Art gibt es in keinem Tierkörper, sondern jedes Molekül liegt so, wie es seiner physiologischen Funktion entspricht. Speziell gibt es auch kein Bindegewebe mit „ungeordneten Fasern". Überall sind diese so angeordnet, wie es den mechanischen Anforderungen des Ortes entspricht. Diese Anordnung ist beim ungeordneten Bindegewebe schwer zu übersehen. Wo wir sie erkennen können, z. B. in der Lederhaut oder im Perimysium des Muskels, zeigt sich ein den Aufgaben des Organs entsprechendes System.

Die geformten Bindesubstanzen, die Skelettsubstanzen im eigentlichen Sinne des Wortes teilen wir ein in:

Sehnengewebe, daran angeschlossen die elastischen Bänder;

Hyalinknorpel;

elastischer Knorpel;

Faserknorpel, ein Sammelbegriff für eine Reihe z. T. sehr verschiedener Gewebe;

Knochengewebe.

Das ungeformte Bindegewebe.

101. Verbreitung und Aufgaben. Ohne Grenze gehen die verschiedenen Formen des ungeformten Bindegewebes ineinander über, nur die Mengenanteile seiner Bestandteile wechseln, ohne daß im ganzen wesentliches an seinem Aufbau geändert wird. Man kann wohl sagen, daß das Bindegewebe an jeder Stelle des Körpers seine Besonderheiten hat.

Das ungeformte Bindegewebe ist durch den ganzen Körper verbreitet und dringt in alle Organe ein, überall zwischen deren spezifischen Elemente sich einschiebend. Man bezeichnet es hier als **interstitielles Bindegewebe** und pflegt ihm die nicht bindegewebigen Organzellen als **Parenchym** gegenüberzustellen. Dieses Verhalten kommt vorzüglich dadurch zustande, daß es überall die Gefäße begleitet und diese umgibt, ebenso wie die Nerven, die überall im **Bindegewebe** verlaufen. Es gibt nur wenige Orte, wo ein solches interstitielles Gewebe fehlt, z. B. in den Leberläppchen, auch im Zentralnervensystem herrschen besondere Verhältnisse.

Das Verständnis des nicht ganz einfach zu überblickenden Aufbaus unserer Gewebeart wird wesentlich erleichtert, wenn wir zuvor kurz seine Aufgaben entwickeln. **Fünf Aufgaben kommen dem Bindegewebe zu:**

Die **erste Aufgabe** ist mechanischer Art und an die Fasern und ihre Anordnung gebunden. **Stützen, Zusammenhalten, Umhüllen** ist die eine Seite dieser Funktion, **Verschieben, Gleiten, Mitgehen, seine Form ändern**, die andere Seite. Der Zusammenhalt der Organe des Körpers und ihre Beweglichkeit gegeneinander wird durch ihre Einbettung in das ungeformte Bindegewebe erreicht, der Zusammenhalt tritt bei den derben, die Verschieblichkeit bei den lockeren Formen stärker hervor.

Die zweite Aufgabe hängt mit der Ernährung zusammen. Die Kapillaren sind von Bindegewebsschichten begleitet und in diese eingebettet. Der Stoffaustausch zwischen den Zellen der verschiedenen Organe und dem Blute vollzieht sich z. T. durch das Bindegewebe hindurch. Die „Gewebsflüssigkeit" zwischen der und den Zellen sich der Stoffverkehr vollzieht, ist nichts anderes, als ein Teil des Bindegewebes (vgl. auch S. 153). Rechnen wir noch hinzu, daß überall das Bindegewebe Fettzellen führt, so wird es als einer der wichtigsten Orte für die Speicherung von Brennmaterial im Körper wichtig.

Die dritte Aufgabe ist durch die Bedeutung unseres Gewebes für den Wasserhaushalt des Körpers gegeben. Beständig wird das Wasser im Körper zwischen Blutbahn und Gewebe, und zwar im wesentlichen der Grundsubstanz des ungeformten Bindegewebes, hin und her geschoben.

Es ist nicht wahrscheinlich, daß das Protoplasma der lebenden Zellen unter normalen Verhältnissen seinen Wassergehalt stark ändert, mit Ausnahme der Zellen, die unmittelbar an der Aufnahme und Abgabe des Wassers beteiligt sind. Es kann hier nicht unsere Aufgabe sein, diese wichtigen Vorgänge zu schildern. Es sei nur soviel angedeutet, daß sowohl das Blutplasma, wie die Grundsubstanz des Bindegewebes Lösungen sind, und zwar vorwiegend von Salzen (iondispers) und hydratisierten Körpern der Eiweißgruppe (kolloiddispers). Die Wasserbindung und Wasseranziehung dieser Systeme ist maßgebend für die Wasserverschiebung. So wird z. B. in die Blutbahn eingeführte verdünnte Salzlösung (physiologische NaCl oder Ringerlösung) alsbald vollständig ins Bindegewebe abgeschoben; wird dieser Salzlösung ein geeignetes Kolloid zugesetzt, so bleibt sie in der Blutbahn. Der Zustand der Gefäß-, d. h. der Kapillarwände ist dabei von großer Bedeutung. Dieser ist vom Nervensystem abhängig, und so kann dieses auch Einfluß auf die Wasserverschiebung im Körper gewinnen. Die Mittel, mit denen dieser Haushalt arbeitet, sind: die Kapillarwand und die beiden kolloidalen Systeme diesseits und jenseits von ihr.

Waren die bisher geschilderten Aufgaben an die zwischenzelligen Bestandteile des Bindegewebes gebunden, so fallen die beiden noch zu erwähnenden diesen Zellen selbst zu. Die eine davon, die wir als vierte Aufgabe nennen, ist die Rolle des ungeformten Bindegewebes bei der Regeneration. Im allgemeinen werden für den menschlichen Körper die Gewebe aus ihresgleichen regeneriert, Epithelien aus diesen, Bindesubstanz aus Bindesubstanz (Muskel- und Nervenregeneration ist nur in beschränktem Umfange möglich). Für die ganze Gruppe der Bindesubstanzen gilt aber, daß die Regeneration überall aus dem ungeformten Bindegewebe erfolgt, in das die zu reparierenden Konstruktionselemente eingebettet sind, und das sie als Periost, Perichondrium, Endost, Peritenonium usw. umkleidet und durchzieht. Da überall um die Gefäße herum sich solches Bindegewebe befindet, so sind es vielfach die Zellen der Gefäßscheide oder Begleitzellen der Gefäße, die sich vermehren und die regenerierenden Blasteme bilden.

Mit dieser Aufgabe in Zusammenhang steht die fünfte Aufgabe, die Bedeutung, die das Bindegewebe bei der Abwehr von Mikroorganismen und anderen Schädigungen hat. Die spezifische Organzelle, das Parenchym, beantwortet solche Schädigungen meist nur damit, daß es mehr oder minder degeneriert oder gar zugrunde geht. Die Zellen des Bindegewebes neben denen des Blutes nehmen den Kampf auf. Die positive Seite des Vorganges, der als „Entzündung" einen solch bedeutenden Teil der Lehre von den krankhaften Vorgängen bildet, ist ganz eine Aufgabe des Bindegewebes und des Blutes. Durch Freßzellen, Phagozyten und abgrenzende und abschließende Wucherungen (Granulationsgewebe [1])) erfolgt der Gegenangriff und das Bindegewebe ist das

---

[1] Als Granulationsgewebe wird die Masse bezeichnet, die z. B. am Grunde heilender Hautdefekte sichtbar ist. Sie besteht aus neugebildeten Blutkapillaren, spindelförmigen

System, dem im Verein mit den Gefäßen und ihrem Inhalt diese Aufgabe zukommt.

102. Aufbau des ungeformten Bindegewebes, die Zellen. Wir unterscheiden am Bindegewebe dreierlei: die Zellen, die Fasern und die Grundsubstanz. Die Zusammenordnung dieser drei Dinge besprechen wir bei der Grundsubstanz. Wir beginnen mit den Zellen.

Deren gibt es im Bindegewebe eine Reihe sehr verschiedener Arten. Ihre Einteilung, Bedeutung und ihre Beziehungen zueinander, sowie zu den Zellen des Blutes, ist umstritten, die Benennung durch eine große Zahl von Namen verworren. Es ist sicher, daß im normalen Leben Zellen aus dem Blut und, z. T. unter Vermittlung der Lymphgefäße, wieder dahin zurückwandern. Bei krankhaften Vorgängen findet das in vermehrtem Maße statt. Setzen nun Umbildungen und Vermehrungen von Zellen ein, so ist es außerordentlich schwierig, den Lebenslauf und Stammbaum aller Zellen festzulegen, die man in den Präparaten zu Gesicht bekommt.

Hinzu kommt die Schwierigkeit der Methode. Das Studium fixierter geschnittener und gefärbter Präparate führt nicht zu klarer Einsicht. Das normale Bindegewebe ist in Schnitten von Organen kaum zu entwirren, seine verschiedenen Zellformen schwer zu erkennen. Vor allem ist das gewöhnliche Hämatoxylin-Eosin-Präparat dem Bindegewebe gegenüber fast unbrauchbar. Biologische Experimentalmethoden haben größere Klarheit gebracht. Im Vordergrund steht die Vitalfärbung. Wir haben das künstliche Ödembläschen genannt [1]). Benutzt man zum Einspritzen eine Lösung von Neutralrot in Ringerlösung, so erhält man sehr kennzeichnende Bilder der Zellen (Abb. 175). Eine andere Versuchsanordnung ist, dem Versuchstiere viele Tage lang kleine Dosen von gewissen Farbstoffen, Trypanblau, Isaminblau, einzuführen. Dann werden gewisse Zellen besonders kenntlich. Auch Einspritzungen von kolloidalem Silber, Aufschwemmungen von Ruß (Zeichentusche) und von Karminkörnchen lassen Zellen erkennen, die diese Dinge aufnehmen und speichern. Es ist ferner zu hoffen, daß das Explantat für die Erforschung des Bindegewebes noch Namhaftes leistet.

Wir unterscheiden im ungeformten Bindegewebe folgende Zellarten:

Fibroblasten,	Wanderzellen verschiedener Art,
Klasmatozyten,	Plasmazellen,
Chromatophoren,	Fettzellen.
Mastzellen,	

Diese Zelltypen sind bei den Säugetieren im allgemeinen in ähnlicher Weise vorhanden und ohne besondere Schwierigkeiten zu erkennen, wenn auch jede Tierart ihre Besonderheiten hat. Bei anderen Wirbeltieren, vor allem den niederen, Anamniern, ist das anders, die Bindegewebszellen sind nur schwierig mit den bei den Säugetieren beobachteten in Parallele zu setzen.

Die Fibroblasten werden auch Bindegewebszellen schlechthin genannt (Abb. 174 u. 175). Sie sind die wenig veränderten Nachkommen der Zellen des Mesenchymnetzes. Sie beherrschen die Bildung der Fasern, die regenerativen Aufgaben des Bindegewebes fallen ihnen zu. Sie sind große verzweigte Zellen, an vielen Stellen, namentlich dort, wo das Bindegewebe im ganzen flächenhaft angeordnet ist, sind sie platt, schleierartig; an anderen Stellen, z. B. zwischen derben Bindegewebsbündeln, haben sie ganz unregelmäßige Formen, den Lücken zwischen den Fasern entsprechend. Der Kern ist der Gestalt der Zelle entsprechend oft langgestreckt, oder flach oval, das Chromatin darin (fixiert, gefärbt) fein verteilt. Der Zelleib ist fast klar, mit wenigen Körnchen, im fixierten Präparat ganz hell und, da kaum färbbar, schwer zu erkennen. Im Leben sind Plastosomen sichtbar, mit entsprechenden Methoden darstellbar (Abb. 157). Seine Ausläufer breiten sich weit im Gewebe aus, deren Grenzen sind besonders schwer festzustellen. Es ist sehr wahrscheinlich, daß wenigstens an vielen Stellen

---

Zellen (Fibroblasten) und einer Reihe anderer Zellformen, deren Herkunft umstritten ist, darunter sicher Wanderzellen aus dem Blute.
[1]) S. 155, jedoch nicht quetschen.

ihre Verbindungen untereinander zeitlebens bestehen bleiben. Ob die Zellen normalerweise amöboid beweglich sind, ist fraglich.

Für die Klasmatozyten (Abb. 174 und 175) sind zahlreiche Namen in Gebrauch. Wir wählen den ältesten (Ranvier), entsprechend den in der Biologie üblichen Nomenklaturregeln. Er ist nicht bezeichnend, denn die Zellen schnüren normalerweise keine Teilchen ab, auch warf Ranvier basophil granulierte Zellen der Amphibien, die wohl den Mastzellen der Säuger entsprechen, damit zusammen. Andere Namen, die teils besondere Eigenschaften,

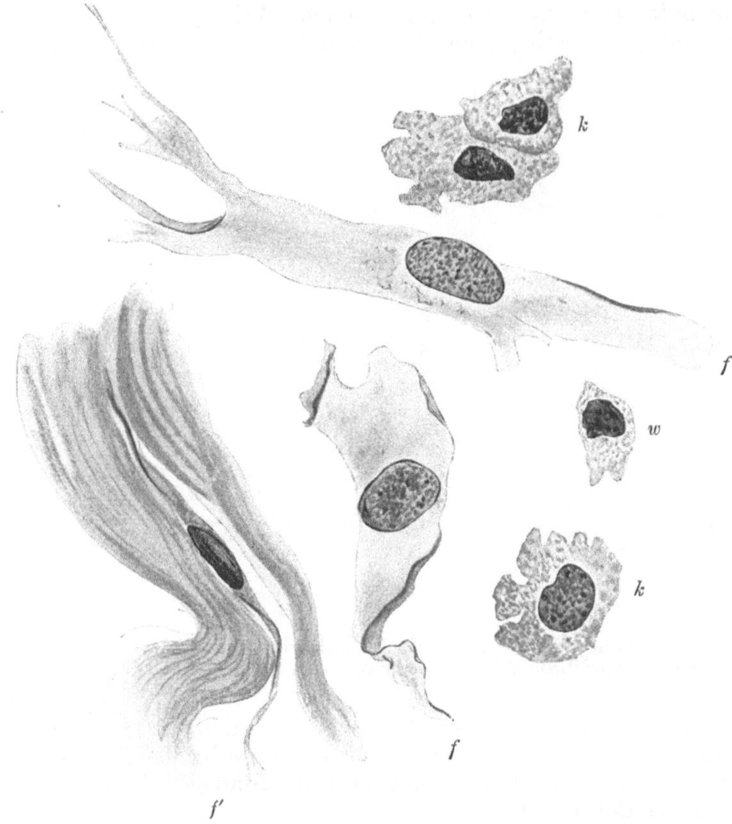

Abb. 174. Zellformen des lockeren ungeformten Bindegewebes vom Menschen. Septum zwischen zwei Fettläppchen der Unterhaut, Totalpräparat, Färbung mit Hämatoxylin. P. 900 mal. *f* Fibroblasten, *f'* Fibroblast einer kollagenen Faser angeschmiegt, *k* Klasmatozyten, *w* Wanderzelle.

teils ihr reichliches Vorkommen an bestimmten Stellen angeben, sind: Ruhende Wanderzellen (Maximow), Histiozyten (Aschoff), Makrophagen (Evans and Scott), Adventitiazellen (teilweise, Marchand), Pyrrolzellen (Goldmann).

Die Klasmatozyten sind, verglichen mit den Fibroblasten, scharf gegen die Umgebung abgegrenzt, rundlicher, plumper, mit derben kurzen Ausläufern, ihre Gestalt wechselnd, je nach dem Platz, der zur Verfügung steht. Sie liegen frei im Gewebe, nicht den Fasern angeschmiegt, wie vielfach die Fibroblasten, ohne unmittelbare Verbindung mit ihresgleichen oder anderen Zellen. Der Zelleib ist körnchenreich, er speichert Neutralrot in derben Granulis, fixiert und gefärbt erscheint das Protoplasma schaumig. Am kennzeichnendsten ist ihr Aussehen bei Tieren, denen Trypanblau und ähnliche, Pyrrol enthaltende Farbstoffe (Name Pyrrolzellen), Tusche, kolloidales Silber, Karminkörnchen und ähnliche Dinge einverleibt wurden. Sie nehmen den Farbstoff auf und scheiden ihn in konzentrierter Form in Vakuolen ab (Segregationsapparat, Evans). Sie sind dann sehr stark damit beladen, während die Fibroblasten nur wenige, mit Farbstoff gefüllte Vakuolen aufweisen. Diese Fähigkeit teilen die Klasmatozyten mit gewissen Retikulumzellen (s. S. 134), und man rechnet wenigstens einen Teil von ihnen — die in der Adventitia liegenden — zum retikuloendothelialen Apparat. Dieses Aufnahme- und Speichervermögen hängt mit ihrer Eigenschaft als Phagozyten zusammen (Makrophagen). Ob sie sich für gewöhnlich amöboid fortbewegen, ist zweifelhaft (ruhende Wanderzellen),

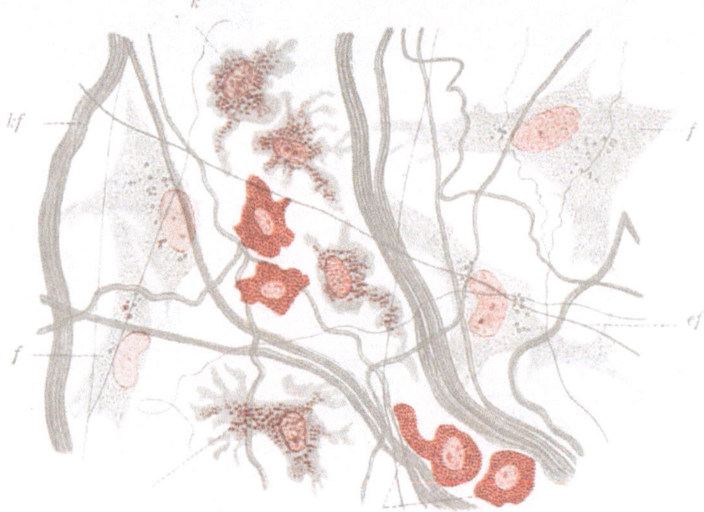

Abb. 175. Lockeres Bindegewebe der Katze, Vitalfärbung mit Neutralrot. *ef* elastische Faser, *kf* kollagene Faser, *f* Fibroblasten, *k* Klasmatozyten, *m* Mastzellen. Nach Maximov 1904.

sicher, daß sie bei Entzündungen beweglich werden. Es wird ihnen dabei ein namhafter Anteil an den Abwehrvorgängen zugeschrieben. Bei geeigneten Methoden findet man Klasmatozyten überall im Bindegewebe, vorzüglich auch in der Adventitia der Gefäße.

Für die Entstehung der Klamatozyten wird angegeben, daß sie embryonal aus Mesenchymzellen entstehen. Nachwuchs aus Fibroblasten sei noch im erwachsenen Körper nachzuweisen, auch Umwandlung aus Lymphozyten wird behauptet. Bei Hühnerembryonen von 7 Tagen sind entsprechende Zellen reichlich im Gewebe vorhanden, im Bindegewebe menschlicher Föten von 3—4 Monaten findet man ebenfalls Zellen, die ihnen ähnlich sind. Sichere Unterscheidung von Wanderzellen ist nur mit biologischen Methoden möglich.

Beim Menschen kommen nur an wenigen Stellen für gewöhnlich Farbzellen, Chromatophoren vor (s. Haut). Bei vielen niederen Wirbeltieren bilden sie einen charakteristischen Bestandteil des Bindegewebes. Von besonderer Bedeutung sind sie in der Aderhaut (s. Auge).

Mastzellen finden sich bei Anwendung geeigneter Methoden an den meisten Stellen des Bindegewebes. Sie werden auch histiogene Mastzellen genannt, zum Unterschied von den Mastzellen, besser basophilen (Mast-) Leukozyten des Blutes. Es sind spezifische Elemente des ungeformten Bindegewebes (Abb. 176 u. 177). An manchen Stellen (seröse Häute) finden sie sich besonders entlang den Gefäßen. Sie sind abgerundet, kleiner als die Klasmatozyten, ohne Ausläufer und Fortsätze. Der Zelleib ist mit groben Granulis vollgepfropft, so der Kern zwischen diesen kaum sichtbar. Die Granula werden von Wasser und wässerigen Fixierungsmitteln zerstört, am besten durch starken Alkohol erhalten und mit in Alkohol gelösten basischen Farben gefärbt. Mit einigen (Thionin) färben sie sich metachromatisch (vgl. S. 148 (Abb. 176). Am lebensfrischen Präparat sind sie mit Neutralrot stark färbbar (Abb. 174), eins der besten Beispiele dafür, daß dieser Farbstoff vorgebildete Strukturen färben kann. Die Aufgabe der Mastzellen im Körper ist fraglich. Mit „Mast" hat sie sicher nichts zu tun, die chemische Natur der Granula ist unbekannt. Der Name „Mastzellen" ist jedoch eingebürgert und auch in fremde Sprachen übergegangen. Auch die Mastzellen sind nicht beweglich.

Die Wanderzellen des Bindegewebes (Abb. 174) sind dieselben, die auch im Blute sich finden. Es mag dahingestellt bleiben, ob es besondere Wanderzellen gibt, die das Bindegewebe niemals verlassen. Die verschiedenen Arten werden wir beim Blute besprechen. Es sei hier nur erwähnt, daß man eosinophile und neutrophile Leukozyten und Lymphozyten im Bindegewebe antrifft (s. Blut).

Die Natur der Plasmazellen ist von allen Zellformen des Bindegewebes am meisten umstritten und es ist fraglich, ob es, vielleicht mit Ausnahme der serösen Häute, überhaupt im nicht krankhaft veränderten Bindegewebe Plasmazellen gibt. Mit diesem Namen werden rundliche, manchmal platte Zellen bezeichnet, mit rundem, chromatinreichem Kern und basophilem Protoplasma, letzteres ohne Granula. Mit Thionin sind sie zuweilen metachromatisch färbbar. Im Netz verschiedener Tiere findet man sie regelmäßig (Abb. 176).

Über die Fettzellen siehe S. 177.

103. Anordnung der Fasern. Die Fasern des Bindegewebes hatten wir ausgiebig gekennzeichnet. Es bleiben nur noch einige Worte darüber zu sagen, wie speziell im ungeformten Bindegewebe die Anordnung der Fasern sich gestaltet. Die besondere Art dieses Gewebes an jedem Orte beruht auf Menge und Anordnung der Fasern. Soweit diese Anordnung bekannt und von besonderer Bedeutung für die Organfunktion ist, werden wir ihrer bei den Organen gedenken. Das lockere Gewebe in und zwischen den Muskeln, das gewöhnlich als Typ der lockeren Form gilt, zeigt eine Anordnung der kollagenen Fasern in Maschen. Das ist aber nur an vorsichtig hergestellten Totalpräparaten zu erkennen, nicht an zerzupftem und zerschnittenem Gewebe. Solche recht- und spitzwinkeligen Maschen zeigt auch das Gewebe zwischen den Drüsenläppchen zwischen den Fettläppchen der Unterhaut und sonstiger größerer Fettanhäufungen. Diese Anordnung bedingt weitgehende Verschieblichkeit. Als Beispiel eines derben durchflochtenen Bindegewebes nennen wir die Lederhaut (Abb. 178).

104. Die Grundsubstanz im engeren Sinne. Zellen und Fasern sind von der „Grundsubstanz"[1] umgeben. Für sie gilt das, was wir für die des embryonalen Bindegewebes (S. 152) entwickelt hatten. Sie kann durch sehr große

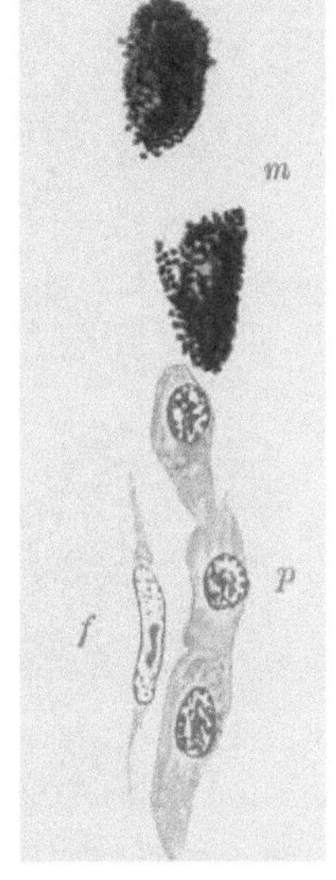

Abb. 176. Aus dem Osmentum majus eines Hundes, Alk. abs. Thionin. Zellen der Gefäßscheide. m Mastzellen, p Plasmazellen, f Fibroblast. Reproduktion in d. Farben d. Präparates. P. 960mal.

---

[1] Vgl. Anmerkung S. 154.

Mengen Wasser vermehrt werden. Man bezeichnet diesen Zustand, der bei mannigfachen Krankheitszuständen auftritt, als Ödem. Die praktische Medizin nützt das aus, um Flüssigkeit oder Arzneistoffe dem Körper zuzuführen. Man kann Wasser literweise in das Unterhautbindegewebe einfüllen (als Ringerlösung oder physiologische Kochsalzlösung), von da aus wird es dann dem Kreislauf zugeführt. Die subkutane Injektion (Morphiumspritze) ist jedem Laien bekannt. Das alles beweist, daß an diesen Stellen die Grundsubstanz ein Sol ist, denn nur ein solches kann man verdünnen.

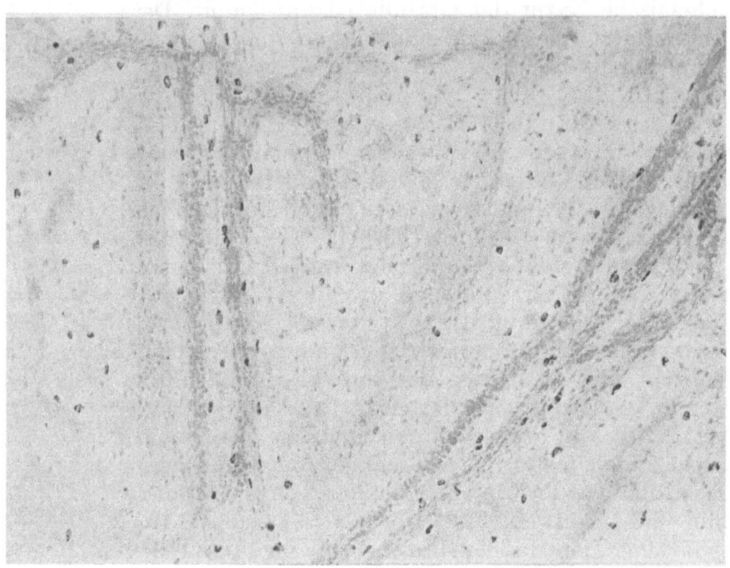

Abb. 177. Mesenterium vom Hund, Alk. absol. Thionin. Verteilung der Mastzellen (die dunklen Körperchen). *g g* und *g′ g′* Gefäße. Phot. 24 mal.

Es wird vielfach angenommen, die Gewebsflüssigkeit, mit ihr das Wasser der Ödeme und künstlich eingeführte Wassermengen, befänden sich in besonderen Spalten, Saftspalten, Gewebsspalten [1]). Diese Spalten würden von Lamellen begrenzt, die aus Zellen, Fasern und einer besonderen gallertigen Substanz bestünden, in die die Zellen und Fasern eingelagert seien. Diese Anschauung wurde vor allem von Laguesse vertreten, um gewisse lamellenartig aufgebaute Bindegewebsmassen, vor allem des fötalen Körpers zu erklären. Sie ist durch nichts gerechtfertigt [2]). Die Anordnung der Fasern zu flächenhaften Netzen (nach Art eines gewebten Stoffes) erklärt völlig das besondere Verhalten derartigen Gewebes. Die Zellen sind an solchen Stellen flach und legen sich der Fläche nach den Faserlamellen auf. Schon dies erklärt die Tatsache, daß eine Flüssigkeit sich im wesentlichen nur parallel zu diesen Lamellen bewegt. Wird sie vermehrt, so schiebt sie sich zwischen sie, ohne daß durch sie hindurch eine nennenswerte Flüssigkeitsbewegung statthat, und drängt sie auseinander. Das wird um so verständlicher, wenn wir die Reibungsverhältnisse beim Durchtritt von Flüssigkeiten durch derartige Gittersysteme berücksichtigen. Jedem ist geläufig, daß ein Tuch oder ein Papierfilter um so langsamer filtriert, je dichter es ist. Im großen und ganzen gilt, daß der Widerstand eines solchen Filters umgekehrt proportional der vierten Potenz des Porendurchmessers ist; sinkt der Porendurchmesser auf die Hälfte, so steigt der Widerstand auf das 16fache.

---

[1]) Die Gewebsspalten sollen nach einer Anschauung der Anfang des Lymphgefäßsystems sein. Nach neueren Untersuchungen entstehen die Lymphgefäße als Ausstülpungen von Venen und bleiben zeitlebens blind geschlossen.

[2]) Vgl. auch Nageotte. (Lit.)

Nimmt man hinzu, daß die Flüssigkeit, die Zellen und Fasern umspült, nicht Wasser, sondern ein Eiweißsol, von erheblicher innerer Reibung ist, so wird verständlich, wie sich die Bewegung dieser Flüssigkeit zwischen den Lamellen gestalten muß. Man hat also nicht nötig, eine besondere Gallerte zwischen den Fasermaschen zu erfinden; Silberniederschläge, die als Beweis angeführt werden, sind in ihrem Zustandekommen selbst erklärungsbedürftig. Die Negativbilder von Zellen, die sie liefern, stimmen mit dem Bilde der lebensfrischen Zellen nicht überein. Es ist möglich, daß eine gewisse Sorbtion der Eiweißkörper der Grundsubstanz an den Fasern stattfindet und an dem Zustandekommen der Silberbilder beteiligt ist.

Das Bindegewebe des Körpers hat keineswegs überall lamellösen Aufbau. In den Gefäßscheiden sind die „Gewebsspalten", d. h. die Räume zwischen den Fasern ganz unregelmäßig, ebenso im Korium und dem interstitiellen Gewebe der meisten Organe.

Wir stellen uns den Aufbau des Bindegewebes also folgendermaßen vor: Ein je nach dem Ort und seinen mechanischen Anforderungen sehr verschiedenes Geflecht kollagener Fasern, darin das elastische Netz, das Ganze eingetaucht in ein Sol von wechselnder Zähigkeit, die Fibroblasten angeschmiegt an die kollagenen Bündel, hin und wieder zu endothelähnlichen Belägen der Fasergeflechte zusammentretend, in ihrer Begleitung Klasmatozyten, Mastzellen, zuweilen Chromatophoren, Wanderzellen mehr oder minderreichlich in dem System umherkriechend.

Die Konsistenz der Grundsubstanz, bedingt durch ihren Wassergehalt, ist maßgeblich für die Verschieblichkeit des Ganzen. Wird dem Körper sehr viel Wasser entzogen, z. B. durch die heftigen Durchfälle bei Cholera und choleraähnlichen Zuständen, so wird das Bindegewebe ganz steif und Falten der Haut bleiben stehen. Vielleicht ist die bekannte Steifheit der kalten Finger auf eine Konsistenzänderung der Grundsubstanz und des Fettes durch die niedere Temperatur zurückzuführen.

105. Das Fettgewebe, Aufbau und Verbreitung. Im ungeformten Bindegewebe finden sich ständig Fettzellen. Man muß geradezu die Fettzellen als eine kennzeichnende Zellform dieses Gewebes anführen. Größere Fettmengen treten jedoch zu besonderen Gewebekörpern zusammen, die große Mächtigkeit gewinnen können. Man pflegt deshalb ein besonderes Fettgewebe zu unterscheiden. Das ist auch hier geschehen.

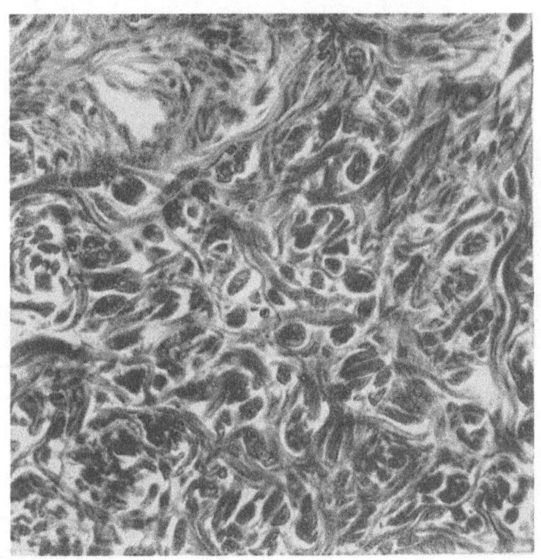

Abb. 178. Derbes ungeformtes Bindegewebe mit durchflochtenen kollagenen Fasern. Lederhaut des Handtellers eines 6jährigen Kindes. Phot. 230mal. Färbung Säurealizarinblau-Mallory.

Das Fett findet sich im unversehrten Gewebe immer innerhalb von Zellen. Wir haben es (S. 81) schon als Beispiel eines in der Zelle gespeicherten Sekretes aufgeführt. Die ausgebildete Fettzelle ist kugelig und groß. Den größten Teil nimmt der Fetttropfen ein. Er ist umschlossen von einer dünnen Protoplasmahülle, in der der Kern liegt. Dieser ist von ein wenig reichlicherem körnigem Protoplasma umgeben (Siegelringform in der Profilansicht, Abb. 42). Eine besondere Zellmembran hat die Fettzelle nicht. Die Protoplasmahülle um den Fetttropfen ist derb und entspricht einer Krusta (S. 25). Die öfters genannten, angeblich aus Kollagen bestehenden Hüllen sind Täuschungen, hervorgerufen durch die zwischen den Fettzellen sich befindenden feinen Fasern [1]).

---

[1]) Selbstverständlich färbt sich bei längerer Einwirkung auch die das Fett umgebende protoplasmatische Hülle mit den „Bindegewebsfärbungen" bläulich (Mallory) oder rötlich (van Gieson).

Frisches Fettgewebe läßt nur stark lichtbrechende Kugeln erkennen (Abb. 179). Das sind die Fettzellen. Sie sind leicht verletzlich, so daß bei nicht ganz sorg-

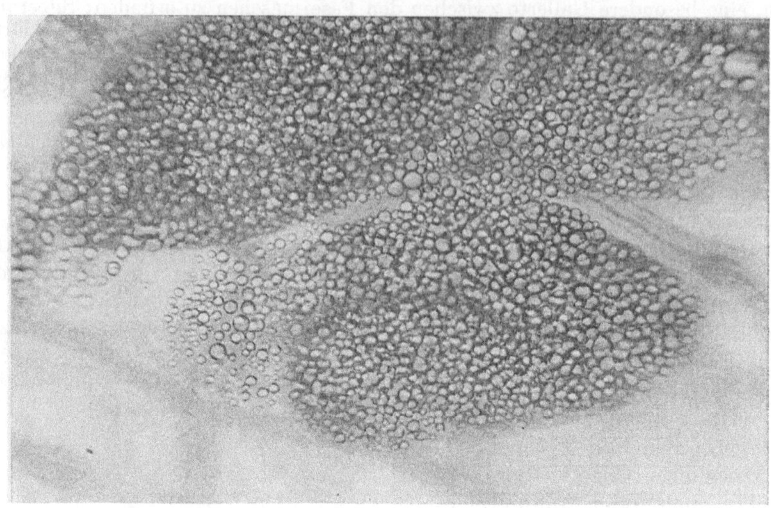

Abb. 179. Fett aus dem großen Netz des Menschen. Totalpräparat ungefärbt in Glyzerin. Die länglichen Schatten sind Gefäße. Man sieht scharf abgegrenzte Läppchen und eine Gruppe im Bindegewebe zerstreuter Zellen. Phot. 42 mal.

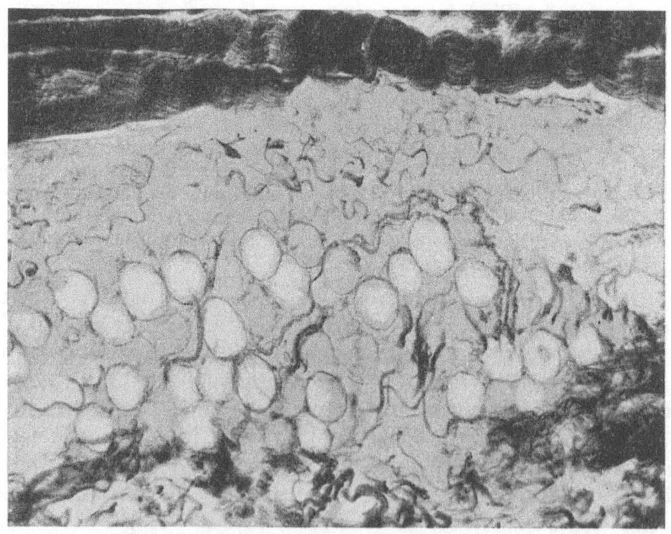

Abb. 180. Intramuskuläres Bindegewebe vom Hund. Schnitt, Fettzellen (leer), *f* in lockerer Anordnung zwischen den kollagenen Fasern *m* Muskelfasern. Alk. absol. Azokarmin-Mallory, 175 mal. Phot.

fältiger Präparation Fettzellen zertrümmert werden. Es liegen dann Fetttropfen frei im Gewebe. Bei Schnittpräparaten (Gefrierschnitten) ist das immer der Fall. Aus den in Balsam eingebetteten Präparaten ist das Fett herausgelöst und man sieht nur die hohlen Blasen (Abb. 180 u. 184). Die in Fettzellen zuweilen sichtbaren Nadeln sind Fettsäurekristalle. Man färbt das Fett durch Überosmiumsäure (Reduktion zu Osmium, schwarz) oder Fettfarbstoffe (Sudan, Scharlach).

Die Fettzellen kommen zerstreut oder in kleinen lockeren Gruppen im Bindegewebe vor (Abb. 180), zwischen den Fasern und Netzen, den Zellen und um die kleineren Gefäße herum. Größere Fettmassen gleichen in ihrer Anordnung Drüsenkörpern. Bindegewebssepten grenzen große und kleine Lappen und Läppchen ab (Abb. 181, 185). Solche Läppchen sieht man z. B. im Netz neben zerstreuten Zellen (Abb. 179). Die Läppchen haben besondere Blutgefäße, die sie versorgen und ein reiches Kapillarnetz umspinnt die einzelnen Zellen (Abb. 181 u. 182). So erhält man den Eindruck, als ob besondere Fettspeicherorgane ausgebildet seien, deren reiches Gefäßnetz die Aufgabe hat, einen schnellen Zu- und Abtransport des Fettes zu ermöglichen. Solche größeren Fettmassen findet man im Unterhautbindegewebe, in den Mesenterien und im Netze, unter dem parietalen Bauchfell, als Fettkapsel um die Niere herum. In Fällen starker Fettleibigkeit kann das ganze ungeformte Bindegewebe mit Fett vollgestopft sein, zwischen und in den Muskeln, den Drüsen, ja zwischen den Elementen des Herzmuskels (Fettherz).

Diese Fettmengen sind in der Hauptsache Speicherfett. Verbrennt der Körper mehr, als ihm an Kalorien zugeführt werden, so schwinden sie. Geringe Fettmengen sind geeignet, die Verschieblichkeit der Organe, und so die Funktion des lockeren Bindegewebes, zu unterstützen. Das Fettgewebe ist zugleich das plastische Gewebe des Körpers.

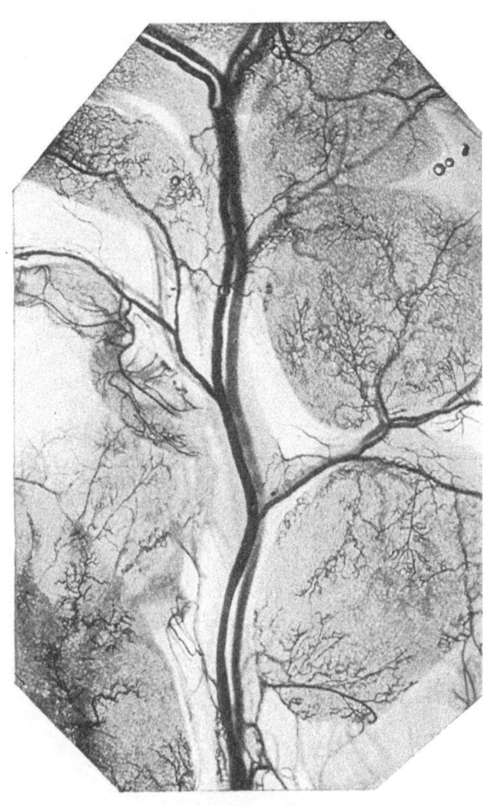

Abb. 181. Gefäßversorgung der Fettläppchen im Omentum majus des Menschen. Injektion von der Art. gastroepiploica aus. Die blutgefüllte Vene ist heller und weniger scharf umrandet. Totalpräparat, ungefärbt in Glyzerin. 175 mal. Phot.

Das wird an vielen Stellen ausgenutzt für die mechanische Konstruktion. Neben dem Speicherfett können wir ein Baufett unterscheiden. Solche Fettorgane pflegen dem Verbrauch auch in der höchsten Not lange Zeit vorenthalten zu werden, so daß man auch an völlig ausgezehrten Leichen diese Stellen noch fettreich findet. Es sind das Fettkörper in den Gelenken und um diese herum, z. B. die Plica synovialis des Kniegelenks, das Fett in der Fossa acetabuli des Hüftgelenks. Die erstgenannte Falte füllt den Gelenkraum vorn stets an, ohne die Bewegung zu hindern; ähnlich wirken Fettmassen um das Schultergelenk und andere Gelenke, sowie zwischen Bändern. Das Fett der Orbita bildet geradezu eine Gelenkpfanne für den Augapfel. Wir stehen und gehen auf den Fettpolstern der Ferse und des Sohlenballens. Auch viele Tiere gehen auf Fett: Sohlenballen von Katze und Hund, die gewaltigen Fettpolster des Elefantenfußes (vgl. auch S. 166).

106. Entwicklung des Fettgewebes. Was die Entstehung der Fettzellen anbelangt, so sind wahrscheinlich an jedem Orte des ungeformten Bindegewebes Zellen (Fibroblasten?) zeitlebens imstande, Fett zu speichern und sich

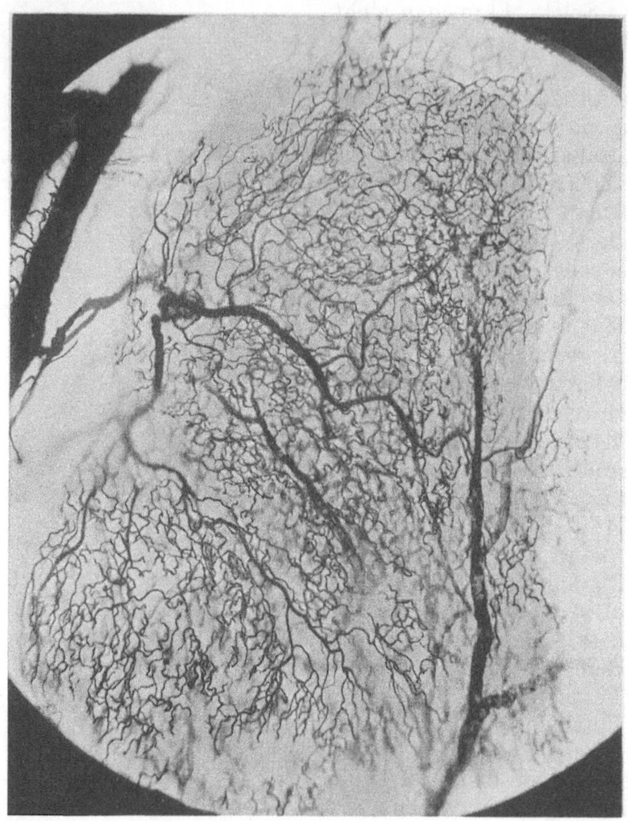

Abb. 182. Dasselbe Objekt. Nahezu vollständige Injektion eines Läppchens, enges Kapillarnetz, in dessen Maschen die Fettzellen. Totalpräparat, ungefärbt, Balsam (Fettzellen leer und unsichtbar). *a* Arterie, *v* Vene (im Blut gefüllt). 45 mal. Phot.

in Fettzellen umzuwandeln. Auch der Blutgefäßapparat scheint sich einer solchen Neubildung von Fettgewebe durch reicheren Ausbau des Kapillarnetzes anpassen zu können.

Embryonal entsteht beim Menschen das Fettgewebe in der gleichen Weise. Zellen des Mesenchymnetzes bilden sich zu Fettzellen um (Abb. 183, 184). So ist es im Unterhautbindegewebe. Von vornherein werden dabei Läppchen um Blutgefäße gebildet, die nach und nach an Umfang zunehmen (Abb. 185). Bei manchen Tieren und beim Menschen an einigen Stellen, z. B. in der Nierenkapsel (Hammar) werden die Läppchen und der dazu gehörige Blutgefäßapparat schon vor der eigentlichen Fettspeicherung ausgebildet. Zellen des Bindegewebes werden zu großen protoplasmareichen Zellen, die Fortsätze verschwinden und die Zellen gewinnen das Aussehen von Drüsenzellen (Steatoblasten). Nach Art von Drüsenkörpern liegen sie in Läppchen um die Blutgefäße. Diese Zellen füllen sich dann mit Fett. Auch hier erhalten die Fettzellen durch Umwandlung von Bindegewebszellen in Steatoblasten ständig neuen Zuwachs.

Werden gespeicherte Fettmengen gebraucht, so wird das Fett durch Fermente (Lipasen) in der Zelle aufgespalten und dem Kreislauf zum Verbrauch zugeführt. Das Schicksal der Fettzellen kann dabei nicht als völlig geklärt bezeichnet werden. Wenn sich jede Fettzelle in eine Bindegewebszelle oder

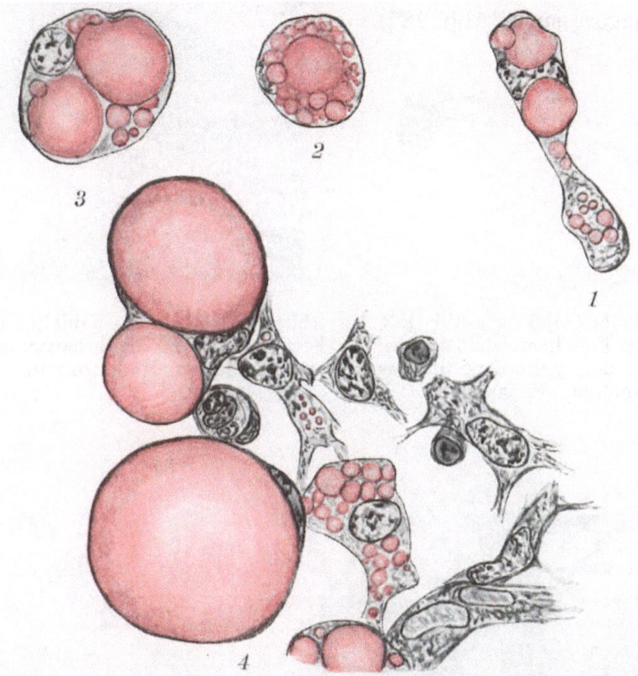

Abb. 183. Entstehung der Fettzellen im Unterhautgewebe des Armes bei einem menschlichen Fötus im 7. Monat. Formol, Gefrierschnitt, Sudan, Hämatoxylin. P. 900 mal. *1, 2, 3* einzelne Zellen, *4* Zellgruppe aus einem Läppchen.

eine Zelle anderer Art zurückverwandeln würde, so müßte man bei abgemagerten Personen an Stelle der früher oft reichlichen Fettmassen ein zellenreiches Gewebe finden. Das ist nicht der Fall. Nur in Fällen schnellen Schwundes findet man das frühere Fett durch sog. seröse Fettzellen ersetzt. Es sind dies Fettzellen, in denen der Raum, den das Fett einnahm, durch eine seröse Flüssigkeit ersetzt ist. Auch Abb. 42 zeigt einen solchen Raum, in dem noch ein mäßig großer Fetttropfen sich befindet.

107. Das retikuläre Bindegewebe. Das Mesenchymnetz bleibt vielleicht im ungeformten faserigen Bindegewebe als Netz der mit Ausläufern versehenen Fibroblasten erhalten. Ein dem allgemeinen Aufbau nach nahezu unverändertes Mesenchymnetz ist das retikuläre Bindegewebe (Abb. 186). Es findet sich an Orten, an denen Wanderzellen sich vermehren (adenoides. zytogenes Gewebe), also in den Lymphknoten, in der Milz, den lymphatischen

Organen der Mundhöhle, ebenso im Knochenmark, kurz in Verbindung mit dem hämopoetischen System. Es hat hier z. T. phagozytäre Eigenschaften (retikulo-endothelialer Apparat). Ferner bildet es das Stratum proprium der Darmschleimhaut von der Kardia bis zum After. Auch hier finden sich reichlich Wanderzellen und Keimzentren (Noduli lymphatici solitarii und agregati, siehe beim Darm).

Das Netz dieses Gewebes ist verhältnismäßig widerstandsfähig. Das liegt daran, daß Fasern darin eingelagert sind (Abb. 187).

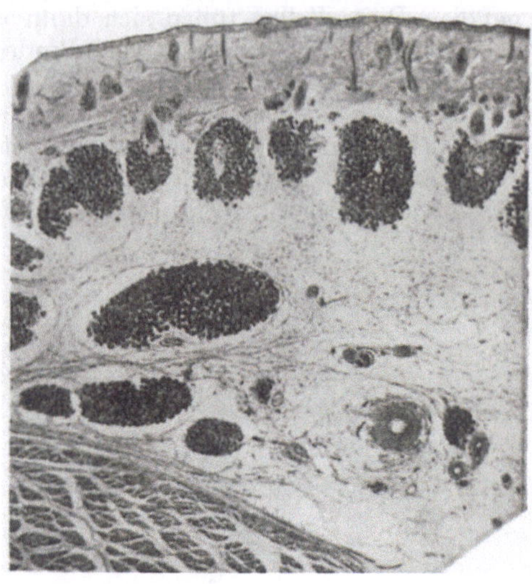

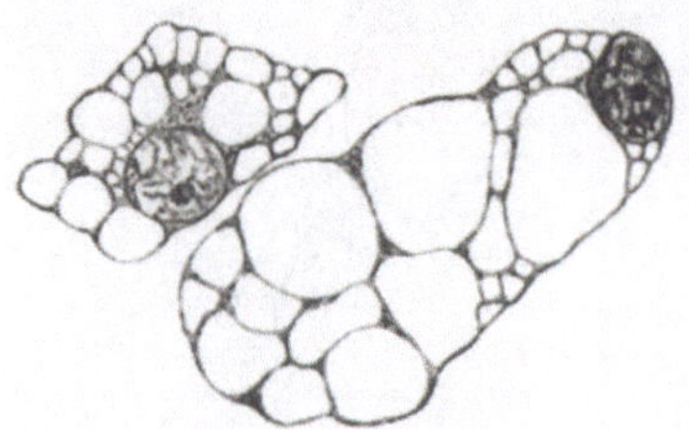

Abb. 184. Dasselbe Objekt wie Abb. 183. Paraffinschnitt, Fett herausgelöst, zwei Fettzellen mit den Vakuolen, die das Fett enthielten. P. 900 mal.

Abb. 185. Dasselbe Objekt wie Abb. 183, Fettläppchen im Unterhautgewebe. Gefrierschnitt, Sudan, Hämatoxylin. Phot. 15 mal.

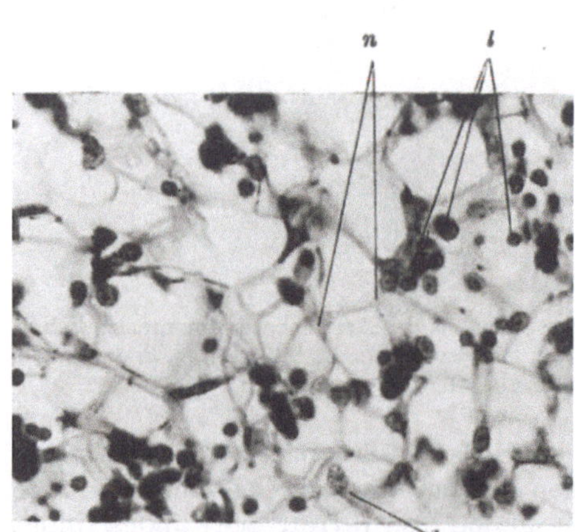

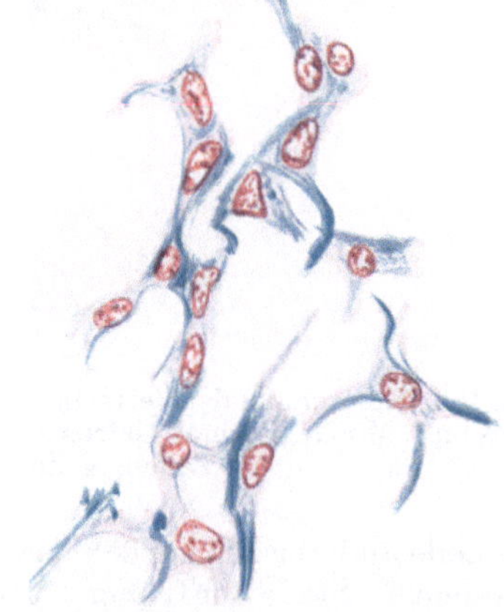

Abb. 186. Retikuläres Bindegewebe aus dem Lymphknoten einer Katze. Pikrinsäure, ausgeschüttelter Gefrierschnitt, Hämat. Eosin. Phot. 460 mal.
n Netzknoten, l Lymphozyten.

Abb. 187. Retikuläres Bindegewebe aus einem Mesenteriallymphknoten (Lymphsinus) d. Menschen. Hingerichteter, Pikrin-Sublimat, Azokarmir-Mallory, kollagene Fasern (blau) im Zellnetz. P. 504 mal.

Diese Fasern sind wohl im ganzen derselben Art, wie die kollagenen, sie geben jedoch keinen Leim (Retikulin). Sie färben sich mit Bindegewebsfärbungen, sind für Trypsin unverdaulich (Höhl) und geben die Ewaldssche Reaktion.

Ein besonderes Bindegewebe, sehr zellenreich und faserarm findet sich an vielen Stellen des weiblichen Geschlechtsapparates. Das „Stroma" ovarii, das Stratum proprium der Uterusschleimhaut haben Besonderheiten, die sie sowohl vom gewöhnlichen Bindegewebe, wie vom retikulären trennen. Näheres siehe bei diesen Organen.

Die geformten Bindesubstanzen.

(Eigentliche mechanische Gewebe.)

108. Material der Sehnen, Bänder und Kapseln. Die geformten Bindesubstanzen liefern das Material für die Konstruktionselemente des Bewegungsapparates. Wie wir S. 166 erwähnten, sind Bänder und Sehnen zugleich zugfeste und biegsame Teile. Jedes parallelfaserige, derbe, d. h. faserreiche Bindegewebe kann dieser Aufgabe dienen. So sehen wir denn, daß es außer dem echten Sehnengewebe noch eine Reihe von Zwischenformen zwischen diesem und den derben Formen des ungeformten Bindegewebes gibt.

Zu diesen Zwischenformen gehören die Kapseln, die z. B. die Leber, die Niere, die Lymphknoten umgeben. Auch die Gelenkkapseln und das Stratum fibrosum des Periosts gehören hierher. Sie bestehen aus dichten Lagen kollagener Fasern, zwischen denen Fibroblasten liegen. Die Form dieser Zellen ist die der Lücke, die sie ausfüllen. Das Gewebe geht ohne scharfe Grenze in das ungeformte Bindegewebe über, in das die Organe eingebettet sind (z. B. Lymphknoten).

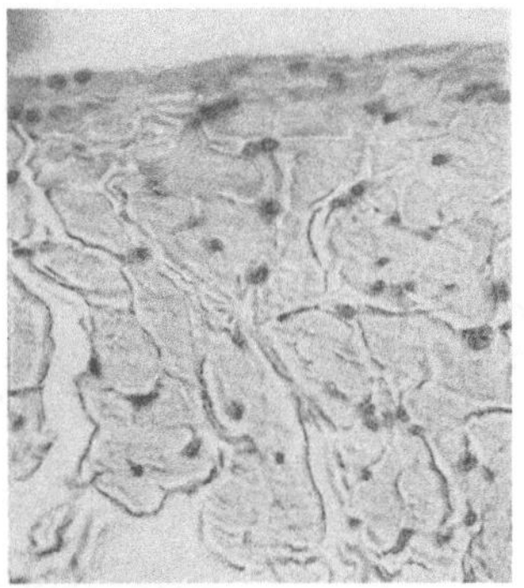

Abb. 188. Längsschnitt durch die Sehnenscheide, Querschnitt der Fibrae annulares vom Finger eines 6jährigen Kindes; unregelmäßig begrenzte Bündel mit Zellen dazwischen, oben die Fläche an der die Sehne gleitet (unscharf) Hämatoxylin. Phot. 230 mal.

An diese aus einander vielfach überkreuzenden Fasern aufgebauten Membranen schließen sich die Verstärkungsbänder der Gelenkkapseln und Sehnenscheiden (Fibrae annulares der Finger). Die Fasern verlaufen einander parallel, und vom typischen Sehnengewebe unterscheidet sie nur die fehlende Unterteilung in Bündel und die unregelmäßigere Gestalt der Zellen, die zwischen den kollagenen Fibrillen liegen (Abb. 188).

Das Element des Sehnengewebes wollen wir eine Sehnenfaser (Primärbündel) nennen. Es ist das ein Bündel aus einander parallel laufenden kollagenen Fibrillen, in so enger Packung, daß man auf Quer- und Längsschnitten nichts von dem fibrillären Aufbau wahrnimmt, sondern eine homogene Substanz vor sich zu haben glaubt. Nur die Spaltbarkeit in der Längsrichtung verrät den Aufbau aus Fibrillen. Kalkwasser (u. a. vgl. S. 158) löst die Schleimsubstanz, die die Fibrillen verkittet, so daß sich so behandelte Sehnen in Fibrillen zerzupfen und auseinanderschütteln lassen.

Innerhalb der Sehnenfasern liegen die Sehnenzellen. Auf dem Längsschnitt erkennt man ihre Anordnung in Reihen hintereinander, im polarisierten Licht erscheinen sie als spindelförmige Aussparungen in der helleuchtenden Fibrillenmasse (Abb. 189 u. 190). Auf dem Querschnitt zeigen sich sternförmige Figuren, die diesen in eine Reihe mehr oder minder vollständig getrennter

Felderchen zerlegen (Abb. 191 u. 192). Ein solches Feld kann man dem Querschnitt der kollagenen Faser des lockeren Bindegewebes vergleichen. Die sternförmige Figur kommt durch Spalten zustande, in denen ebenso geformte Zellen stecken (Flügelzellen), die aber die Spalten nur z. T. ausfüllen. Anastomosen von Zellausläufern kommen vor. Die Ausläufer sind ¡Platten,

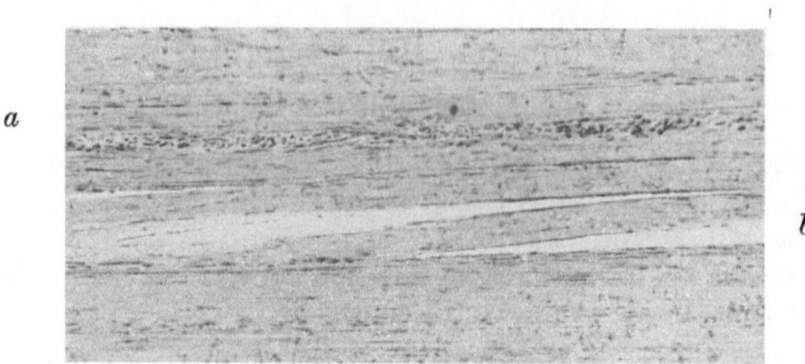

Abb. 189. Beugesehne der Hand eines 6jährigen Kindes. Längsschnitt. Hämatoxylin. 90 mal Phot. bei *a* ein Septum des Peritenonium internum mit zahlreichen Zellkernen und Gefäßen, *b* durch das Schneiden entstandene Spalten.

die wie die Blätter eines Buches an dessen Rücken, an der Zelle sitzen. Sie sind jedoch unregelmäßig gestaltet und vor allem im Sehnengewebe von Föten kommen auch niedrigere und rundliche Fortsätze vor. Hier, beim Fötus, sind

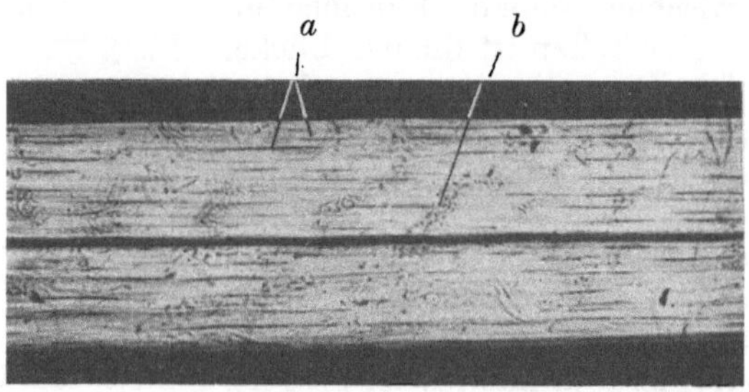

Abb. 190. Dasselbe Objekt wie Abb. 189, im polarisierten Licht, die Achsen der Nicols stehen so, daß die Sehne sie unter 45° schneidet. Phot. 130 mal. *a* Zellen (als dunkle spindelförmige Aussparungen sichtbar, *b* Fäserchen, die sich durch das Schneiden quer über den Schnitt gelegt haben und Schatten geben.

die Zellen zahlreicher, als beim Jugendlichen und Erwachsenen (Vermehrung der Fibrillenmassen) (Abb. 193 u. 194).

109. Bau der Sehnen und Bänder. Die Sehnenfasern können in größeren und kleineren Gruppen in das ungeformte Bindegewebe eingelagert sein. Abb. 195 zeigt die quergeschnittenen Fasern einer Palmaraponeurose. Sie heben sich hellglänzend aus dem grauen matten Bindegewebe ab (Photogramm eines ungefärbten Schnittes in Wasser). In den Bändern sind sie zu größeren Bündeln vereinigt, die einzelnen Fasern durch lockeres Gewebe mehr oder weniger weit getrennt. In der Sehne ist der Aufbau aus zu Gruppen vereinigten Fasern (Primärbündel, Sekundärbündel) noch regelmäßiger (Abb. 196). Das die Fasern einzeln und im ganzen umhüllende Bindegewebe heißt Peritenonium (externum, internum) (Abb. 196). Spärliche Nerven und Blutgefäße verlaufen darin. Die

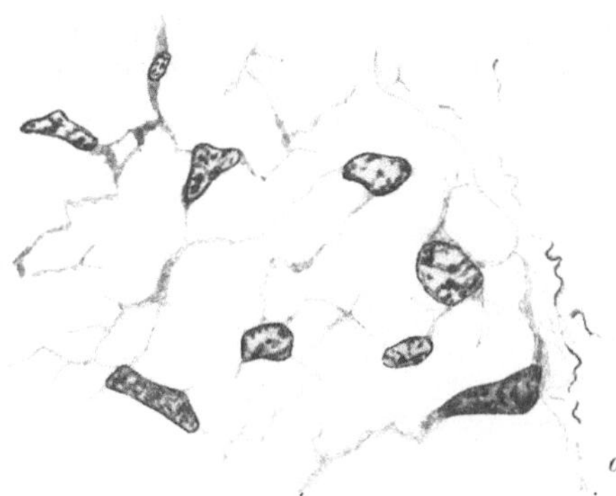

Abb. 191. Aus einem Querschnitt durch den Tractus ileotibialis der Fascia lata eines Föts im 4. Monat, die Zellen mit ihren Fortsätzen zerlegen den Querschnitt in Felderchen. Bei *a* der Außenrand mit querverlaufenden lockeren Fäserchen. P. 1700 mal.

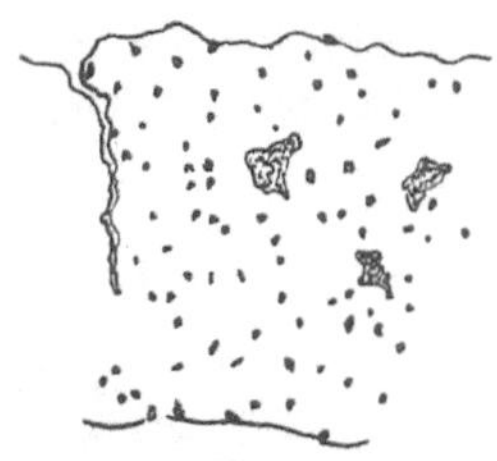

Abb. 193. Verteilung der Zellen im Querschnitt, dasselbe Objekt wie Abb. 191. Die größeren Felderchen Gefäße mit interstitiellem Gewebe. P. 260 mal.

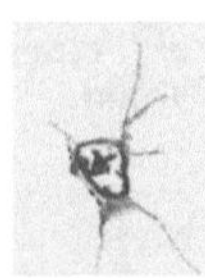

Abb. 192. Sehnenzelle, Flügelzelle aus dem Querschnitt einer Handbeugesehne eines 6 jähr. Kindes. P. 1700 mal.

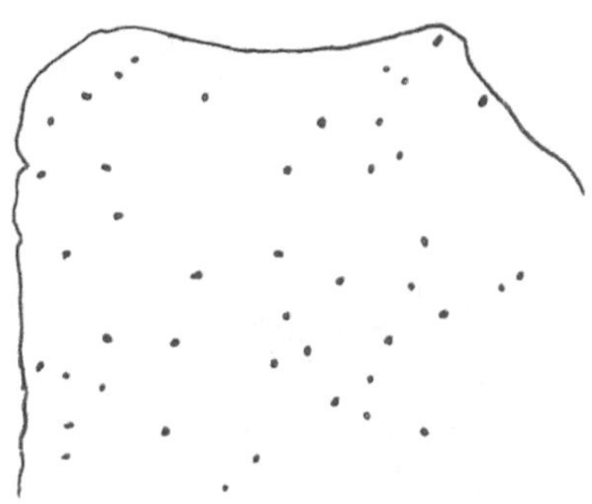

Abb. 194. Verteilung der Zellen im Querschnitt, dasselbe Objekt wie Abb. 191. P. 260 mal.

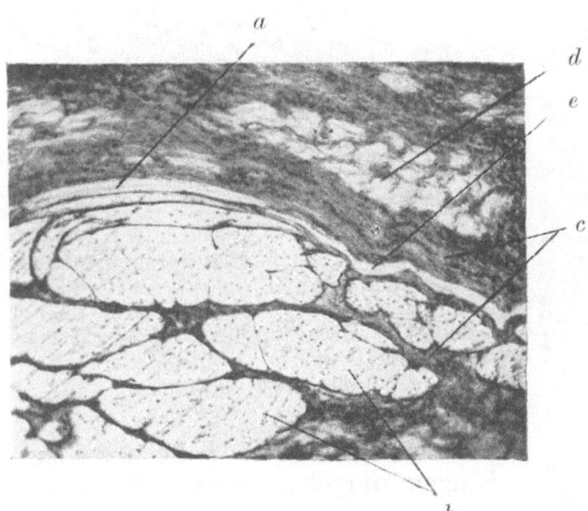

Abb. 195. Querschnitt durch den distalen Teil der Palmaraponeurose eines 6 jährigen Kindes; ungefärbter Zelloidinschnitt in Wasser bei starker Abblendung. Phot. 92 mal. *a* längsgetroffene, *b* quergetroffene Sehnenfasern, *c* ungeformtes lockeres Zwischengewebe, die optisch homogene Sehnenmasse erscheint hell, das lockere Zwischengewebe durch totale Reflexion dunkel; *d* (leere) Fettzellen, *e* eine Spalte.

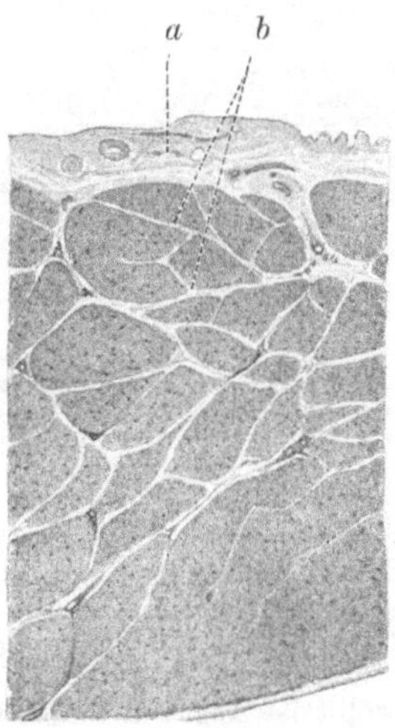

Abb. 196. Querschnitt der Sehne eines Zehenstreckers eines 8 jähr. Kindes. Schwache Vergrößerung. *a* Peritenonium externum, *b* Peritenonium internum. Aus Braus, Anatomic.

Richtung der Fibrillen im Peritenonium ist quer zur Sehne, so daß ein Sehnen-
querschnitt im polarisierten Licht betrachtet, unter allen Winkeln die

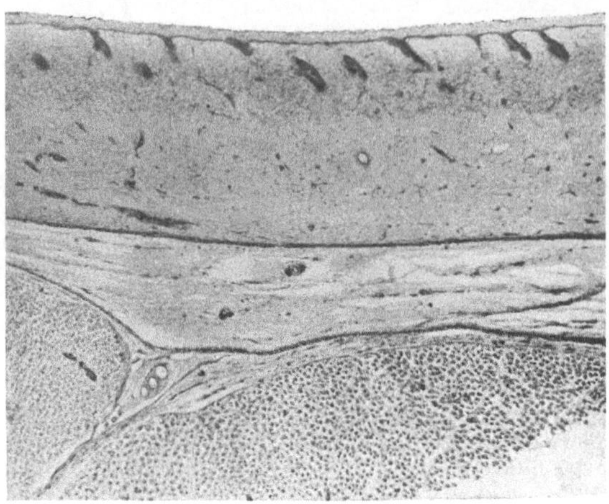

Abb. 197.   Querschnitt durch die Außenseite des Ohrschenkels eines 16 cm langen
Schweineföts. Azokarmin, Mallory, Phot. 24 mal.

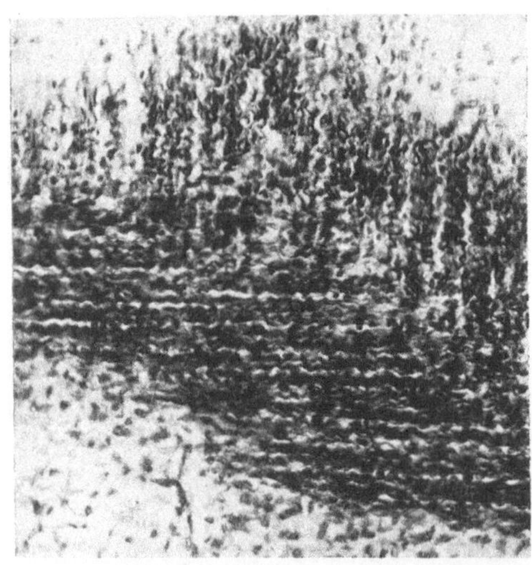

Abb. 198. Flachschnitt durch die Fascia superficialis des Objekts der Abb. 197 (vgl. Beschriftung!).   Säurealizarinblau — Mallory.
Phot. 150 mal. Man sieht die einander senkrecht überkreuzenden Bündel. Da das Objekt
leicht gewölbt ist zeigt ein Flachschnitt beide
Schichten nebeneinander.

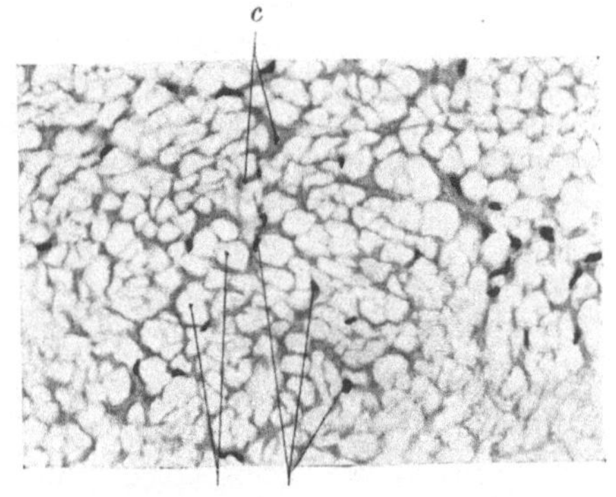

Abb. 199.   Querschnitt des Ligamentum
nuchae vom Rind. Präparat der Gießener
Sammlung. Phot 330 mal. Kerne überzeichnet.   Hämatoxylin.   a elastische
Fasern, b Kerne, c interstitielles
kollagenes Gewebe.

dunklen Felder von hellglänzenden
Ringen umgeben zeigt (mit negativen Kreuzen, vgl. Abb. 167).

In den Faszien (Abb. 197 u. 198)
sind Sehnenfasern in zwei meist
einander in rechten Winkel kreuzen-
den Richtungen vereinigt. Eine Lage der einen Verlaufsrichtung wird von
einer Lage der anderen bedeckt, eine eigentliche Durchflechtung der Bündel
kommt nicht vor.

110. Elastische Bänder. Aus elastischen Fasern aufgebaute Konstruktionsteile kommen im mechanischen Apparat des Menschen nur an wenigen Stellen

vor. Die Ligamenta flava der Wirbelbögen sind die bekanntesten, auch das Ligamentum intermalleolare besteht vorwiegend aus elastischen Fasern. Bei den Huftieren ist der Kopf am Nackenband federnd aufgehängt. Aus der Küche bekannt sind die elastischen Faszien der Bauchmuskeln des Rindes, die dem Kochen, dem Messer wie den Zähnen in gleicher Weise Widerstand leisten (vgl. S. 164 u. 166). Auch an stärkeren elastischen Bändern kann man eine Unterteilung in grobe Bündel feststellen. Auf dem Querschnitt eines solchen Bündels erscheinen die elastischen Fasern allseitig von kollagenen Fäserchen umsponnen, die quer zu der Beanspruchungsrichtung des Bandes verlaufen. In diesem interstitiellen Gewebe liegen auch die Zellen, von denen man auf den Präparaten gewöhnlich nur die Kerne sieht (Abb. 199). Die elastischen Fasern selbst sind, wie überall, ein Netzwerk (Abb. 164). Die Maschen dieses Netzes sind eng, und den vielfachen Verzweigungen entsprechend sind die Querschnittsbilder der elastischen Fasern sehr unregelmäßig gestaltet.

Der Knorpel.[1]

111. Die verschiedenen Arten des Knorpels. Mit dem Namen Knorpel werden eine Reihe von Geweben bezeichnet, die eine gewisse mechanische Beschaffenheit haben. Das Wort Knorpel ist nicht von der Histologie oder Anatomie geprägt, sondern gehört der Umgangssprache an, und so kommt es, daß mehr oder weniger alle Gewebe damit bezeichnet werden, die die bekannte „knorpelartige“ Konsistenz besitzen. Etwas, das schneidbar, mehr oder minder elastisch formbar und doch in gewisser Weise gegen die verschiedenen Beanspruchungen fest ist, wird so bezeichnet.

So wird u. a. auch der entkalkte Knochen und das entkalkte Zahnbein „Knochenknorpel“ bzw. „Zahnknorpel“ genannt.

Unter den Geweben, die von der Histologie als Knorpel bezeichnet werden, unterscheiden wir den hyalinen, den elastischen und die verschiedenen Arten der Faserknorpel. Besonders in der letzten Gruppe werden sehr verschiedene Gewebearten zusammengefaßt. Wir wollen uns in unserer Erörterung im wesentlichen auf die beim Menschen vorkommenden Formen beschränken.

Noch weniger als bei anderen Geweben kann man beim Knorpel eine Gewebestruktur von der feineren Architektur des Skelettelementes unterscheiden. Die knorpeligen Teile des mechanischen Apparates sind besonders geeignet, um den Unterschied zu zeigen zwischen der menschlichen Technik, die ein vorhandenes Material, möglichst dessen gegebener Struktur entsprechend verwendet, und dem Körper, der den Aufbau eines Apparateteiles beginnt, man könnte fast sagen, schon bei den Atomen, und in einer einheitlichen Konstruktion bis zum Skelettstück durchführt, wie er etwa im Knorpelring der Luftröhre vorliegt. Dabei kann man aber sehr wohl wiederkehrende Strukturteile, Elemente des Gewebes, unterscheiden. Wir beginnen mit dem Prototyp der ganzen Gruppe, dem hyalinen Knorpel.

112. Der hyaline Knorpel, seine Zellen. Der hyaline Knorpel ist eine, in dünnen Platten durchsichtige, in dickerer Schicht bläulich getrübt erscheinende Masse. Er setzt der Deformation durch Druck, Zug, Biegung einen erheblichen Widerstand entgegen. So ist er geeignet, an vielen Stellen die starren Teile der Skelettkonstruktion zu liefern (Kehlkopfskelett). Die Festigkeit von Stücken, die aus dem aus Knorpel bestehenden Organ herausgeschnitten werden, ist nach verschiedenen Richtungen sehr verschieden. Die in der Literatur vorhandenen Bestimmungen sind ohne Rücksicht auf diese Tatsache gewonnen und infolgedessen ziemlich wertlos (Beninghoff).

Das Knorpelgewebe besteht aus den Zellen und der Knorpelgrund-substanz. Er ist von einer besonderen bindegewebigen Hülle, dem Perichon-drium umgeben. Innerhalb eines Knorpelteiles befinden sich keine anderen Gewebe, vor allem sind weder lockeres, „interstitielles" Bindegewebe noch Blutgefäße noc! Nerven darin enthalten (vgl. dagegen Sehne, Muskel).

Grundsubstanz heißt beim Knorpel die ganze zwischen den Zellen befindliche Masse [1]). Die Zellen liegen in ihr in rundlichen, glattwandigen Höhlen (Knorpel-höhlen). Sie sind an den meisten Stellen beim Erwachsenen und jugendlichen Menschen nicht verzweigt. Im lebenden Gewebe füllen sie die Höhlen vollständig aus (Abb. 200). Wir hatten sie früher (S. 29) als Beispiel für die Zellanatomie genannt und abgebildet (Abb. 32). Ein rundlicher oder ovaler Kern, klares Grundplasma, Plastosomen, hin und wieder Fetttropfen sind darin zu erkennen.

Läßt man zu einem lebensfrischen Knorpelstück, z. B. dem flachen Sternal-knorpel eines Wassermolches, den man in Ringerlösung unter dem Deckglas beobachtet, eine starke Salzlösung fließen, so erfolgt derselbe Vorgang, den wir an der Pflanzenzelle (S. 20) kennen gelernt hatten, eine Plasmolyse. Die Zelle

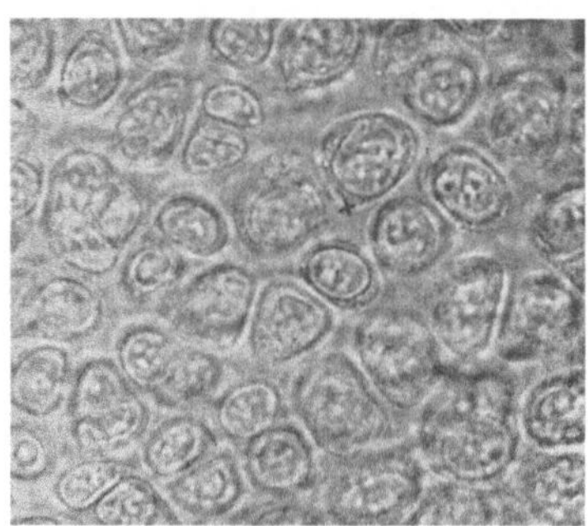

Abb. 200.   Lebender Sternalknorpel von Triton taeniatus (Wassersalamander) in Ringerlösung.   Phot. 400 mal.

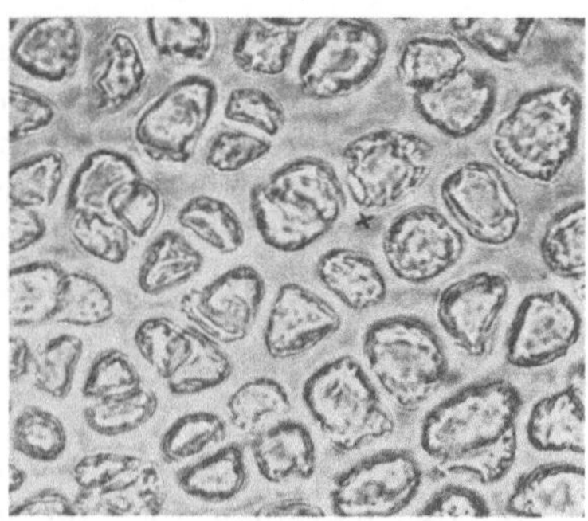

Abb. 201.   Dasselbe Präparat wie Abb. 200, Plasmolyse der Knorpelzellen mit 20 %/o KNO$_3$. Die mit × bezeichnete Zelle is · in beiden Photogrammen dieselbe und scharf eingestellt.   Phot. 400 mal.

zieht sich von der Wand der Höhle zurück, und fällt gleichsam zusammen (Abb. 201). Wäscht man wieder mit Ringerlösung aus, so wird der frühere normale Zustand wiederhergestellt; der Vorgang läßt sich mehrere Male an derselben Zelle wiederholen. Dies Experiment beweist, daß die Zelle von einer semiperme-ablen Außenhaut umgeben ist, mit der sie der Höhlenwand in derselben Weise anliegt, wie die Pflanzenzelle ihrer Membran. Wie weit die Zelle bei der Plasmo-lyse geschädigt wird, ist nicht bekannt, die mehrmalige Wiederholung desselben Vorganges beweist, daß die Außenhaut intakt bleibt. Innerhalb der Zelle kann man größere Flüssigkeitsansammlungen nach Art des Saftraumes der Pflanzenzelle nicht erkennen; es muß aber angenommen werden, daß die in den Intermizellarräumen der Zelle vorhandene verdünnte Salzlösung gegen die Umgebung der Zelle, also die Grundsubstanz [2]) hypertonisch ist und so die osmotische Spannung (Turgor) der semipermeablen Außenhaut der Zelle zu-standekommt. Dieser Turgor ist bei den grundsubstanzarmen Knorpeln (vgl. S. 198 und Abb. 104 weniger für den Knorpel des Tritonsternums) für die Kon-sistenz des Gewebes wichtig.

---

[1]) Vgl. Anm. S. 154.
[2]) Richtiger gegen die in den Intermizellarräumen der Chondromukoidgallerte (s. S. 190) vorhandene verdünnte Salzlösung.

Die Knorpelzelle ist wasserreich und gegen Schädigungen sehr empfindlich. Elektrische Induktionsschläge bringen sie (R. Heidenhain, Rollet) zu einer Art von Kontraktion, der aber keine Ausdehnung folgt und die vom Tode der Zelle begleitet ist. Sie beruht wohl auf einer Entmischung des kolloidalen Systems, das das Protoplasma bildet (Koagulationsnekrose, Abb. 202).

Plasmolyse und Entmischung wirken zusammen, um eine Fixation der Knorpelzelle nur sehr unvollkommen gelingen zu lassen. Zwar wird der Kern in der gewöhnlichen Weise erhalten, um ihn herum ist jedoch nur ein Häuflein von Gerinnseln zu sehen, das vielfach mit einzelnen Teilen an der Wand der Knorpelhöhle haftet, so daß eine sternförmige Figur zustandekommt (Abb. 203 u. 207). Dieses Verhalten ist für die Knorpelzelle kennzeichnend (Schaffer). Der Plasmolyseversuch ist am besten geeignet, das Verhältnis von Grundsubstanz und Zelle zu erhellen. Es ist dasselbe, wie das zwischen der Pflanzenzelle und ihrer Membran (geformtes Sekret). Gerade wie bei manchen Pflanzen die Zelle ihr Membrangehäuse verlassen kann (Algenschwärmer), so ist es gelungen, Knorpelzellen in der Kultur ohne Grundsubstanz zu züchten, und eine Reinkultur nackter Knorpelzellen zu erhalten (Fischer 1922 [1])).

Das Protoplasma fixierter Knorpelzellen pflegt basische Farben reichlich aufzunehmen, ebenso wie viele Teile der Grundsubstanz dies tun. Es ist fraglich, ob sich das für eine Theorie der sekretorischen Leistung der Knorpelzelle und der Art des Aufbaus der Grundsubstanz verwenden läßt (s. S. 190).

In vielen Fällen findet man bei fixierten Knorpeln die Höhle von fadenförmigen Gerinnseln erfüllt, die zu vielen Unklarheiten Veranlassung gegeben haben. Das Zustandekommen dieses Kunstproduktes ist leicht zu erklären. Die Einwirkung der Fixierungsmittel ruft sofort eine Plasmolyse und Zerfall des Zelleibes hervor. Bei weiterer Einwirkung des Mittels fallen aus der in der Höhle neben der geschrumpften Zelle befindlichen Flüssigkeit Gerinnsel in Form eines Gewirres feinster Fäden aus. Diese färben sich lebhaft mit basischen Farben.

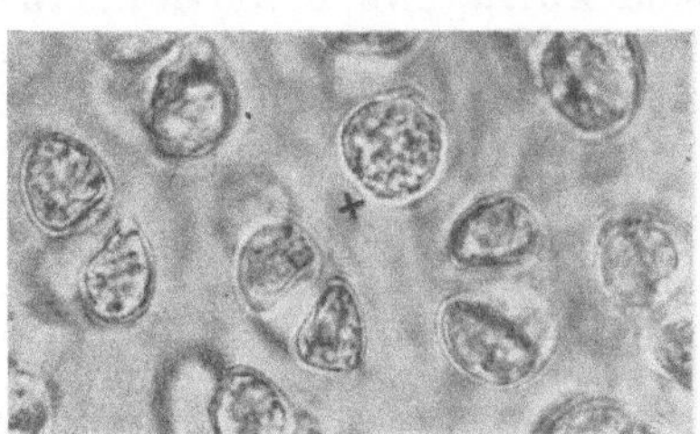

Abb. 202. Ein anderes Präparat derselben Art wie Abb. 200 und 201. Koagulationsnekrose der Zellen durch Induktionsschläge. Die mit × bezeichnete Zelle ist scharf eingestellt, das Präparat liegt in Ringerlösung. Phot. 400 mal.

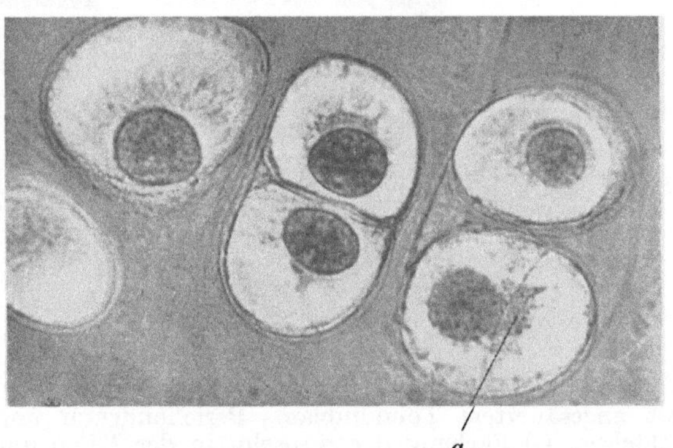

Abb. 203. Junge Larve von Salamandra maculosa (Feuersalamander). Fix. Kalibichromat-Formol (Kopsch). Zerfall des Zelleibes bei der Fixation. Gruppenbildung durch Teilung der Zellen und Höhlen. Bei *a* im Zelleib Plastosomen, die dunkleren Pünktchen. Saffranin. Phot. 800 mal.

---

[1]) Das ist von Bedeutung für die Beurteilung der Ekto-Endoplasmatheorie der Grundsubstanz (Hansen, s. Lit.), die hier abgelehnt ist. Wo wir semipermeable Membranen haben, bilden sie die Oberfläche des Ektoplasmas. Will man einen Ektoplasmateil der Knorpelzelle von einem Endoplasmateil analog dieser Unterscheidung bei anderen Zellen, abgrenzen, so hat man den ersteren einwärts von jener semipermeablen Haut, der natürlichen Grenze (Bier) der Zelle gegen ihre Umgebung zu suchen. Eine solche Unterscheidung kann jedoch nur gezwungen erfolgen.

Die Innenseite frischer Knorpelhöhlen ist vollständig glatt und die Zelle liegt ihr vollständig an.

113. Die Grundsubstanz. Der wichtigste Bestandteil der Grundsubstanz sind kollagene Fibrillen. Sie sind jedoch im normalen hyalinen Knorpel nicht in Bündeln zu Fasern vereinigt. Die sehr feinen Fibrillen bilden vielmehr einen dichten Filz, in dem besondere Bündel nicht zu unterscheiden sind. Der größere Teil der festen Bestandteile des Knorpels entfällt auf die Fibrillen. Sie sind eingebettet in eine Substanz desselben Lichtbrechungsvermögens, so daß

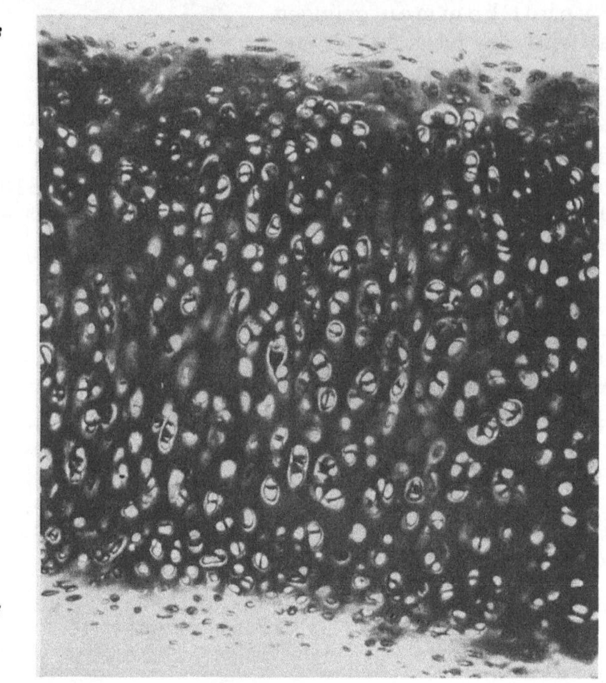

Abb. 204. Trachealknorpel vom Menschen (Querschnitt der Trachea). Starke Färbung mit angesäuertem Toluidinblau. Perichondrium ungefärbt, in den subperichondralen Schichten (*s*) Färbung der Kapseln, in der Mitte um die Kapseln ein ungefärbter Hof. Phot. 70 mal.

der frische Knorpel völlig homogen erscheint. Diese Substanz ist eine Gallerte von bei verschiedenen Knorpeln und Knorpelarten (s. Faserknorpel) wechselnder Konsistenz.

Diese Masse besteht aus einem Schleimkörper, dem Chondromukoid [1]. Ein Bestandteil dieses Körpers, die Chondroitinschwefelsäure, die den Glukosaminbaustein des Schleimkörpers enthält, ist noch in anderer Form im Knorpel enthalten als freie Säure und als deren Natriumsalz, wahrscheinlich in lockerer Bindung (Adsorption) an die Fibrillen und die Gallerte. Ein großer Teil des Kollagens ist nicht durch die üblichen Färbemethoden darzustellen und wird

---

[1] Die Schleime, die von Drüsen und Epithelien geliefert werden, werden als Muzine bezeichnet, die aus anderen Geweben, vorzüglich aus den Bindesubstanzen gewonnenen, als Mukoide. Beide enthalten als charakteristische Gruppe einen Aminozucker, das Glukosamin.

als „maskiert" bezeichnet (Hansen). Der maskierende Körper ist die Chondroitinschwefelsäure.

Seit längerer Zeit bekannt ist die eigenartige Verteilung der Färbung in der Grundsubstanz des Knorpels, wenn diese den verschiedenen histologischen Färbemethoden unterworfen wird. Durch Anwendung verschiedener Methoden kann man so eine „Farbanalyse" der Knorpelgrundsubstanz ausführen. Im großen und ganzen fällt das Ergebnis dieser Analyse zusammen mit dem, was das Polarisationsmikroskop über den Verlauf der Fibrillen festzustellen gestattet.

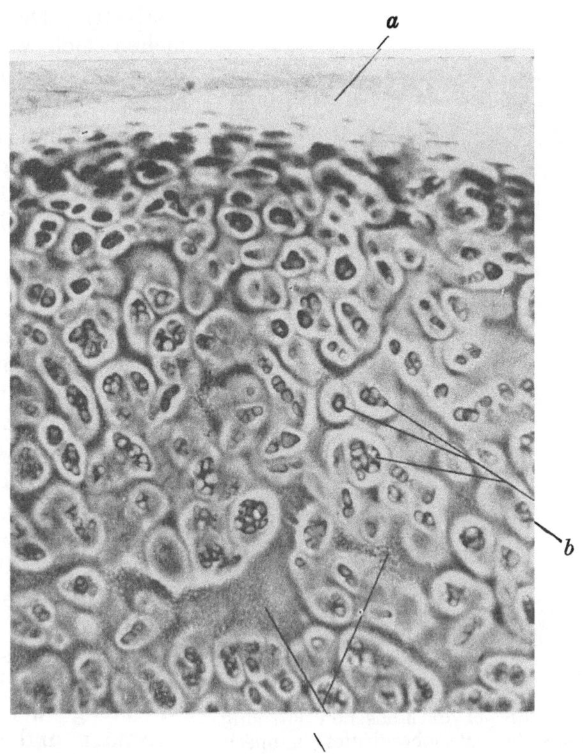

Abb. 205. Oberes Thyreoidhorn vom Menschen, Querschnitt. Schwache Färbung mit angesäuertem Toluidinblau, Kapseln, Territorien, Interterritorien sichtbar. *a* Perichondrium, *b* Zellgruppen mit Kapseln, *c* Interterritorium in „Asbestfaserung" umgewandelt. Phot. 55 mal.

Der größte Teil der Knorpelgrundsubstanz färbt sich bei genügend langer Einwirkung mit basischen Farbstoffen, wie Methylenblau, Bismarkbraun, Toluidinblau, Thionin, Saffranin; mit den drei letzteren in metachromatischem Farbton (Abb. 204). Nur die an das Perichondrium sich unmittelbar anschließenden Schichten und ringförmige Höfe um die Zellen und Zellgruppen bleiben ungefärbt[1]. Durch Abstufung der Intensität der Färbung, die sich durch verschieden lange Färbungsdauer mit derselben Farblösung erzielen läßt, kann man stärker und schwächer gefärbte Zonen unterscheiden (Abb. 205). Eine

---

[1] Bei starker Vergrößerung zeigt sich, daß die Färbung nicht homogen, sondern körnig ist. Es ist wahrscheinlich, daß dies durch die bei der Fixation körnig geronnene Chondromukoidgallerte bedingt ist.

Schicht, die eigentliche Wand der Höhle, in der die Zelle sitzt, färbt sich am stärksten, und hält den Farbstoff auch am längsten fest, wenn man versucht, ihn z. B. mit Alkohol wieder auszuziehen. Diese Schicht ist auch bei vielen Knorpeln durch stärkere Lichtbrechung am ungefärbten Präparat zu erkennen, sie wird Kapsel genannt. Um die Kapsel liegen konzentrisch angeordnete Höfe schwächerer und stärkerer Färbung, deren Anordnung im einzelnen bei verschiedenen Knorpeln sehr verschieden ist. Sie umgreifen einzelne Zellen und Zellgruppen und werden Territorien genannt. Zwischen den Territorien sind — meist wieder stärker färbbare — Teile erkennbar, die Interterritorien (Balken). Diese Ausdrücke beziehen sich zunächst nur auf das Farbenbild des Knorpelschnittes.

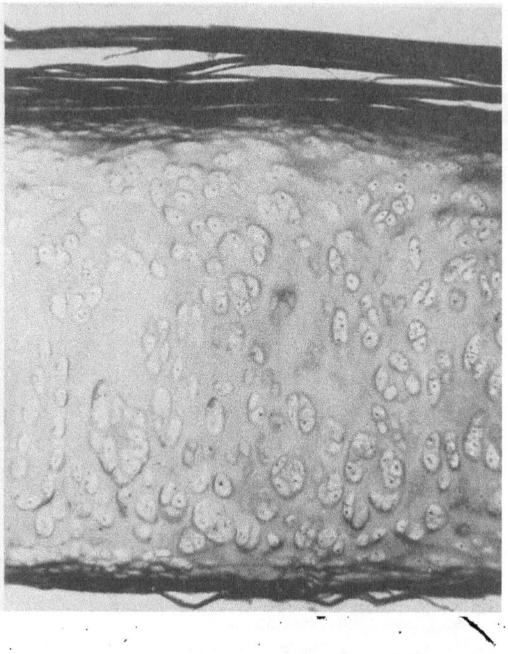

Die Färbung mit sauren liefert das genaue Negativ der Färbung mit basischen Farbstoffen (Abb. 206). Das Perichondrium und die benachbarten Knorpelschichten (subperichondrale Schichten) färben sich stark, häufig auch ein Hof der Territorien. Besonders die Kollagenfärbungen (Pikrofuchsin nach Hansen) sind dazu geeignet. Kombiniert man eine schwächere basische mit einer intensiven sauren Färbung, so erhält man farbenprächtige Bilder der verschiedenen Höfe und Zonen (Abb. 207).

Eine scharfe Grenze zwischen Perichondrium (Kapselgewebe, S. 183) und subperichondralen Schichten ist nicht zu erkennen. Die Menge der die Fasern maskierenden und verkittenden Gallerte nimmt von außen nach innen unmerklich zu (Abb. 208).

Abb. 206. Trachealknorpel vom Menschen. Färbung mit v. Giesonlösung. Perichondrium, subperichondrale Schichten, einzelne Zonen in den Territorien gefärbt. Phot. 70 mal.

Verfolgt man jedoch auf Flachschnitten die Form der Zellen, so sieht man, wie in einer Schicht die Zellen mit einem Male rundlich sind und in zunächst flach zwetschgenkernförmigen Höhlen liegen. Nach außen von diesen Zellen liegen zwischen den Fasern des Perichondriums die typischen Fibroblasten.

Im Anschluß an Hansen nimmt man an, daß die verschiedene Basophilie der verschiedenen Teile der Knorpelgrundsubstanz durch einen verschiedenen Gehalt an adsorbierter Chondroitinschwefelsäure hervorgerufen werde.

Über Unterschiede der chemischen Beschaffenheit der Grundsubstanz an verschiedenen Stellen ist genaueres nicht bekannt. Hierbei kommen Verschiedenheiten des relativen Anteils an Kollagen, Chondromukoid und Wasser für jede Stelle in Betracht. Jedoch ist es nicht wahrscheinlich, daß die Färbbarkeit mit basischen Farbstoffen uns über diese Mengenanteile Aufschluß gibt, denn die Stellen, an denen die kollagenen Fibrillen am dichtesten liegen, die Kapseln, färben sich am intensivsten. An diesen Stellen ist aber der Mengenanteil an Gallerte am geringsten. Nimmt man nämlich an, daß die Gallerte überall gleich steif ist (gleicher Wassergehalt, diese Annahme ist zweifelhaft), so würde folgen.

daß an jeder Stelle Chondromukoid- und Kollagenanteil der Grundsubstanz einander umgekehrt proportional sind.

Durch Behandlung mit verdünnten Alkalien wird die Färbbarkeit der Knorpelgrundsubstanz mit basischen Farbstoffen aufgehoben, nach Hansen erscheint sie wieder, wenn der Schnitt mit einer Lösung von Chondroitinschwefelsäure behandelt wird. Bei der Laugenbehandlung wird zunächst das Chondromukoid nicht aufgelöst.

Unterwirft man Knorpelschnitte in einer schwach alkalischen Trypsinlösung der Verdauung, so verhält sich nach genügend langer Einwirkung (etwa 24 Stunden bei 35⁰), der Schnitt in jeder Beziehung wie reines Kollagen (Leim, Färbung, Hitzeschrumpfung, Ewaldsche Reaktion). Die Doppelbrechung bleibt erhalten und ist nach Richtung der optischen Achsen und Intensitätsverteilung nicht geändert. Das beweist, daß für die Erscheinungen unter dem Polarisationsmikroskop einzig und allein die Verteilung

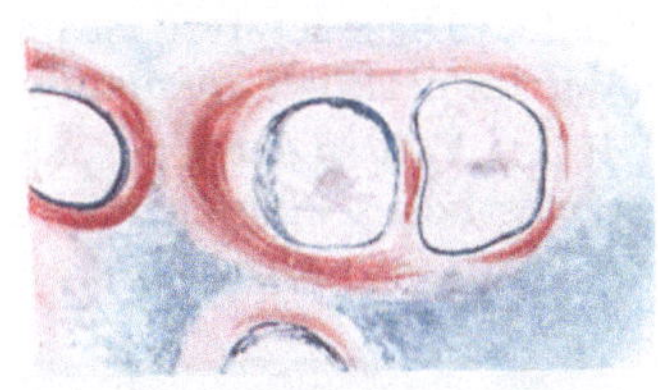

Abb. 207. Trachealknorpel vom Menschen. Methylenblau v. Gieson und Hansen, basophile und azidophile Zonen. Phot. 290 mal.

und Richtung der kollagenen Fibrillen maßgebend ist. Am verdauten Schnitt heben sich die Kapseln als besonders stark lichtbrechende Teile ab; mit ihrem atlasartigen Glanz erinnern sie an feine Sehnenbündel. Neben dem Perichondrium sind sie die Orte der stärksten Doppelbrechung. Sie bestehen also aus besonders eng gepackten kollagenen Fibrillen.

Die Architektur der Knorpelgrundsubstanz, wie sie das Polarisationsmikroskop erschließt, stimmt im allgemeinen mit dem Ergebnis der „Farbanalyse" überein. Das Bauelement der inneren Teile der Knorpelgrundsubstanz ist ein kugel- oder eiförmiges Gebilde. Wir wollen es ein Chondron (Benninghoff) oder eine Knorpelkugel nennen. Dieser Name ist dem für das Bauelement des Knochens, das Osteon (Biedermann) oder Knochenröhrchen nachgebildet.

Die Knorpelkugel ist im einfachsten Falle die zu einer Zelle gehörige, konzentrisch fibrillierte Grundsubstanz, einzellige Knorpelkugel. In den größeren Knorpeln erwachsener Menschen überwiegen die mehrzelligen

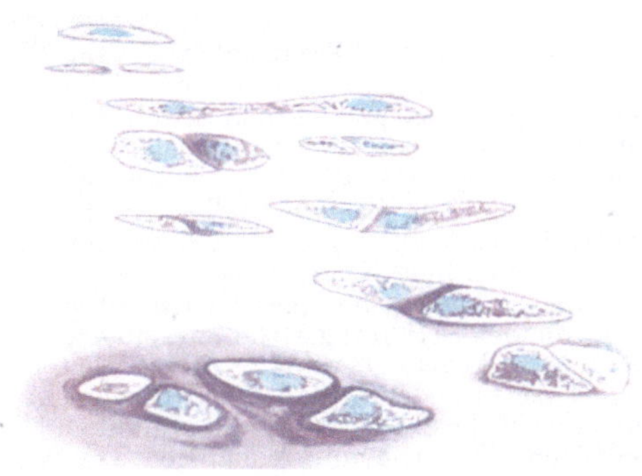

Abb. 208. Subperichondrale Zone aus einem Querschnitt des oberen Thyreoidhorns vom Menschen. Färbung mit saurem Toluidinblau. Zu äußerst langgestreckte Zellen, weiter nach Innen Gruppen mit basophilen Höfen. Kerne orthochromatisch, blau, Gerinnsel in den Zellleibern und Teile der Grundsubstanz metachromatisch violett. Phot. 435 mal.

Knorpelkugeln. Die Zellen liegen in Gruppen oder Nestern zusammen und die Fibrillierung verläuft so, daß zunächst jede einzelne Zelle dann ein Paar oder eine kleinere Gruppe, schließlich das ganze Nest von Fibrillenzügen umkreist wird (Abb. 209 und 210).

Die Art der Wickelung der Fibrillen in den Kugeln im einzelnen ist unbekannt. Sie verläuft in sehr vielen Richtungen, man erhält z. B. beim Trachealknorpel von den Knorpelkugeln übereinstimmende Polarisationsbilder bei sehr verschiedenen Schnittrichtungen.

Zwischen den Knorpelkugeln liegen Schichten mit anderem Fibrillenverlauf.

Wir nennen sie Zwischenschichten. Annähernd fallen Knorpelkugeln und Territorien und Zwischenschichten und Interterritorien zusammen.

Kugeln und Zwischenschichten bilden das Innere des Knorpelstückes. Sie werden umhüllt vom Perichondrium und der subperichondral'n Schicht. Diese letztere ist nicht scharf vom Perichondrium zu trennen und beide gehen unmerklich ineinander über (vgl. S. 192).

114. Aufbau der Knorpelringe der Trachea. Um den Aufbau eines knorpeligen Skelet'stückes eingehender zu besprechen, wählen wir den Trachealknorpel [1]). Die Knorpelspangen der Luftröhre sind Stücke eines Hohlzylinders, die hinten offene Ringe bilden. Über die Form im einzelnen vergleiche man die Lehrbücher der Anatomie. Diese Ringe werden im wesentlichen im Sinne einer Biegung senkrecht

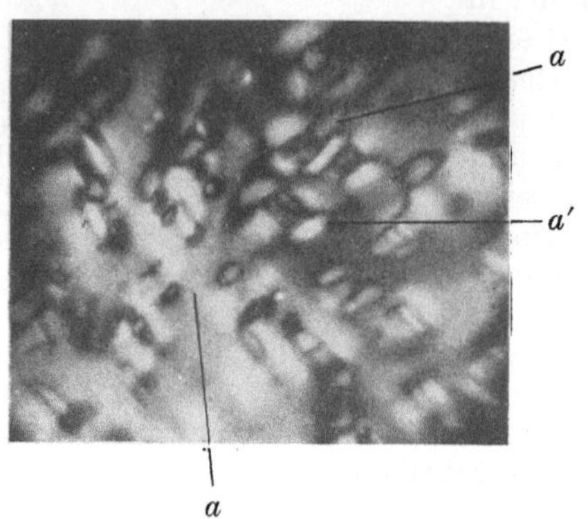

Abb. 209. Oberes Thyreoidhorn vom Menschen, ungefärbter Querschnitt Pol. Licht, Nicolebenen parallel den Seiten der Abbildung, Fibrillen in Diagonalstellung erscheinen hell. Um die Zellen a und a' je vier helle und dunkle Stellen, d. h. negativeKreuze; konzentrischer Verlauf der Fibrillen, einzellige Knorpelkugeln; bei a fallen die Aufhellungen zweier benachbarter Zellen an der Berührungsstelle zusammen, die Knorpelkugeln berühren sich. Der Schnitt ist so gedreht, daß die Zwischenschichten in der Nähe von a und a' dunkel erscheinen. Bei dem unregelmäßigen Verlauf der Fibrillen in den Zwischenschichten des Objektes erscheinen an anderen Stellen die Zwischenschichten hell (b). Phot. 100 mal.

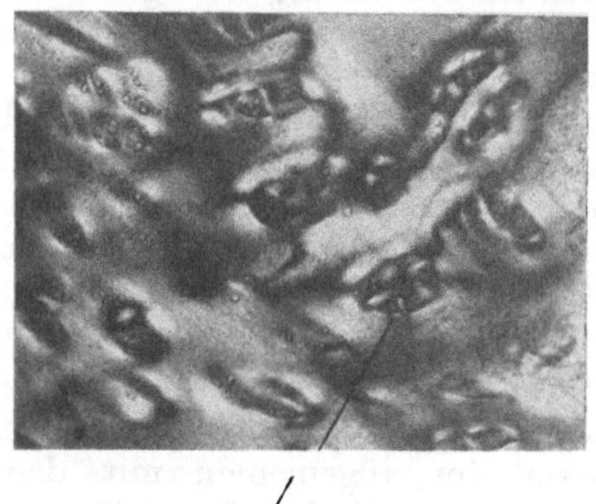

Abb. 210. Oberes Thyreoidhorn vom Menschen, ungefärbter Querschnitt in $10\,^0/_0$ NaCl-Lösung. Pol. Licht. Achsen der Nicolel'enen parallel den Seiten der Abbildung. Mehrzellige Chondrone. Bei a ist eine Gruppe von Knorpelzellen sichtbar, zirkuläre Fibrillierung um die ganze Gruppe, die in Diagonalstellung liegenden Kapselteile (innerhalb der Gruppe) ebenfalls hell. Vgl. im übrigen Erläuterung zu 210, dort in der Knorpelkugel keine Aufhellungen. Phot. 100 mal.

zu ihrer Fläche beansprucht. Die Fasern des Perichondriums verlaufen ringförmig um den Zylinder herum, also senkrecht zu dessen Mantellinien, und zwar an Innen- und Außenseite gleich. Dabei sind sie einander nicht vollständig parallel, sondern sie kreuzen sich in spitzen Winkeln. Der Verlauf der Fibrillen in den subperichondralen Schichten bleibt zunächst derselbe wie im Perichondrium. Im Innern des Knorpelstückes dagegen verläuft die Hauptmenge der Fibrillen senkrecht zum Perichondrium. Die Abb. 211 zeigt einen senkrecht zur Achse des Hohlzylinders liegenden Schnitt zwischen gekreuzten Nicols, so, daß die beiden Hauptrichtungen der Fibrillen die Ebenen der Nicols unter 45^0 schneiden. Die Knorpelkugeln des Innern sind senkrecht zum Perichondrium gestreckt, und so verlaufen ihre Fibrillen

---

[1]) Im Anschluß an Benninghoff, dessen Darstellung hier bestätigt und in einigen Punkten ergänzt werden kann.

zu'n großen Teil mit denen der Zwischenschichten parallel. Eine Zone jederseits (A) erscheint auf unserem Photogramm dunkel. Dreht man das Präparat, so hellen sich diese Schichten teilweise auf, jedoch bleiben einige Stellen unter allen Winkeln dunkel. Drehen wir weiter bis die Hauptrichtungen der Fibrillen in

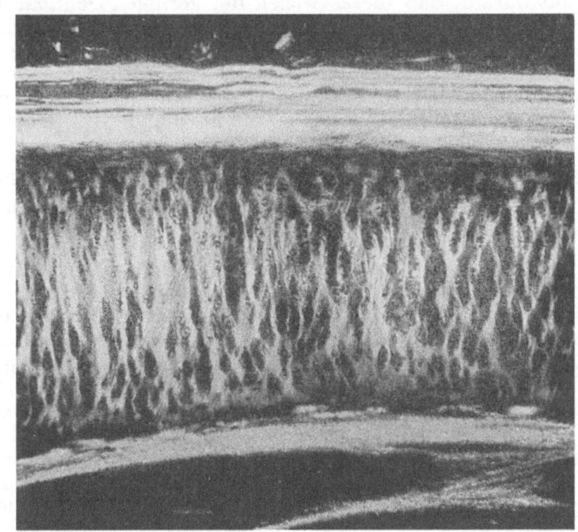

Abb. 211. Trachealknorpel, Mensch, Schnittrichtung quer zur Trachea. Pol. Licht. Nicolebenen diagonal zum Viereck der Abbildung. Perichondrium und Mitte hell, Zonen *A* dunkel, über diese vergl. Text. Phot. 42 mal.

die Nicolebenen fallen, so erscheinen die ganzen *Z*wischenschichten dunkel Die zirkulären Fasern der Knorpelkugeln treten dann als negative Kreuze hervor (vgl. Abb. 209 u. 210) und man gewinnt beim Hin- und Herdrehen eine Anschauung über die Grenze zwischen den Fibrillen der Kugeln und denen der Zwischenschichten.

Von besonderem Interesse ist die Zone A. In ihr biegen die Fibrillen, aus den Zwischenschichten kommend, in dazu senkrechte Richtungen um, aber nicht allein, so daß sie sich der Perichondriumfaserung anschließen, sondern auch in der Weise, daß sie nach Art der Blätter einer Palme nach allen Seiten auseinanderstreben. Das ist auf einem Flachschnitt durch diese Zone besonders deutlich; er zeigt be'm Drehen zwischen gekreuzten Nicols unter allen Winkeln helle Streifen. Bei der genannten Richtungsänderung der Fibrillen der Zwischenschichten schließen

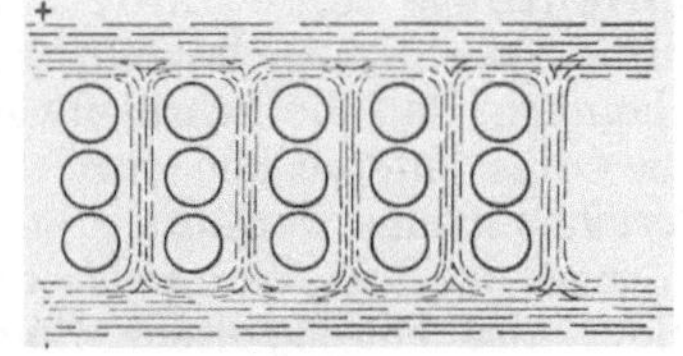

Abb. 212. Schema des Fibrillenverlaufs im Trachealknorpel, im Anschluß an Benninghoff, die runden Kreise sind die Knorpelkugeln.

sie sich teilweise der subperichondralen Schicht an, teils laufen sie in die Zwischenschichten zurück. Sie umkreisen dabei die äußeren Knorpelkugeln, deren Fibrillen sie sich auf der äußeren Seite anschließen. Abb. 212 gibt ein Schema des Fibrillenverlaufs.

Der geschilderte Aufbau des Trachealknorpels ist die Lösung der Aufgabe, eine gebogene Platte herzustellen, die gegen Biegung im Sinne stärkerer Krümmung elastischen Widerstand leistet.

Wird ein Balken oder eine Platte gebogen, so erleidet die Seite, über die gebogen wird, (konkave Seite) eine Formänderung durch Druck, die andere (konvexe) Seite eine Formänderung durch Zug. Im Materiale entstehen entsprechend verteilte Zug- und Druckspannungen. Zwischen Druck- und Zugseite liegt die „neutrale" Fläche, in der die Normalspannungen = 0 sind (Abb. 213). Nach Benninghoff befindet sich bei einem in der angegebenen Art belasteten Trachealring diese Stelle dicht unter dem äußeren Perichondrium. Das einwärts gelegene Material, die ganze Masse der eigentlichen Knorpelsubstanz wird auf Druck beansprucht. Diese Verschiebung der neutralen Zone gegen das äußere Perichondrium beruht darauf, daß dieses wegen der geringen Dehnbarkeit der in ihrer Längsrichtung belasteten Perichondriumfasern dem Zuge nur wenig nachgeben kann, während der eigentliche Knorpel dem Drucke stärker nachgibt. Die Größe der Formänderung in der gebogenen Platte ist um so größer, je weiter entfernt sie von der neutralen Zone liegt. Ist das Material ungleich deformierbar, so verschiebt sich diese Zone gegen die Seite des stärkeren Widerstand leistenden Materials; die Formänderungsarbeit ist auf beiden Seiten der neutralen Fläche gleich mit entgegengesetztem Vorzeichen.

Die zugfeste Außenschicht wird als Zuggurtung bezeichnet, bei allen Knorpeln haben wenigstens Teile des Perichondriums diese Aufgabe. Der Knorpel selbst ist also Druckschicht.

Ein gedrückter Stab wird kürzer und dicker. Senkrecht zur Druckrichtung herrschen also Zugspannungen. Dieser entspricht im Trachealknorpel die Fibrillierung der Zwischenschicht. Sie bildet zugfeste Streifen oder Stäbe, die in der neutralen Zone verankert sind und auf der konkaven Seite in einem zugfesten Belag, dem inneren Perichondrium zusammenhängen. Die Räume zwischen diesen Stäben sind durch die allseitig druckfesten Knorpelkugeln ausgefüllt. Auch bei der Formänderung dieser Kugeln durch Druck sind es die senkrecht zur Druckrichtung auftretenden Zugspannungen, die auf die kollagenen Fibrillen der Knorpelkugeln wirken. Bei der Deformierung der Knorpelkugeln bleibt deren Volum konstant, die Oberfläche wird also größer. So leistet die aus Zwischenschichten und Knorpelkugeln aufgebaute Grundsubstanz der Druckwirkung Widerstand, indem die Druckspannungen in Zugspannungen umgesetzt und von den entsprechend angeordneten kollagenen Fibrillen aufgenommen werden.

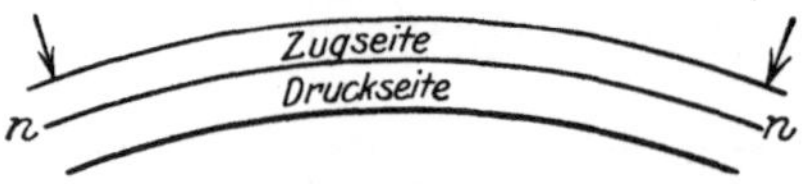

Ist beim Trachealknorpel der mechanische Aufbau entsprechend seiner typischen Beanspruchung einigermaßen zu übersehen, so fehlt uns für komplizierter gebaute Knorpelteile einstweilen eine entsprechende Kenntnis. Auch bei diesen sind die Konstruktionselemente von derselben Art, Knorpelkugeln, Zwischenschichten, Perichondrium und subperichondrale Schichten. Der Aufbau der Knorpelkugeln ist bei allen Knorpeln ähnlich, es ist aber wahrscheinlich, daß die Fibrillenwickelungen in ihnen der typischen Beanspruchung des Ortes entsprechen (vgl. Intervertebralscheibe S. 212). Die Faserung des Perichondriums verläuft stets entlang der Oberfläche des Organs. Bei den Hörnern des Schildknorpels ist sie der Achse des stabförmigen Fortsatzes parallel, bildet also eine typische Zuggurtung gegen Biegung. Die Fibrillierung der Zwischenschichten steht meistens senkrecht auf der des Perichondriums, was auch bei den Schildknorpelhörnern der Fall ist.

Abb. 213. Schema eines auf Biegung beanspruchten Balkens, n—n die neutrale Fläche.

115. Entstehung und Wachstum des hyalinen Knorpels. Die knorpeligen Skelettstücke entstehen aus Blastemen, Mesenchymverdichtungen, die die Form des zukünftigen Skeletteiles vorbilden. Diese Blasteme sind so dicht, daß in ihnen ein Kern dicht neben dem anderen liegt. Zelleiber und Zellgrenzen sind schwer zu erkennen. Sie werden auch als Vorknorpel bezeichnet. Im Innern beginnend und unter ständiger Vergrößerung des Blastems nach außen fortschreitend, wird die Grundsubstanz gebildet (Abb. 214). Es erscheint ein feines Balkenwerk. Jetzt wird auch die Gliederung des Blastems in Zellen deutlich, von denen je eine in den Maschen des Fachwerkes liegt. Die Grundsubstanzwände sind zunächst sehr dünn; sie sind einheitliche Massen zwischen den Zellen und stellen keine Membranen der einzelnen Zellen dar, wie es die Zellulosehüllen der Pflanzenzellen sind. Dieses Verhalten ist für den echten Knorpel kennzeichnend (vgl. S. 207). Dieses Fachwerk ist von vornherein stark basophil (und metachromatisch sich färbend), bei niederen Wirbeltieren wechselt die Färbbarkeit mit der weiterschreitenden Entwicklung (Schaffer). Nach und nach nimmt die Masse der Grundsubstanz zu.

Bei Knorpeln menschlicher Föten ist die Architektur der Grundsubstanz von der des Erwachsenen erheblich verschieden. Es fehlt vor allem die Gliederung in Knorpelkugeln und Zwischenschichten. Die Zellen haben unregel-

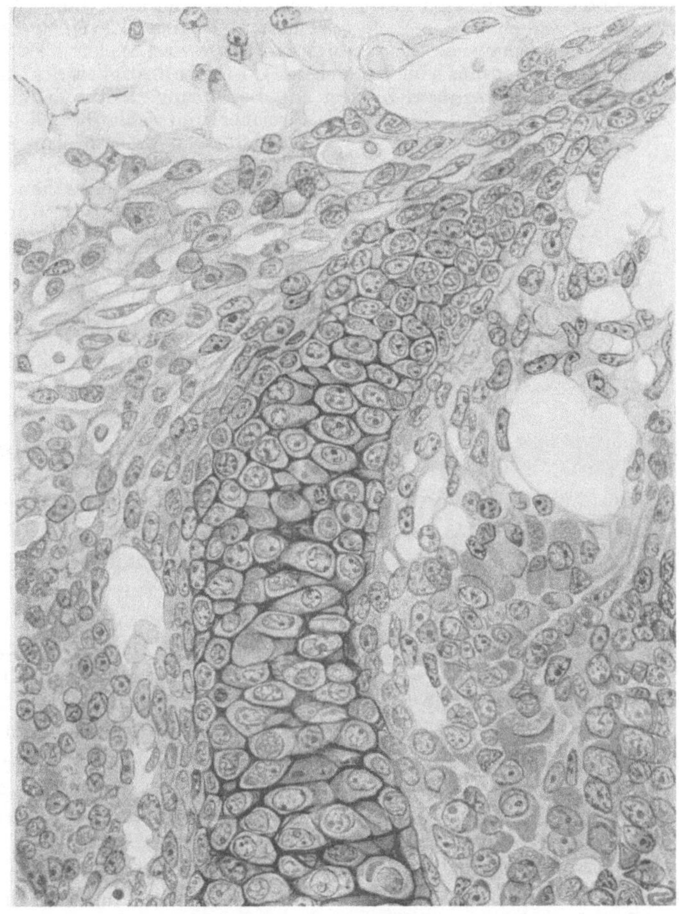

Abb. 214. Querschnitt durch den Rumpf eines Mäuseembryos, Knorpelbildung im Wirbelbogen. Hämatoxylin, Toluidinblau (stark angesäuert). Die im Präparat metachromatisch violette junge Knorpelgrundsubstanz ist schwarz gezeichnet. 460 mal. Vierling gez.

mäßige Gestalt (Abb. 215), sie sind eckig, verzweigt, ähnlich den Bindegewebszellen, jedoch ohne anastomosierende Ausläufer. Jede Zelle liegt in ihrer abgeschlossenen Höhle. Die Fibrillierung der Grundsubstanz zieht, wie das Polarisationsmikrop zeigt, in einer Hauptrichtung zwischen den Zellen hin. Eigenwickelungen um die Zellen fehlen. Die Fibrillierung geht einheitlich durch das Knorpelstück hindurch, ähnlich wie bei rein bindegewebigen Organen. Damit zeigt der fötale Knorpel eine Parallele zu dem fötalen Knochen, der als geflechtartiger oder Bindegewebsknochen

(Weidenreich) eine entsprechende Anordnung seiner Fibrillen zeigt (vgl. Abb. 248). In Analogie zu der Unterscheidung von Geflecht- und Lamellenknochen wollen wir so einen kugelfreien oder Geflechtknorpel von einem Kugelknorpel unterscheiden.

An den Kehlkopfknorpeln eines einjährigen Kindes sind die ersten Knorpelkugeln mit dem Polarisationsmikroskop nachzuweisen, zirkuläre Fibrillen um die einzelnen, jetzt abgerundeten Zellen.

Die ersten Grundsubstanzmassen zwischen den Zellen sind sehr dünn (Abb. 214). An Masse überwiegen die Zellen. Bei manchen Tieren, z. B. den Larven der Froschlurche, bildet ein ähnliches Knorpelgewebe bis zur Metamorphose das Skelett. Es wird als Zellknorpel (Kölliker) bezeichnet (auf Abb. 104 sichtbar). Für die Festigkeit des Gewebes ist der Turgor der großen wasserreichen Zellen von Bedeutung. Toter Zellknorpel ist viel weicher und schlaffer als lebensfrischer, in derselben Art wie sich ein verwelkter Pflanzenteil von einem frischen unterscheidet. Beim Menschen können vielleicht die Knorpel der kleinsten Bronchien als Zellknorpel bezeichnet werden, da in ihnen die Zellen an Masse überwiegen. Die fötalen Knorpel sind richtige „Grundsubstanzknorpel".

Vom Rande her erhält das wachsende Knorpelstück ständig Zuwachs. Dieses Wachstum durch Anbau (Apposition) schließt sich unmittelbar an das Wachstum des ersten Blastems mit der von innen ständig nachrückenden Grundsubstanzbildung an. Es sind jedoch bald Fibrillen im ganzen Mesenchym vorhanden. Die an Zellen reichen Schichten des Bindegewebes, die das Knorpelstück umgeben, können wir jetzt als Perichondrium bezeichnen. Ihre Fibrillen werden in die Grundsubstanz hineingenommen, ja es ist nicht unwahrscheinlich, daß die größere Anzahl der Fibrillen der sich außen neu ansetzenden Grundsubstanz aus dem Perichondrium stammt. Die „Verknorpelung" besteht dann darin, daß Chondromukoid und Chondroitinschwefelsäure gebildet werden, die die Fibrillen einschließen und alsbald „maskieren" (Abb. 216, man beachte die Farbenverteilung). Durch solchen Anbau wird im wesentlichen das Wachstum des Geflechtknorpels bestritten. Auch die subperiostalen Schichten der bleibenden Knorpelteile werden durch Anbau aus dem Periost gebildet und vermehrt. Das Wachstum von innen heraus, durch Einbau (Intussuszeption) führt vor allem zur Bildung der mehrzelligen Knorpelkugeln. Die Knorpelzellen teilen sich und zwischen den beiden Tochterzellen wird eine Scheidewand gebaut, gerade wie zwischen zwei Pflanzenzellen nach der Teilung. Durch Vermehrung dieser Grundsubstanz rücken die Zellen auseinander (Abb. 203). So kommen die großen und kleinen Zellnester zustande, aus einzelligen Knorpelkugeln werden große mehrzellige.

Wie ist das nun aber möglich? Die Knorpelgrundsubstanz ist ein fester Körper, der sich keineswegs von innen her aufblähen läßt. Die meist übliche Schilderung des Knorpelwachstum geht an der Tatsache vorüber, daß ein

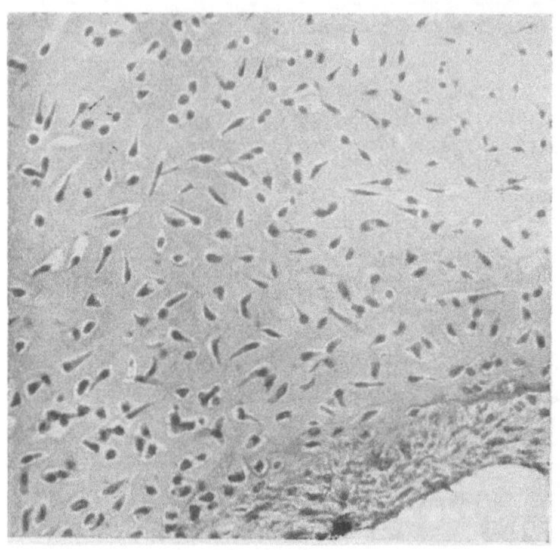

Abb. 215. Aus einem Schnitt durch die noch rein knorpelige Handwurzel eines menschlichen Föts im 7. Monat. Schnitt ungefärbt in 10% Kochsalzlösung, spindelförmige und verzweigte Zellen in ebenso gestalteten Höhlen (Zellen etwas geschrumpft). Bei a ein Gefäßkanal mit Bindegewebe rund herum. Phot. 190 mal.

solches Wachstum nicht möglich ist, ohne eine durch die ganze Grundsubstanz des Stückes harmonisch koordinierte Substanzumlagerung.

Die Bildung neuer Grundsubstanzmengen geht von den Zellen aus. Die konzentrische Anordnung der Grundsubstanz um die Zellen herum ist der Ausdruck dessen, daß die Zelle an der Innenwand ihrer Höhle ständig neue Schichten anlagert. Da diese Höhle aber nicht kleiner wird, ja nach der Teilung der Zelle an Größe zunimmt, bis die Größe der Mutterzelle und -höhle wieder erreicht ist, so folgt, daß die ganze Knorpelkugel von innen heraus ständig ausgedehnt wird. Das ist durch einen bloßen Druck von innen her nicht möglich.

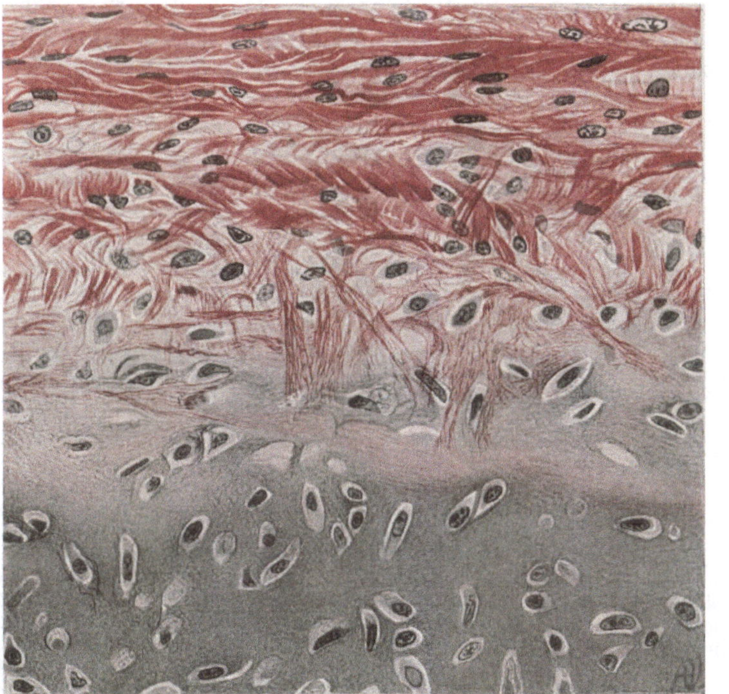

Abb. 216. Seitenwand eines Handwurzelknorpels vom menschlichen Föt im 7. Monat. Toluidinblau v. Gieson (das blaue ist schwarz wiedergegeben). Aufnahme von Fibrillen (rot) in die sich in den Bereich des Perichondriums ausdehnende Grundsubstanz. *P* Perichondrium, *m* Zone in der die Fibrillen in das Chondromukoid eingebettet (maskiert) werden.

Bei der Festigkeit des vom Perichondrium umspannten Stückes würde diese Annahme zu ganz ungeheuren Drucken führen. Uns steht aber eine andere Erklärungsmöglichkeit offen. Das ist ein durch das ganze Knorpelstück gleichmäßig sich vollziehender Quellungsvorgang. Wir nehmen an, das Chondromukoid sei eine Gallerte, in die die kollagenen Fibrillen eingelagert sind. Diese Gallerte quillt und die kollagenen Fibrillen werden umgelagert; die Bögen, in denen sie um die Zellen und Zellgruppen verlaufen, werden flacher (Abb. 217).

Nehmen wir Auflösung und Wiederaufbau der Fibrillen in der Grundsubstanz nicht an und nach allem, was wir von der Physiologie der Stützsubstanzen bei Tieren und Pflanzen wissen, ist das nicht sehr wahrscheinlich, so müssen die Fibrillen beim Quellungswachstum in der Chondromukoidgallerte gleiten.

14*

Dieser Anschauung entspricht die Tatsache, daß die Fibrillen in der innersten Schicht, der Kapsel, am dichtesten gepackt sind. Sie entstehen hier und werden nach außen zu durch die quellende und sich wieder verfestigende Gallerte gleichsam verdünnt. Ob eine Vermehrung der Fibrillen in der Grundsubstanz erfolgt, wissen wir nicht. Diese Frage berührt ein früher erörtertes sehr schwieriges Problem der Stützsubstanzen überhaupt (vgl. S. 168).

Soviel wir wissen sind die äußeren Schichten der Knorpelkugel nicht wesentlich wasserreicher als die inneren. Eine Quellung ist aber eine Wasseraufnahme, neben Quellung und Gleiten der Fibrillen im Mizellargerüst der sich dehnenden Chondromukoidgallerte, muß also eine ständige Neueinlagerung von Chondromukoid in die Gallerte erfolgen.

Es genügt jedoch nicht, daß dieser Vorgang durch eine Knorpelkugel hin koordiniert ist. Durch das ganze Stück und bis ins Perichondrium hinein muß die Substanzumlagerung gleichzeitig vor sich gehen. Sonst ist ein Wachstum

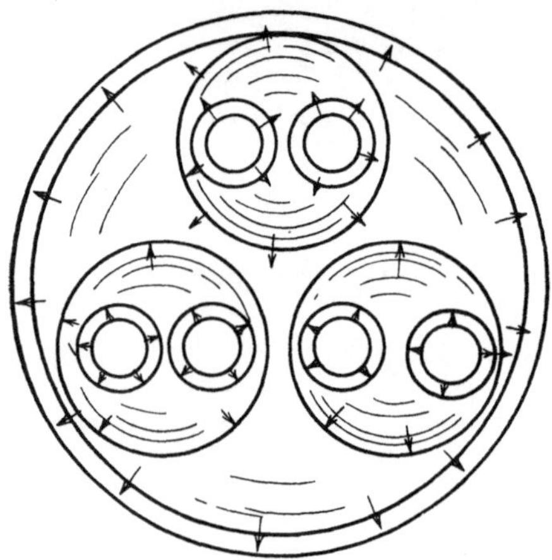

Abb. 217. Schema des Knorpelwachstums von Innen heraus (Expansion, Intussuszeption, Quellungswachstum). Die Pfeile geben die Richtung der Ausdehnung und der durch diese entstehenden Drucke an.

eines festen Körpers von innen heraus, und das Knorpelstück ist ein solcher, nicht möglich. Es ist anzunehmen, daß während der Wachstumsperiode im Innern des Knorpels ein erheblicher Druck herrscht, der von der quellenden Grundsubstanz ausgeht. Die lebende Zelle leistet diesem Druck Widerstand, sie ist mit Wasser gefüllt, und hält es durch ihre Salze und hydrophilen Kolloide innerhalb der semipermeablen Außenhaut fest.

Was sich also als „intuszeptionelles Wachstum" des Knorpels auf dem Papier sehr einfach macht, ist auf seine physikalisch-chemischen Möglichkeiten hin analysiert ein sehr verwickelter Vorgang. Wir kennen ihn im einzelnen nicht. Es dürfte nicht unwahrscheinlich sein, daß die in den verschiedenen Färbungen der einzelnen Zonen (S. 191) zum Ausdruck kommende Schichtung, die zwar in der Art ihrer Anordnung mit der Fibrillenverteilung übereinstimmt, diese an Kompliziertheit aber weit übertrifft, irgendwie mit dem Quellungswachstum der Grundsubstanz in Zusammenhang steht. Vielleicht bildet die Chondroitinschwefelsäure, auf deren Verteilung diese Farbverteilung im wesentlichen zurückzuführen ist, einen Teil des Materials, das zur Wiederverfestigung der gequollenen Gallerte dient.

Wir stellen uns das Wachstum des Knorpels von innen heraus also etwa folgendermaßen vor: Der fötale Knorpel wächst zunächst ganz oder fast ganz durch Anbau. Von einem bestimmten Zeitpunkt an, etwa vom 1. Jahre der Geburt an runden sich die Knorpelzellen ab und fangen an, Knorpelkugeln mit konzentrischen Fibrillen um sich abzulagern. Die Knorpelkugeln werden mehrzellig und ständig größer. Ihre äußeren Schichten schließen sich in ihrem Verlauf den Fibrillen an, die Bestandteil des fötalen „geflechtartigen" Knorpels waren. So entstehen die Zwischenschichten. Wahrscheinlich geht alle Substanzneubildung, vor allem die der Fibrillen, von den Zellen aus.

Schaffer hat angenommen, daß die Grundsubstanz auch durch Umwandlung ganzer Zellen vermehrt werde. Insbesondere bei niederen Wirbeltieren (Zyklostomen), soll diese Art der Grundsubstanzbildung eine bedeutende Rolle spielen. Es wäre zunächst zu erörtern, nach Analogie welcher anderen besser bekannten Vorgänge man sich diesen Vorgang im Knorpel zu denken habe. Man wird die Hornschüppchen der Plattenepithelien heranziehen.

Hier wird zu Lebzeiten der Zelle in deren Außenschicht Horn gebildet. Dann stirbt die Zelle ab, ihr Rest im Innern vertrocknet, und das vormals rundliche Gebilde wird zu einem flachen Schüppchen zusammengepreßt. Ebenso wird man für den Knorpel eine letzte sekretorische Leistung der Zelle annehmen, bei der sich unter Abscheidung von Grundsubstanz die Höhle stark verkleinert. Stirbt die Zelle nun ab, so läßt sie ihr Turgorwasser fahren, sie wird auch alsbald autolytisch aufgelöst, und bei dem herrschenden Quellungsdruck im wachsenden Knorpel wird die Höhle zusammengepreßt, das darin enthaltene Wasser verliert sich in der Grundsubstanz und die Knorpelzelle und -höhle wird nach und nach in dieser unerkennbar. Die von Schaffer beschriebenen und abgebildeten „verdämmernden" Zellen lassen einen solchen Vorgang sehr wohl annehmen. Daß das tote Eiweiß nekrotischer Zellen sich in eine typische Struktur umwandle, ist nicht wahrscheinlich.

Es ist fraglich, ob ein solcher Vorgang in größerem Ausmaße in den wachsenden Knorpeln des Menschen vorkommt. Mit Ausnahme besonderer Stellen (s. nächsten Absatz) konnte ich in fötalen, jugendlichen und erwachsenen Knorpeln des Menschen „verdämmernde" Zellen nicht auffinden. Insbesondere zeigte sich bei dem Studium von Serienschnitten, daß Stellen, die an die von dem genannten Forscher abgebildeten erinnerten, sich als Anschnitte von Knorpelkugeln und Zellen erwiesen. Dasselbe war bei dem Knorpel junger, in Metamorphose begriffener Frösche der Fall. Es soll jedoch nicht bestritten werden, daß ein Vorgang, wie der beschriebene, sich an gewissen Stellen auch beim Menschen findet.

116. Alterserscheinungen im Knorpel.

Die Stellen, an denen Zellen sicher in reichlichem Ausmaß in der Grundsubstanz zugrunde gehen, sind die sog. „Asbestfaserungen".

Man bezeichnet so Stellen, die schon mit bloßem Auge durch ihre Trübung und ihren asbest- oder atlasartigen Glanz hervortreten. Unter dem Mikroskop zeigt sich, daß es sich um Teile der Zwischenschichten handelt, die eine grobe, derbe Faserung zeigen. Im durchfallenden Licht erscheinen solche Stellen dunkel.

Um die Asbestfaserung im Dunkelfeld aufleuchten zu lassen, stellt man sich ein einseitig beleuchtetes Dunkelfeld her. Bei enger Blende wird der Diaphragmenträger so weit

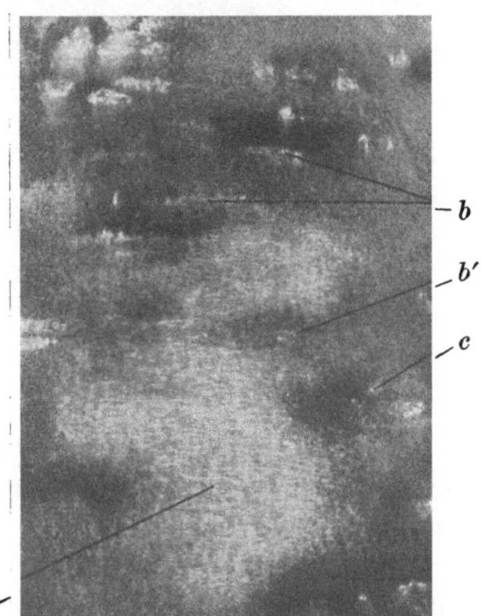

Abb. 218. Aus einem Querschnitt durch das obere Thyreoidhorn eines erwachsenen Mannes. Asbestfaserung im einseitig beleuchteten Dunkelfeld. Die beleuchtenden Büschel fallen senkrecht zur Faserung ein und diese leuchtet hell inmitten der dunklen übrigen Grundsubstanz auf. Auch die Zellen (fixiert, Gerinnsel in den Höhlen) erscheinen hell. *a* die Faserung, *b* Zellen zusammengepreßt, *b'* im Verschwinden begriffen, *c* unversehrte Knorpelzelle. Phot. 190 mal. Vgl. auch Abb. 205, Hinweisungsstrich *c*.

exzentrisch verschoben, daß die beleuchtenden Büschel vollständig am Objektiv vorbeigehen (Abb. 16c). Dreht man nun den Blendenträger herum, bis der beleuchtende schiefe Strahl senkrecht zur Faserung einfällt, so erscheint diese helleuchtend auf dunklem Grunde (Abb. 218). Bei parallel zur Faserung einfallendem Strahl bleibt sie dunkel.

Im Bereich der Asbestfaserung ist die Doppelbrechung verstärkt (Abb. 219), die optische Achse der Doppelbrechung entspricht der Faserung und es zeigt sich, daß diese überall durchaus in der Hauptfibrillenrichtung der Zwischenschichten liegt. Daraus ist zu erschließen, daß es sich um eine grobe Bündelung und parallele Ausrichtung der kollagenen Fibrillen handelt.

Die Verteilung der basischen und sauren Färbung läuft über die Asbestfaserung hinweg, so daß bei einer kombinierten Färbung (S. 192) verschieden gefärbte Zonen der Quere nach über sie hinweggehen.

In den Asbestfaserungen kann man Stellen beobachten, an denen Zellen zugrunde gehen. Die Höhlen werden zu schmalen Spalten parallel der Faserung und verschwinden dann ganz. Solche Bilder sieht man vorwiegend an Stellen, an denen die flachen Zellen der subperichondralen Schichten in der Asbestfaserung verschwinden. Vielleicht gehen aber auch Knorpelkugeln in ihr auf, jedenfalls zeigen sich in Asbestfaserung umgewandelte Teile der Grundsubstanz als breite zellfreie Bezirke, die die Zwischenschichten, denen sie sich ihrer allgemeinen Anordnung anschließen, erheblich an Ausdehnung übertreffen.

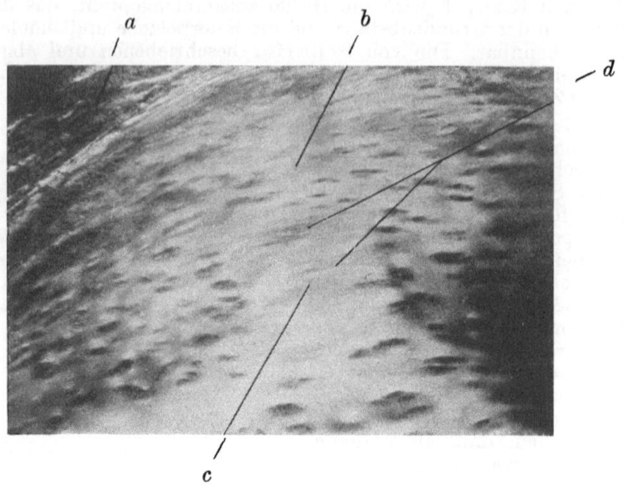

Abb. 219. Dasselbe Präparat wie Abb. 218 (ungefärbt in 10% NaCl-Lösung). Pol. Licht. Phot. 80 mal. Achsen der Nikols diagonal zur Abbildung. *a* Perichondrium (dunkel), *b* subperichondrale Schichten, *c* Asbestfaserung, *d* Zellen, in dieser verschwindend.

Man findet Asbestfaserungen nur in Knorpeln älterer Personen, etwa vom 30. Jahre an. Welche Vorgänge sie herbeiführen, wissen wir nicht, vielleicht darf vermutet werden, daß der Druck, den das Quellungswachstum zur Folge hat, bei ihrer Entstehung mitbeteiligt ist (Schieferung).

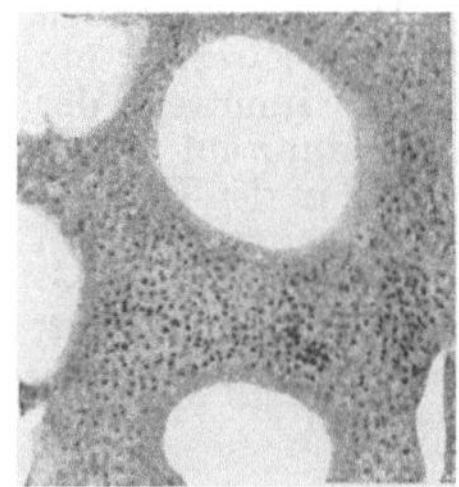

Abb. 220. Aus dem Trachealknorpel eines erwachsenen Mannes (Ende eines Ringes). Albumoidkörnchen. Färbung mit salzsaurem Orzein, überzeichnetes Photogramm 375 mal.

Im Innern der knorpeligen Skeletteile älterer Personen findet sich regelmäßig „Albumoid" (Hansen). Solche Knorpel sehen auf dem Schnitt trüb und gelblich aus. Es handelt sich um kleine Kügelchen (Abb. 220), die sich im ganzen Bereich der Grundsubstanz, der Zwischenschichten, der Kugeln einschließlich deren innersten Lagen, der Kapseln, finden. Das Albumoid ist ein Eiweißkörper aus der Gruppe der Albuminoide oder Gerüsteiweißkörper (Mörner, Schmiedeknecht, s. bei Hansen). Es färbt sich wie Elastin, z. B. mit saurem Orzein. Es ist in Trypsin verdaulich und nicht doppelbrechend; bei Färbungen des Knorpels mit basischen Farben erscheinen die Kügelchen als Aussparungen. Ob das Albumoid mit dem Elastin identisch ist, ist unbekannt. Es wird als Zersetzungsprodukt der Chondromukoidgallerte aufgefaßt.

Eine weitere Alterserscheinung im Knorpel ist die Ablagerung von kohlensaurem Kalk. Er erscheint zuerst in der Nachbarschaft von Zellen. Wenn die Ablagerungen umfangreicher werden, werden große Teile der Grundsubstanz mit kohlensaurem Kalk durchsetzt, so daß man sie an Schnitten mit bloßem Auge sehen kann. Der Kalk ist in der Form von Kügelchen abgelagert, an denen man jedoch keine Doppelbrechung erkennen kann. Die Kügelchen sind also keine Sphärite.

In alten dicken Knorpelstücken, vorzüglich im Rippenknorpel treten **Erweichungen** auf. Beim Schneiden fallen die erweichten Stellen heraus, es entstehen Löcher. Es scheint, daß der Erweichung das Auftreten von **Asbestfaserung** vorangeht.

117. Saftstrom im Knorpel. Die eben besprochenen regelmäßig zu beobachtenden Alterserscheinungen des hyalinen Knorpels werden von den meisten Histologen mit der mangelnden Gefäßversorgung des Knorpels in Zusammenhang gebracht. Das aus Knorpel bestehende Organ enthält kein Kapillarnetz. Nur im Perichondrium finden sich nicht besonders zahlreiche Gefäße. In dieser Hinsicht steht der Knorpel einzig da. Ein Organ, wie der Rippenknorpel, von der Dicke des Rückenmarks oder eines kleinen Fingers, ist in seinem Stoffverkehr auf das angewiesen, was auf dem Diffusionswege hinein- und herausströmt.

Dabei hat sich herausgestellt, daß ein vorgebildetes Kanalsystem in der Grundsubstanz für den Stoffstrom nicht besteht. Die mannigfachen Angaben über ein solches haben sich als Irrtümer herausgestellt. Es ist aber nachgewiesen, daß selbst gröbere Partikelchen, z. B. die Körnchen einer Karminaufschwemmung in die Knorpelzellen hineingelangen. Die Bahnen, auf denen der Stoffverkehr vor sich geht, müssen die Intermizellarräume des Chondromukoids sein. Wasser, Salze, sämtliche Verbrauchs- und Baustoffe für die Zellen, sämtliche Stoffwechselendprodukte müssen diesen Weg nehmen. Vielleicht ist die Vermutung nicht ganz unrichtig, daß solange das Quellungswachstum mit den ständigen Erweiterungen und Bewegungen im Mizellargerüst der Chondromukoidgallerte andauert, der Stoffverkehr keinerlei Schwierigkeiten hat, daß aber mit dessen Aufhören, Veränderungen in der Grundsubstanz, vor allem in der Chondromukoidgallerte auftreten, die die Bahnen für den Stoffverkehr nach und nach verengern oder verlegen. Eine solche Dekomposition könnte z. B. das Auftreten der Albumoidkörnchen sein. Weiter als zu Vermutungen reichen unsere Kenntnisse indessen bisher nicht aus.

118. Der elastische Knorpel. Den **elastischen Knorpel** hatten wir als ein elastisch formbares Gewebe schon genannt. Er heißt auch **Netzknorpel**, da **elastische Netze** von derselben Art, in der überhaupt die elastische Substanz im Körper vorkommt (vgl. S. 156), in ihnen vorhanden ist. Die wichtigsten elastischen Knorpel des Menschen sind die der **Ohrmuschel**, des **Kehldeckels** und der **Ohrtrompete**.

Die elastischen Netze sind in eine Grundsubstanz eingelagert, die mit der des hyalinen Knorpels übereinstimmt, die **elastische Substanz kommt also zu den übrigen Bestandteilen hinzu.** Die Grundsubstanz besteht also auch beim elastischen Knorpel aus **kollagenen Fibrillen und einer Chondromukoidgallerte,** an die in derselben Weise **Chondroitinschwefelsäure** adsorbiert ist, wie beim Hyalinknorpel. Sie nimmt basische Farben in derselben Weise auf, wie jener, während nach Behandlung mit verdünnten Alkalien keine Färbung eintritt. Durch Verdauen mit Trypsin wird das Chondromukoid und die elastischen Fasern entfernt. Der Schnitt gleicht dann einem ebenso behandelten aus Hyalinknorpel. Betrachtet man ihn in Wasser bei starker **Abblendung,** so treten die Stellen, an denen das elastische Netz sich befand, als Hohlräume hervor. Das letztere wiederum läßt sich durch Kochen mit 5%iger NaOH-Lösung rein darstellen. Auch die Doppelbrechung entspricht der des Hyalinknorpels, nur daß die elastischen Fasern als **dunkle Aussparungen** dabei sichtbar werden.

Die Färbung mit den beim Hyalinknorpel geschilderten Mitteln ergibt ganz ähnliche Bilder wie dort, ein Perichondrium mit ebensolcher subperichondraler

Schicht, die eine unregelmäßige Abgrenzung gegen das stark basophile Innere des Stückes zeigt (Abb. 222, 223). Die Knorpelkugeln sind besonders mit dem Polarisationsmikroskop deutlich abzugrenzen. Sie sind durchweg einzellig, die färbbaren Höfe um die Zellen sehr unregelmäßig, der innerste Hof, die Kapsel, bald azidophil, bald basophil. (Z. B. am Kehldeckel eines erwachsenen Mannes in den Außenschichten basophil, im Innern acidophil.) Das Bild eines mit Toluidinblau gefärbten Schnittes zeigt nicht die regelmäßige hübsche Zeichnung eines ebenso behandelten Hyalinknorpelschnittes.

Die elastischen Netze bestehen im Perichondrium aus in dessen Fläche angeordneten Maschen aus dünnen Fasern. Sie setzen sich in bogenförmigem Verlauf in die darunter liegenden Schichten fort (Abb. 224). Im Innern werden die Maschen enger, die Fasern dicker. Sie bilden eigenartige Knoten (Abb. 223, 225), die sich bei stärkerer Vergrößerung als plattenartige Verzweigungsstellen erweisen, ganz ähnlich, wie die in der

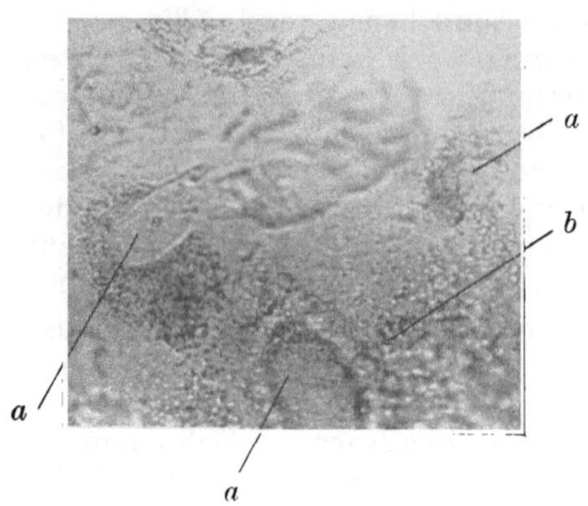

Abb. 221. Aus dem Rippenknorpel eines 43 jährigen Mannes. Kalkablagerung von Zellen. Schnitt ungefärbt in 10% NaCl-Lösung. Phot. etwa 300 mal. *a* Zellen, *b* Kalkkügelchen.

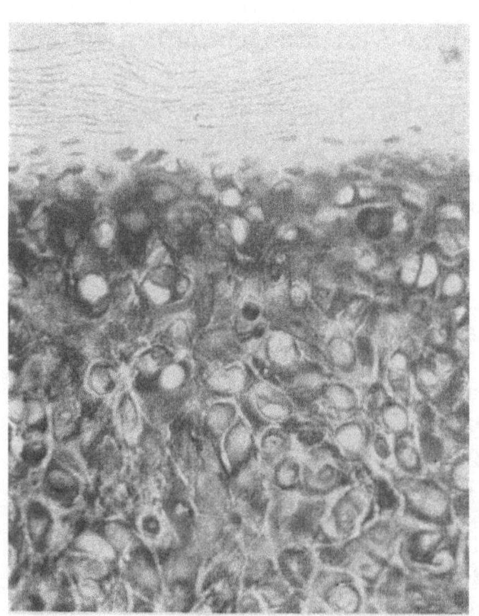

Abb. 222. Epiglottis vom erwachsenen Menschen. Toluidinblau. Phot. 120 mal. *a* Perichondrium, *b* subperichondrale Schicht, *c* innere Hauptmasse des Skelettstückes.

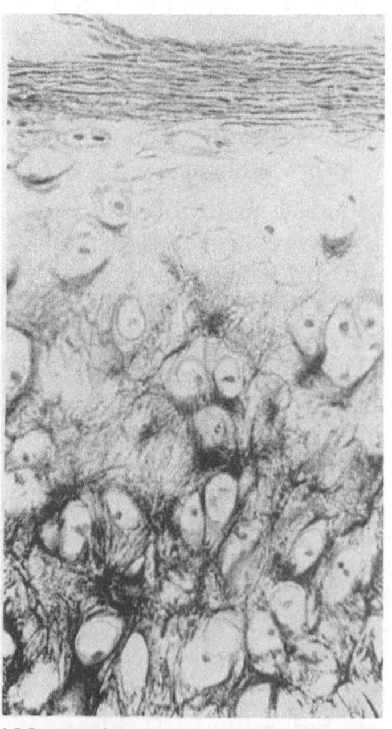

Abb. 223. Dasselbe Objekt wie 222. Übersicht der Schichten. Färbung mit Purpurin in AlCl₃. Kerne und elastische Netze gefärbt. *a*, *b*, *c* wie bei 222, in Zone *c* die Netzknoten deutlich. Phot. 130 mal.

Abb. 164 dargestellten Verzweigungen aus einem elastischen Bande. Die elastischen Netze des Knorpels zeigen keine anderen Formen, als wie sie in anderen, elastische Netze enthaltenden Organen zur Beobachtung gelangen. Die innersten Zonen der Kugeln (Kapseln) sind an älteren elastischen Knorpeln frei von elastischen Netzen.

Die elastischen Netze sind an in Wasser oder Alkohol liegenden Schnitten ohne Färbung gut zu sehen, durch „Elastinfärbungen" ohne besondere Vorbehandlung vollständig darzustellen. Sie sind also nicht, nach Art der kollagenen Fibrillen, maskiert.

Neben den Netzen kommen in ält e re n elastischen Knorpeln, im Kehldeckel, im Ohrknorpel, runde Körner vor, die sich wie die elastische Substanz der

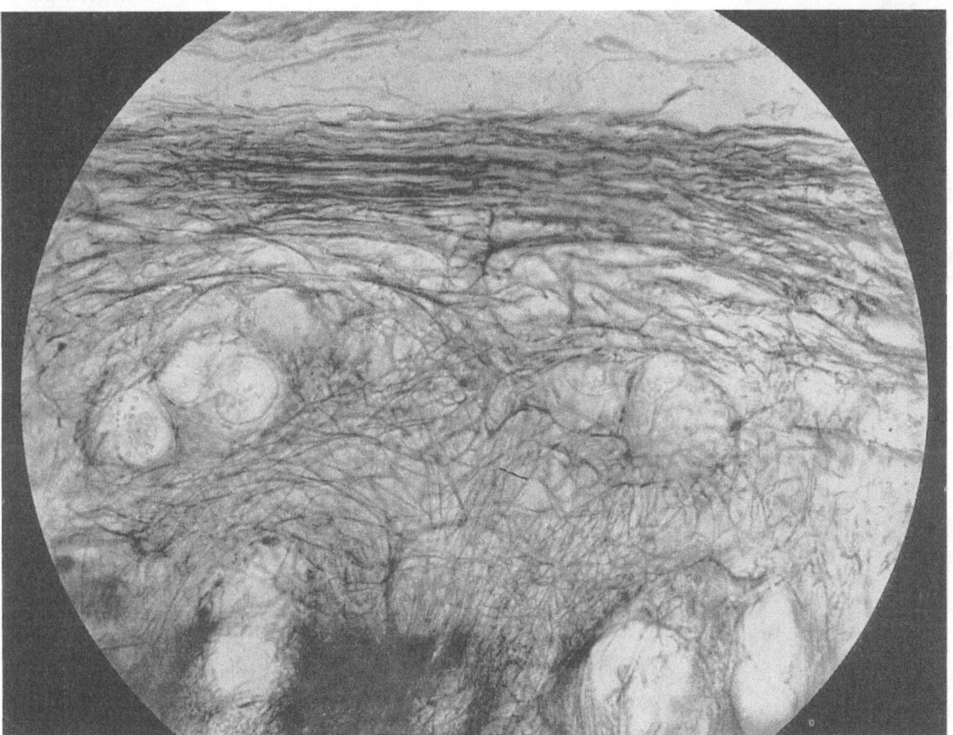

Abb. 224. Dasselbe Objekt wie 222. Färbung der elastischen Netze mit saurem Orzein. Äußere Schichten. Phot. 450 mal. *a* Perichondrium, *b* Zone der dünnen Bögen, *c* Zone der Netzknoten.

Netze verhalten. Sie werden von einigen Autoren als aus derselben Substanz, wie diese also aus Elastin bestehend, angesprochen. Wir haben aber bereits in älteren hyalinen Knorpeln Körnchen derselben Art kennen gelernt, die wir dort als Albumoid bezeichneten. Auch diese färben sich mit Orzein (vgl. S. 202). Sie werden als Produkt physikalisch-chemischer Zerstörung der Grundsubstanz aufgefaßt. Es ist wahrscheinlich, daß die im Innern der älteren elastischen Knorpel vorkommenden Körner von derselben Art wie die an entsprechender Stelle vorkommenden des Hyalinknorpels, also als Albumoid zu bezeichnen sind. Eine genaue Unterscheidung von Albumoid und Elastin können wir einstweilen nicht machen. Die Färbung ist nicht maßgebend, was sich verschieden färbt, ist vielleicht chemisch, sicher physikalisch verschieden, was sich gleich färbt, braucht nicht dasselbe zu sein.

Die Art der Einlagerung ist in beiden Fällen die gleiche, annähernd gleichmäßige Verteilung der Körnchen bis in die Kapseln, die von Netzen frei sind. Die Anschauung, daß Netze und Körner etwas Verschiedenes sind (Elastin und

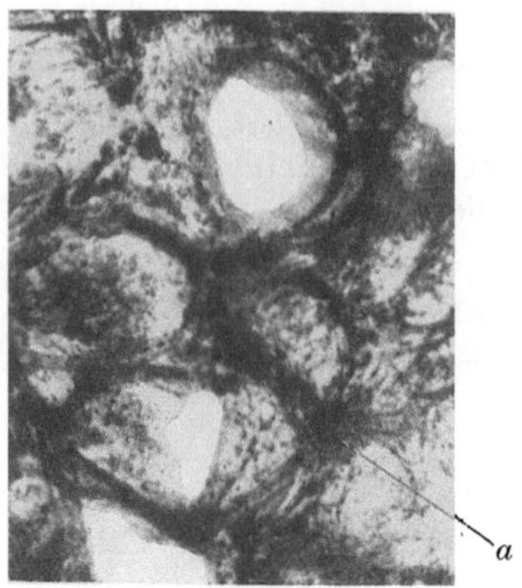

Albumoid) wird vielleicht noch dadurch unterstützt, daß unmöglich so kleinen Körnern aus elastischer Substanz eine mechanische Bedeutung beigemessen werden kann. Bei der Formänderung der ganzen Platte erleiden so kleine Gebilde selbst nur eine sehr geringe Formänderung, während die durch das ganze Stück zusammenhängenden Netze eine ausgiebige Federwirkung entfalten können.

An fötalen elastischen Knorpeln ist von Körnchen nichts wahrzunehmen. Sie treten gerade wie das Albumoid erst beim Erwachsenen auf.

Über die histologische Entwicklung des elastischen Knorpels fehlen uns wirklich aufklärende Untersuchungen. Ein Ohrknorpel aus dem 5. Monat zeigt die typische Bildung jungen Knorpels — schmale Grundsubstanzwände zwischen eng gelagerten Zellen. Er enthält bereits elastische Netze. Abb. 226 zeigt die elastischen Netze aus einem etwas älteren Ohr

Abb. 225. Dasselbe Präparat wie 224, innere Schicht, *a* Netzknoten, beachte die Pünktchen. Phot. 450 mal.

(Föt des 6. Monats). Die Netzmaschen verlaufen fast gerade von einem Perichondrium zum anderen. Der eines Fötus aus dem 7. Monat zeigt (Abb. 227) im Innern bereits eine Anordnung der Maschen, derart, daß diese die Höhlen

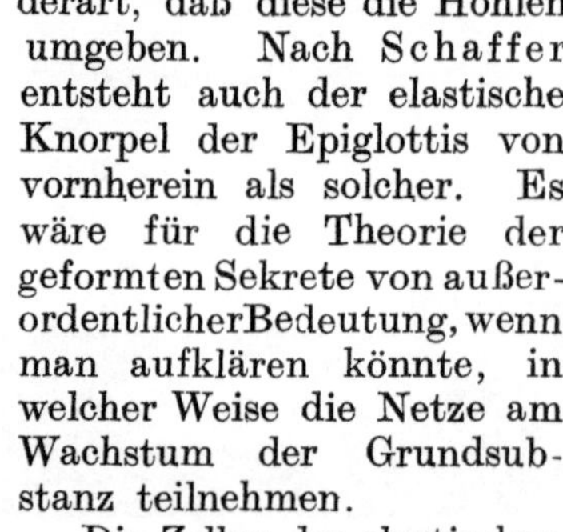

umgeben. Nach Schaffer entsteht auch der elastische Knorpel der Epiglottis von vornherein als solcher. Es wäre für die Theorie der geformten Sekrete von außerordentlicher Bedeutung, wenn man aufklären könnte, in welcher Weise die Netze am Wachstum der Grundsubstanz teilnehmen.

Die Zellen des elastischen Knorpels bieten keine Besonderheiten.

119. Die verschiedenen Arten des Faserknorpels, chordoide und chondroide Gewebe.

Mit dem Namen Faserknorpel werden eine Reihe recht verschiedener Gewebe zusammengefaßt. Was eine dem Hyalinknorpel ähnliche Konsistenz und dabei eine deutlich faserige Struktur besitzt, wird so genannt. Es wäre richtig, nur solche Gewebe mit dem Namen

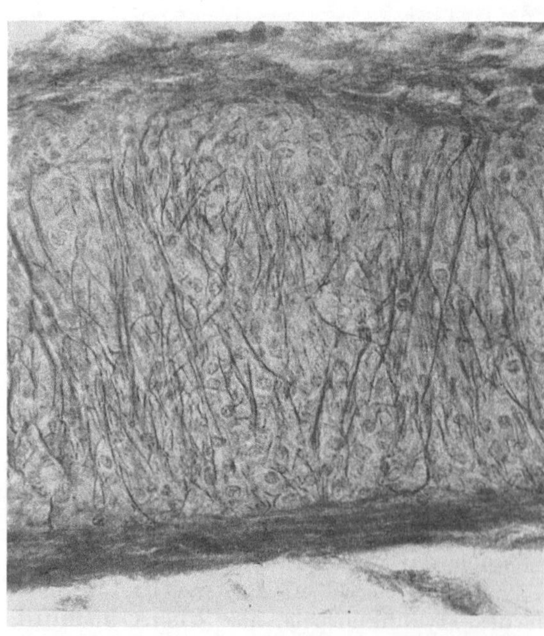

Abb. 226. Ohrknorpel eines menschlichen Föts aus dem 5.–6. Monat, saures Orzein, Naphtholgrün, Kerne, Bindegewebe, elastische Netze gefärbt. Die elastischen Fasern laufen senkrecht durch das Stück hindurch. Phot. 330 mal.

Knorpel zu bezeichnen, deren Grundsubstanz aus kollagenen Fibrillen besteht, die in eine Gallerte aus Schleimkörpern eingebettet sind. Wir vermuten zwar, daß dort, wo wir das Gewebe mit Toluidinblau usw. (S. 148) metachromatisch färben können, solche Körper vorhanden sind, aber einmal tritt eine solche Färbung nicht in allen Fällen ein, und zweitens sind die Bedingungen, unter denen diese Reaktion in ihnen eintritt, zu wenig bekannt, um daraus allein ein Urteil über die chemische Zusammensetzung des Gewebes zu gewinnen. Im übrigen wissen wir von der chemischen Zusammensetzung und dem physikalischen Aufbau der verschiedenen „faserknorpeligen" Organe zu wenig, um daraus für die Einteilung und Benennung dieser Gewebe eine brauchbare Grundlage zu entnehmen.

Schaffer, dem wir eingehende Untersuchungen über die ganze Gruppe der Knorpelgewebe verdanken, hat nach anderen Gesichtspunkten eine Einteilung der uns beschäftigenden Gewebe gegeben. Er geht aus von zwei Geweben oder Organen, die in ihrer mechanischen Leistung sehr ähnlich, aber nach verschiedenen Konstruktionsprinzipien aufgebaut sind, von der Chorda dorsalis und dem echten Hyalinknorpel.

Die Chorda dorsalis niederer Wirbeltiere (Zyklostomen) besteht aus Zellen. Ihr Protoplasmakörper mit dem Kern bildet, ähnlich, wie bei den Fettzellen, eine dünne Blase, die einen Hohlraum einschließt. Dieser ist mit einer wässerigen Flüssigkeit gefüllt. Die ganze Zelle ist von einer Membran umschlossen, und durch den osmotischen Druck der eingeschlossenen Flüssigkeit wird das ganze Gebilde gespannt (vgl. Pflanzenzelle). Viele solcher Zellen liegen nebeneinander und füllen einen aus elastischen Häuten und kollagenen Fibrillen gebildeten Schlauch aus (Abb. 228). Das Ganze hat die Konsistenz eines frischen Pflanzenstengels.

Die einzelnen Zellen lassen sich voneinander mit ihren Membranen trennen. Wo mehrere Membranen zusammenstoßen, sind am Schnitt kennzeichnende zwickelartige Lücken zu erkennen. Ein Gewebe, das solche von Membranen umschlossene und mit diesen isolierbare Zellen enthält, nennt Schaffer ein chordoides Gewebe.

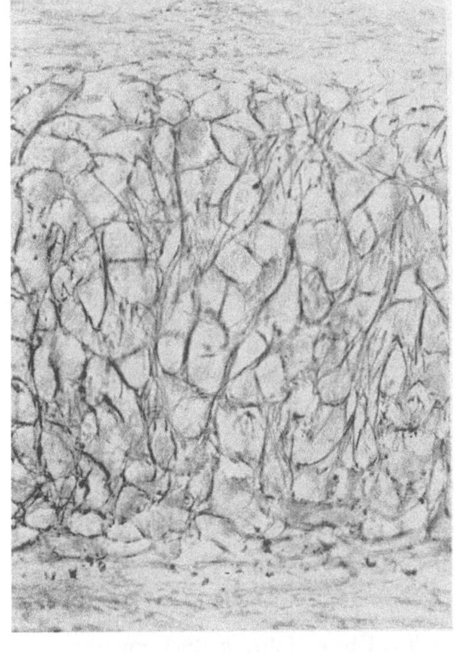

Abb. 227. Uhrknorpel eines menschlichen Föts aus dem 7. Monat, saures Orzein. Die elastischen Netze umspinnen bereits die Zellen. Phot. 330 mal. *a* Perichondrium.

Aus dem hyalinen Knorpel sind Zellen mit dazu gehörigen Membranen nicht zu isolieren, sondern nur nackte Zellen und Bruchstücke eines einheitlichen Fachwerkes aus Grundsubstanz. Ein nach Art des Hyalinknorpels gebautes Gewebe nennt Schaffer ein chondroides Gewebe.

Auch das Verhalten der Zellen selbst zeigt bei beiden Gruppen Unterschiede. Die Knorpelzelle ist leicht zerstörbar (S. 189). Die Zellen der chordoiden Gewebe sind weniger verletzlich, sie werden bei der Fixierung in ihrer Form erhalten, zuweilen schrumpfen sie ein wenig innerhalb ihrer Membran (Abb. 229). Dieser Unterschied gilt jedoch nur gegenüber der Zelle des vollentwickelten Knorpelgewebes, jugendliche Knorpelzellen sind weniger wasserreich und erfüllen in fixierten Präparaten die ganzen Höhlen.

Unter dem Namen „blasiges Stützgewebe" faßt Schaffer nun weiter alle die Gewebe zusammen, deren mechanische Beschaffenheit von dem Turgor ihrer Zellen mitbedingt ist. Nach den in den letzten Absätzen entwickelten Gesichtspunkten unterscheidet er chordoides und chondroides blasiges Stützgewebe.

Ein Beispiel für ein chondroides blasiges Stützgewebe ist der schon erwähnte Zellknorpel der Froschlarven; ein „Faserknorpel" aus dieser Gewebegruppe ist der Knorpel der

Achillessehne beim Frosch. Er besteht aus großen blasigen Zellen, durch deren Turgor das Gewebe prall gespannt erhalten wird. Sie sind eingebettet in ein dünnes Fachwerk aus Grundsubstanz, in das aber zahlreiche derbe Fasern eingelagert sind. (Chordoides blasiges Gewebe s. nächsten Paragraphen.)

120. Gelenkzwischenscheiben und Pfannenlippen. Wir beschränken uns für die genauere Betrachtung auf die beim Menschen vorkommenden Gewebe.

Das Gewebe der Gelenkzwischenscheiben (Disci articulares und Menisci) wird als Faserknorpel bezeichnet. Jedoch sind die dichtgepackten kollagenen Fasern, die die Hauptmasse des Organs bilden, wahrscheinlich nicht in Chondromukoid eingebettet. Sie gleichen nach optischem Verhalten und Färbbarkeit durchaus dem Gewebe der Sehnen oder Kapseln (Abb. 229). Die Zellen zeigen jedoch Besonderheiten, die das Gewebe dem Knorpel nahe stellen. In den äußeren Schichten (Abb. 230) sind die Zellen in Membranen (Kapseln) ein-

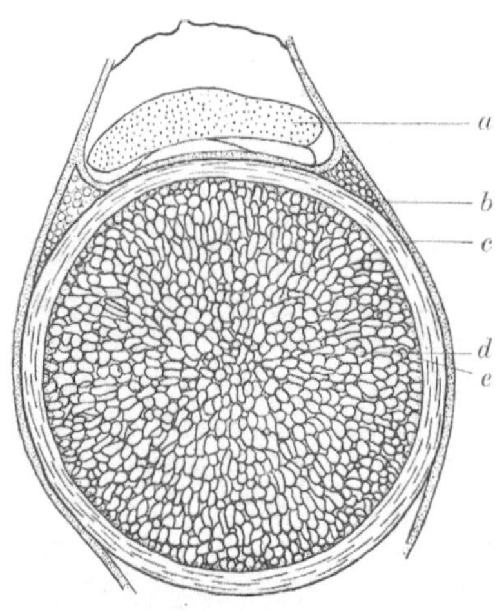

Abb. 228. Querschnitt durch die Chorda dorsalis eines Neunauges. Nach v. Ebner 1897. *a* Rückenmark, *b* elastische Chordascheide (schwarz), *c* kollagene Chordascheide, *d* Chordaepithel, *e* Chordazellen. Vgl. auch S. 168.

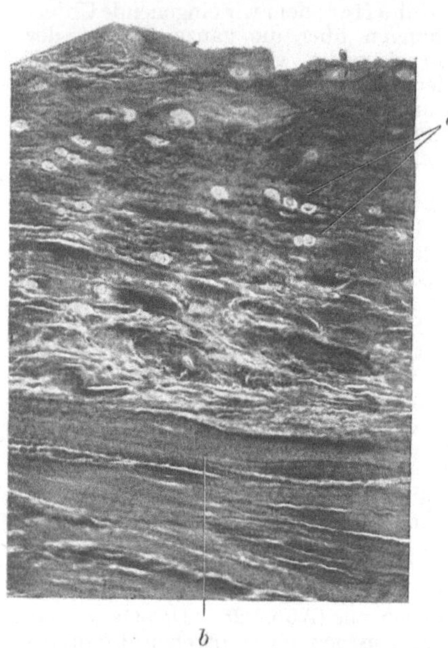

Abb. 229. Senkrechter Schnitt durch die Mitte des Sternoklavikularmeniskus vom Menschen. Gallaminblau, v. Gieson. Phot. 140 mal. Bei *a* die äußere Schicht aus gekreuzten Fasern mit Kapseln, bei *b* die innere Schicht aus parallelen Fasern (vgl. Abb. 231).

geschlossen, sie sind von ovaler Gestalt, scheinbar weniger wasserreich als typische Knorpelzellen, daher bei der Fixation nicht zu formlosen Gerinnseln zerfallend (chordoides blasiges Gewebe nach Schaffer). Die Membranen färben sich mit basischen Anilinfarben, mit Toluidinblau metachromatisch, an einzelnen Stellen sieht man auch kleine verschwommene metachromatische Höfe um die Zellen herum, was die Vermutung nahe liegt, daß dort Mukoide das Gewebe durchtränken. Mit Bindegewebsfärbungen färben sich die Membranen nicht. An günstigen Stellen kann man jedoch eine Doppelbrechung der Membranen nachweisen (negatives Kreuz zwischen gekreuzten Nikols über Gips, Rot I. Ordnung). Es wird sich bei ihnen also wohl um Wickelungen kollagener Fibrillen handeln.

Wo der Meniskus an der Kapsel ansetzt, liegen dieselben blasigen Zellen in lockere Bindegewebsbündel eingebettet.

Im Innern der Zwischenscheibe hat das Gewebe völlig die Kennzeichen desSehnengewebes: typische Flügelzellen (s. S. 184) zwischen parallelen Fibrillenbündeln. Diese letzteren laufen einander aber nicht durchweg wie in einer Sehne parallel, sondern schneiden sich in spitzen Winkeln (Abb. 229, b). Zwischen ihnen sind spärliche Schichten interstitiellen Gewebes vorhanden. Das Besondere des Gewebes ist, daß sich der Zelleib der Flügelzellen mit Toluidinblau stark metachromatisch belädt, etwa wie die Zellen der subperichondralen Schichten des Knorpels (vgl. Abb. 208). Auch das interstitielle Gewebe zwischen den Bündeln erscheint auf einem mit Toluidinblau gefärbten Schnitt dunkelviolett. Das alles ist bei einer gewöhnlichen Sehne nicht der Fall. Wir wollen ein derartiges Gewebe als Knorpelsehne bezeichnen.

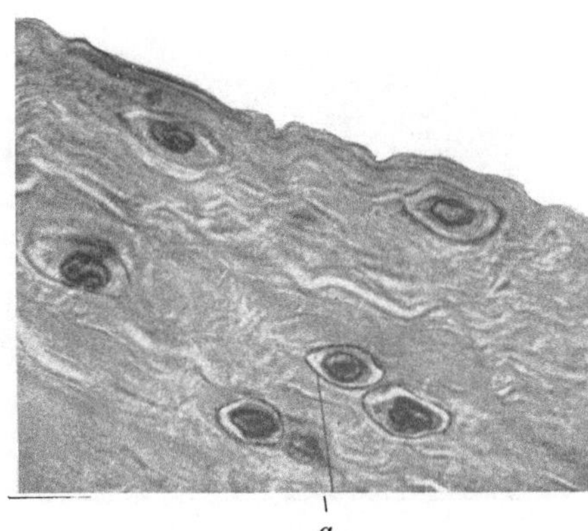

Abb. 230. Dasselbe Objekt wie 229, Galleïn, Methylenblau. Äußere Schicht. Phot. 720 mal. Die Kerne und Kapseln sind etwas überzeichnet. *a* Kapsel.

Ob die Blasenzellen der Außenschichten eine besondere Druckfestigkeit des Gewebes herbeiführen, oder ob die für die Erhaltung des fibrösen Gewebes notwendigen Zellen bei den auf den Gelenkzwischenscheiben lastenden Drucken durch den Einschluß in Membranen vor dem Zerquetschen geschützt werden, muß dahingestellt bleiben. Welche Bedeutung ferner die eigenartige Abänderung des Sehnengewebes im Innern der Scheibe hat, wieweit aus dem Farbbild auf den physikalisch chemischen Aufbau und seine Bedeutung für die Mechanik des Gewebes geschlossen werden kann, ist ebenfalls fraglich.

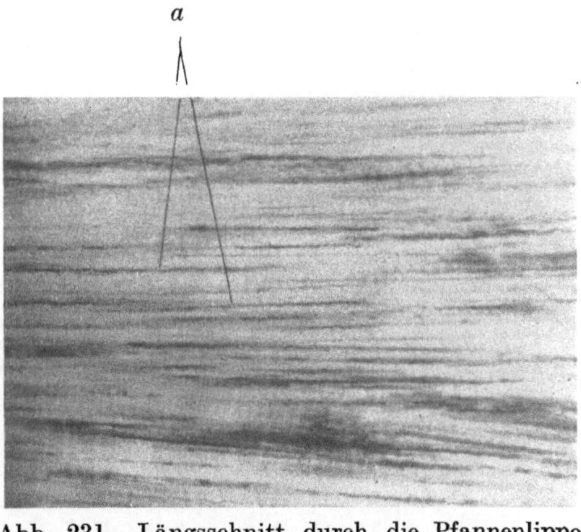

Die Pfannenlippe (Labrum glenoidale) des Hüftgelenks ähnelt in ihrem Bau den Zwischenscheiben. Nur überwiegt der knorpelsehnige Anteil bedeutend (Abb. 231) und nur eine dünne Schicht blasigen Gewebes überzieht die dem Gelenkkopf zugewendete Fläche. An der dieser entgegengesetzten Seite gleicht das Gewebe der Innenschicht der Gelenkkapseln (s. unterGelenke). DieseSchicht enthält auch Blutgefäße, während die Pfannenlippe selbst ebenso wie die Zwischenscheiben nach Art des Knorpels gefäßlos ist.

Abb. 231. Längsschnitt durch die Pfannenlippe (Labrum glenoidale) des Hüftgelenkes. Toluidinblau. Innerer „knorpelsehniger" Teil. Phot. 110 mal. *a* metachromatisch gefärbte Zellen.

121. Schambeinfuge und Zwischenwirbelscheibe. Das Gewebe der Schambeinfuge und der Zwischenwirbelscheiben kann man als echten Faserknorpel bezeichnen. Man kann es kennzeichnen als einen Knorpel, in dem die Zwischenschichten an Masse die Knorpelkugeln überwiegen. Gleichzeitig ist das Kollagen derselben Schichten zu derben Bündeln vereinigt und in eine weiche Chondromukoidgallerte eingebettet. In dieser bleiben die

kollagenen Bündel ähnlich verschieblich wie in einem derben Bindegewebe. An
vielen Stellen geht Hyalinknorpel räumlich unmittelbar in Faserknorpel über.

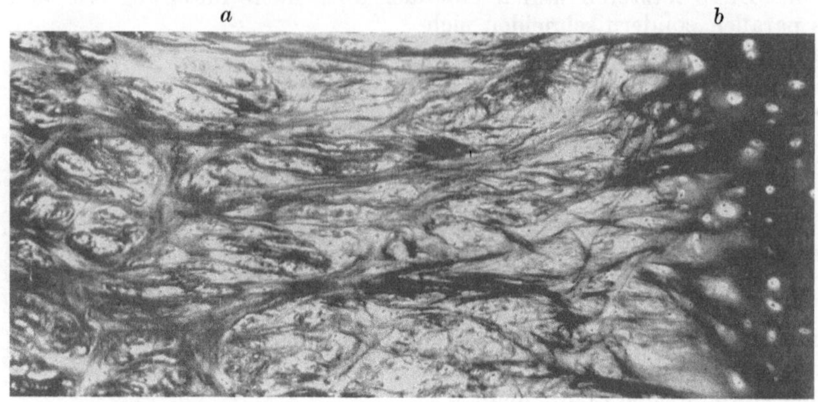

Abb. 232. Frontalschnitt durch die Symphyse eines erwachsenen Menschen. Gallaminblau,
v. Gieson. Rand des Faserknorpels (a), Übergang zum Hyalinknorpel (b). Im Hyalinknorpel helle (nicht azidophile) Höfe, darin als feine Pünktchen die mit Gallaminblau gefärbten Zellkerne sichtbar. Ebensolche hellen Höfe mit Pünktchen, wird man bei genauerem
Hinsehen im Faserknorpel entdecken. Phot. 73 mal.

Die Schambeinfuge (Symphyse) besteht aus einer Schicht Faserknorpel,
deren Fasern in einer dünnen Lage von Hyalinknorpel wurzeln, die die Knochen-

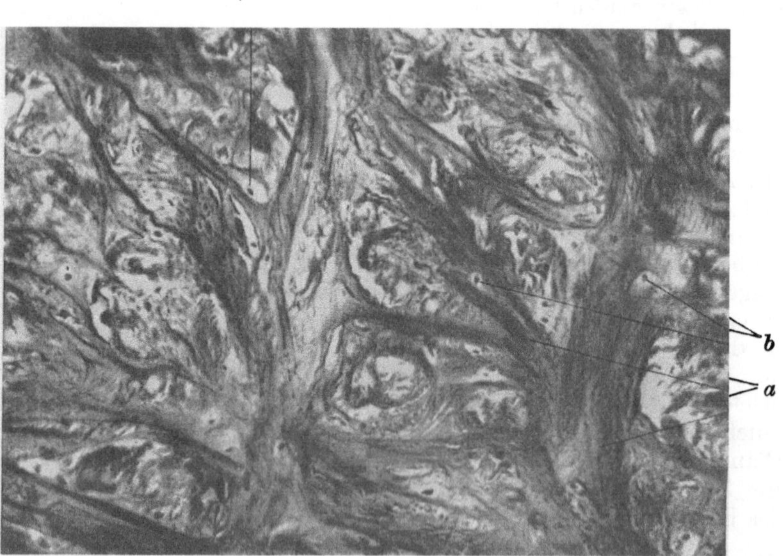

Abb. 233. Dasselbe Präparat wie 232. Mitte des Faserknorpels. a Bündel kollagener
Fibrillen, b Zellen (Kerne als dunkle Punkte) mit hellen Höfen. Phot. 180 mal.

enden der beiden Schambeine überzieht. Das Gewebe geht an der Außenfläche
der Fuge in Bindegewebe über, das beide Knochenenden an der Oberfläche ver-

einigt (die verschiedenen Bänder). Zuweilen findet sich im Innern der Fuge
eine Spalte. Abb. 232 zeigt das Photogramm eines mit Pikrofuchsin gefärbten
Schnittes. Man erkennt einen stark azidophilen Hyalinknorpel (a). In diesen
strahlen derbe Faserbündel ein, zwischen denen Knorpelkugeln sichtbar sind.
Weiter nach dem Innern zu durchflechten sich die Bündel entsprechend den
drei Hauptebenen, so daß sie vorwiegend in Frontal-, Sagittal- und Querebenen
verlaufen. So sieht man auf einem durch die Mitte des Knorpels verlaufenden
Frontalschnitt die sich rechtwinklig kreuzenden Bündel, in deren Lücken quer -
getroffene Bündel liegen. Die Zellen sind auch im Innern in typische
Knorpelkugeln eingeschlossen, die auf dem Pikro-Fuchsinbild hell er-

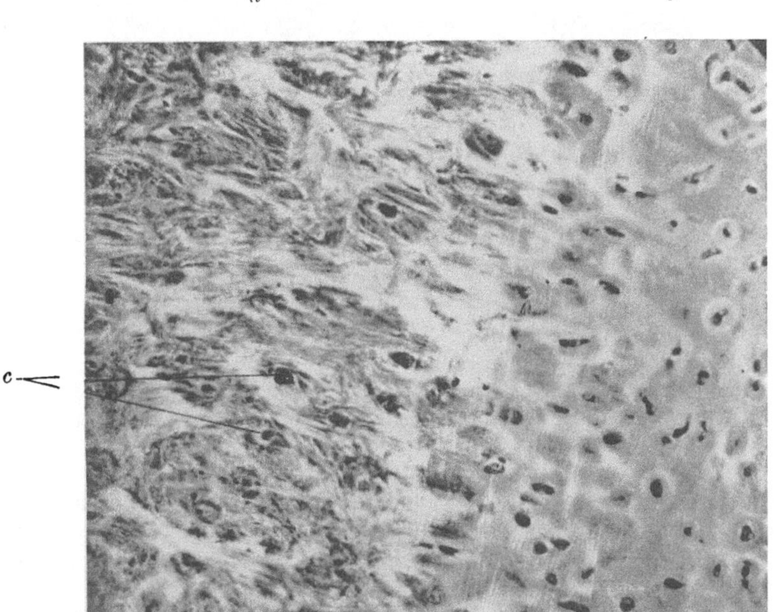

Abb. 234. Dasselbe Objekt wie 232. Rand, Übergang des Faserknorpels in den Hyalinknorpel. Phot. 73 mal. (Dieselbe Vergrößerung und Orientierung wie Abb. 234. *a* Faserknorpel, *b* Hyalinknorpel. Der Schnitt ist so dick, daß die Kapseln als geschlossene dunkle
Flecke erscheinen, in beiden Knorpelarten zu erkennen, bei *c* im Faserknorpel leichter zu
finden. Um diese Kapseln Höfe, diese auch im Faserknorpel, z. B. am unteren Strich bei *c*,
zu erkennen. (Bei allen Abbildungen kann man eine schwache Lupe benützen.)

scheinen (Abb. 233). Ein mit Toluidinblau gefärbter Schnitt zeigt den Hyalinknorpel mit Zellen, Territorien und Interterritorien und im Faserknorpel eine
unregelmäßigere fleckige Verteilung des Farbstoffes. Ein genaueres Studium
der Farbverteilung lehrt, daß es sich dabei um verwaschene Höfe um lebhaft
gefärbte Knorpelkugeln handelt, die ohne zu deren Verlaufe in Beziehung zu
stehen auf die zwischen den Kugeln hinziehenden Bündel übergreifen. Eine
Gliederung in Territorien und Interterritorien ist nur nahe dem Hyalinknorpel
angedeutet (Abb. 234).

Das Polarisationsmikroskop klärt die eigentliche Architektur, d. h. den
Fibrillenverlauf weiter auf. Die Mitte der Fuge zeigt die sich durchkreuzenden
Fasern (Abb. 236). Der Rand zeigt den Hyalinknorpel mit den deutlich erkenn-
baren Knorpelkugeln und den einstrahlenden Fasern (Abb. 235). In der

Stellung des Schnittes, in der — zwischen gekreuzten Nikols — die einstrahlenden Fibrillen am hellsten sind (Stellung des Photogramms Abb. 235), sind die Zwischenschichten des Hyalinknorpels dunkel. Drehen wir nun den

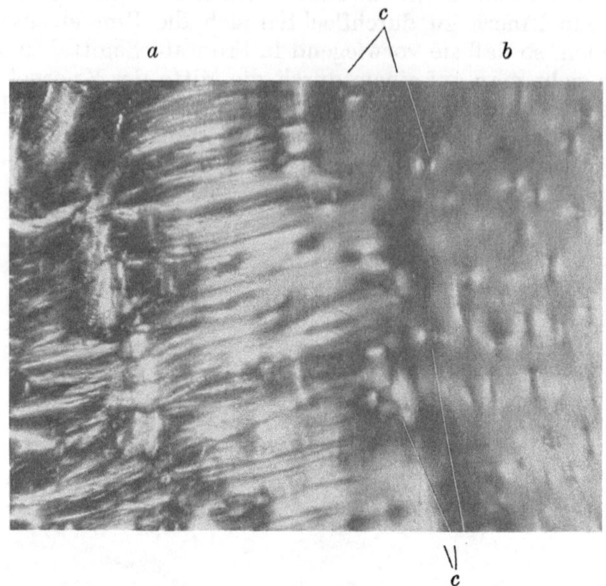

Abb. 235. Dasselbe Objekt wie 232. Rand, Polarisiertes Licht, Nicolebenen diagonal zur Abbildung. *a* Faserknorpel, *b* Hyalinknorpel, *c* Knorpelkugeln (4 helle Flecke, negative Kreuze) im Hyalinknorpel. Phot. 80 mal.

Schnitt, so werden die dunklen Stellen des Hyalinknorpels heller, die einstrahlenden Bündel dunkel. Die Richtung der Fibrillen im Hyalinknorpel kreuzt sich also schiefwinklig mit der der einstrahlenden Bündel. An geeigneten Stellen und bei geeigneter Stellung des Schnittes kann man auch innerhalb des eigentlichen faserknorpeligen Teiles die negativen Kreuze der Knorpelkugeln erkennen.

Abb. 237 zeigt eine Knorpelkugel mit Höhle und Zelle bei starker Vergrößerung.

Das Gewebe der Zwischenwirbelscheibe gleicht im wesentlichen dem der Symphyse. Wie bei dieser strahlen in den die Wirbelenden überziehenden Hyalinknorpel die Fasern des Faserknorpels ein. Verschieden von jener ist vor allem die Anordnung der zu derben Bündeln vereinigten Fibrillen. Das ganze Organ ist aus konzentrisch verlaufenden Schichten aufgebaut. Außen bestehen diese aus derbem sehnenähnlichen Gewebe. Nach innen zu werden sie dann knorpelig und der Übergang der rein fibrösen in die knorpeligen Schichten vollzieht sich in

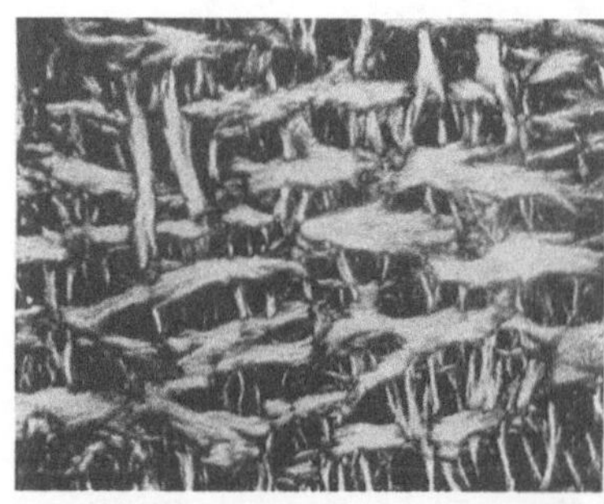

Abb. 236. Dasselbe Objekt wie 232. Mitte der Symphyse. Pol. Licht. Phot. 44 mal. Nicolebenen diagonal zur Abbildung. Die Menge der sich in die Schnittebene durchflechtenden Fasern erscheint geringer als sie ist, da die annähernd in die Nikolebenen fallenden Zweige dunkel bleiben. Es ist die Stellung aufgenommen, in der die Hauptbündel (vgl. Abb. 233) in die Diagonalstellung zu den Nicolebenen fallen.

ganz ähnlicher Weise wie beim Hyalinknorpel (vgl. S. 192). Die Zusammensetzung der Schichten ändert sich nach dem Innern der Scheibe zu noch weiter. **Die Menge der Fibrillen wird immer geringer, und die Chon**dromukoidgallerte immer wässeriger. Im Innern ist die Grundsubstanz so weich, daß sie fast fließt. Diese Masse bildet den **Nucleus pulposus.** Innerhalb dieser weichen innersten Gallerte liegen die Reste der epithelialen Chorda dorsalis (s. Abb. 276). Die Gallerte des Nucleus pulposus selbst ist aber nichts anderes als eine fibrillenarme Knorpelgrundsubstanz mit weicher wässeriger Chondromukoidgallerte.

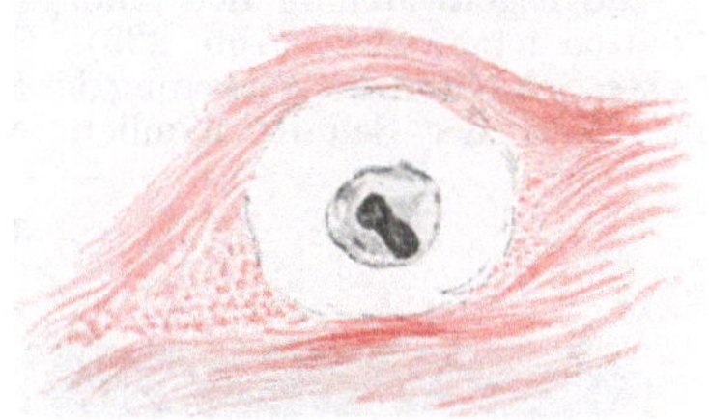

Abb. 237. Dasselbe Objekt wie 232. Gallaminblau, v. Gieson. Mitte der Symphyse, Knorpelkugel (ganz hell), darin die Zelle mit Kern (schwarz), rund herum verschieden getroffene Bündel kollagener Fibrillen. P. 1100 mal.

Die Zellen sind oft zu mehreren in **Knorpelkugeln** eingeschlossen. Diese färben sich vor allem in ihren innersten Schichten stark metachromatisch mit den bekannten Farbstoffen. Die basische Färbung ist in der übrigen Grundsubstanz wie in der Schambeinfuge in unregelmäßigen Höfen um die Kugeln verteilt (Abb. 238). Bei dieser Färbung heben sich jedoch die konzentrischen Schichten gut gegeneinander ab. An der Schichtgrenze ist meist ein farbloser Streifen

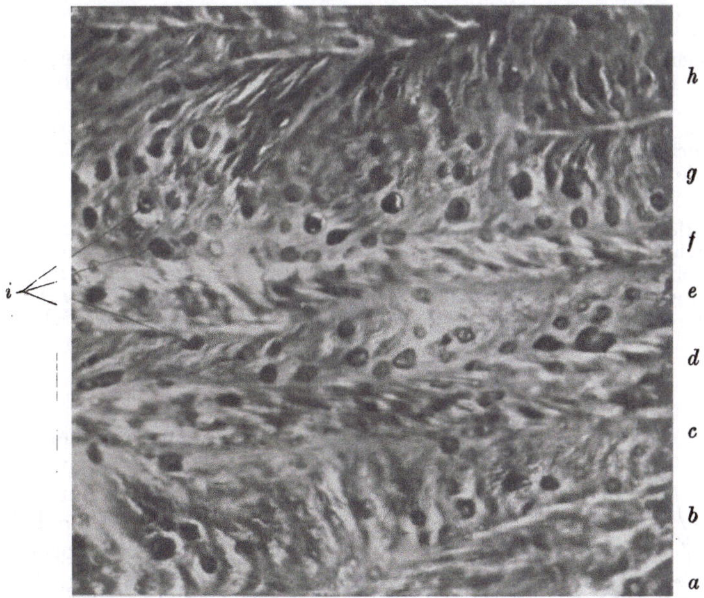

Abb. 238. Schnitt durch die Zwischenwirbelscheibe vom erwachsenen Menschen (Schnittrichtung senkrecht zur Wirbelsäulenachse). Toluidinblau. Phot. 73 mal. *a—h* quergetroffene Ringschichten, *i* Zellen in Kapseln eingeschlossen.

zu sehen, auch gerinnt die Chondromukoidgallerte in Figuren, die der Fibrillierung entsprechen.

Die Richtung der Fibrillen ist in jeder Schicht verschieden von der in den benachbarten, in derselben Schicht aber gleich. Die Fibrillen laufen schief (spiralig) durch die Schicht von einem Wirbelende zum anderen. In benachbarten Schichten kreuzen sie sich, es wechseln also immer links herum gewickelte Schichten mit rechts herum gewickelten ab (vgl. Bau der Osteone).

Die Eigenwicklung der Knorpelkugeln läßt sich zuweilen in prachtvollen negativen Kreuzen nachweisen (Abb. 239). Es ist sehr wahrscheinlich, daß in den fibrillenreichen derben Schichten die Wickelung der Kugel senkrecht zum Verlauf der Fibrillen in der Schicht ist. Fällt der Schnitt nämlich in die Ebene der Schichtfibrillierung, so zeigen die

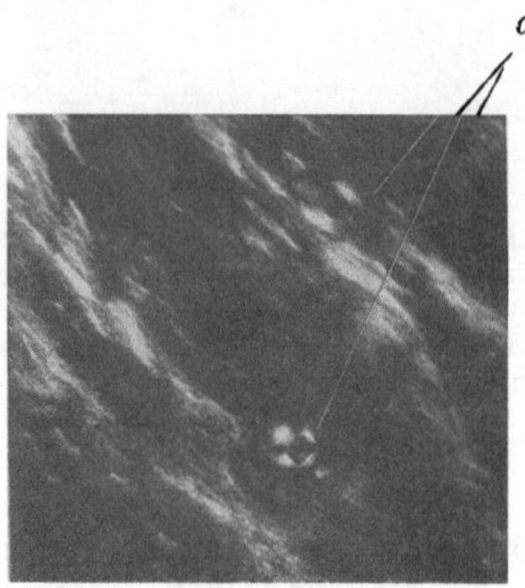

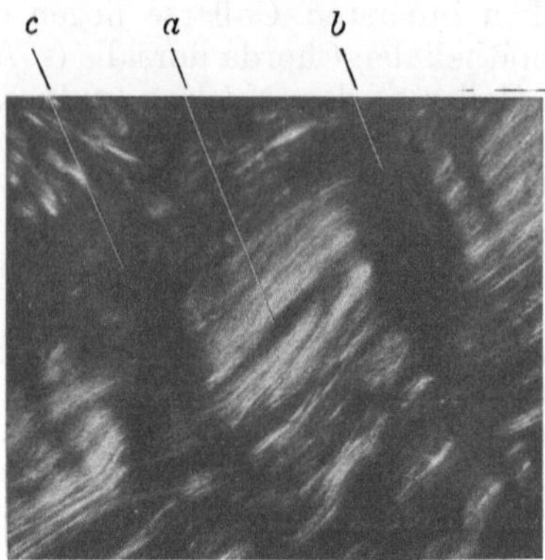

Abb. 239. Zwischenwirbelscheibe vom erwachsenen Menschen. Nucleus pulposus, Paraffinschnitt, Schnitt durch die aus dem frischen Querschnitt der Scheibe hervorgequollene Masse. Ungefärbt in 10 % NaCl. Pol. Licht. Nicolebenen parallel den Seiten der Abbildung. Phot. 150mal. *a* Kapseln mit negativen Kreuzen, Fibrillen der Zwischenschicht als helle Streifen sichtbar.

Abb. 240. Sagittalschnitt durch die Zwischenwirbelscheibe, Paraffinschnitt ungefärbt in 10 % NaCl. Pol. Licht, Nicolebenen parallel den Seiten der Abbildung. Phot. 150 mal. *a* Kapsel, erscheint als Aussparung, *b* dunkle Stellen im wellig verlaufenden Fibrillenbündel, an denen die Richtung der Fibrillen in die Nicolebenen fällt.

Kugeln keinerlei Aufhellung (Abb. 240), wie man auch den Schnitt dreht. Da solche Kugeln aber im gewöhnlichen Licht und am gefärbten Präparat durchaus den anderen gleichen, die die Doppelbrechung zeigen, so folgt, daß die mangelnde Aufhellung am Verlauf der Fibrillen liegt, sie sind senkrecht getroffen, verlaufen also in flachen Schraubenwindungen senkrecht zur Schnittebene, d. h. senkrecht zur Hauptfibrillierung der Schicht.

Der Knochen.

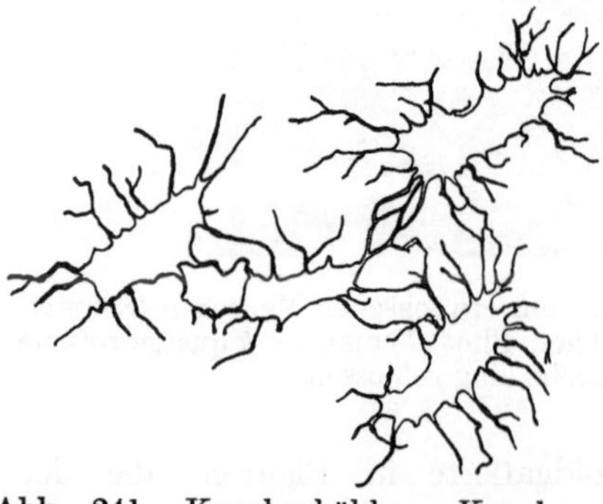

122. Die Zellen, Knochenhöhlen. Die starren Teile des Bewegungsapparates bestehen beim Menschen und den Säugetieren aus Knochen, dem bei mannigfachen (statischen) Beanspruchungen — bei Druck, Zug, Biegung, Verwindung — festen Gewebe. Auch beim Knochen unterscheiden wir die Grundsubstanz von den in diese eingelagerten Zellen. Die Hohlräume, in denen diese Zellen liegen, nennt man wie beim Knorpel „Höhlen", Knochenhöhlen. Am mazerierten, d. h. durch Fäulnis seiner weichen Bestandteile beraubten Knochen, sind diese Höhlen leer. Am trockenen

Abb. 241. Knochenhöhlen. Knochenplättchen der unteren Muschel, aus einem mazerierten Schädel, im ganzen in Balsam eingeschmolzen. P. 900 mal.

Knochen sind sie daher mit Luft gefüllt und in einem Schliff oder einem dünnen Plättchen, wie es z. B. im Siebbeinlabyrinth oder in den Nasenmuscheln vorkommt, erscheinen die Höhlen im durchfallenden Licht dunkel (totale Reflexion).

Die Höhlen sind zugespitzt oval und etwas abgeflacht, haben also die Gestalt eines Zwetschgenkernes (v. Ebner). Sie senden nach allen Seiten Ausläufer aus, die sich mit denen benachbarter Zellen verbinden (Abb. 241). So ist der ganze Knochen von feinen Kanälen durchzogen (Abb. 242 u. 243), die allseitig untereinander zusammenhängen und an den Außen- und Innenflächen des Knochens ausmünden, den Knochenkanälchen. Sie dienen als Bahnen für den Stoffverkehr im Knochen.

In diesen Höhlen stecken die Zellen, die im allgemeinen eine mit der Höhlenform übereinstimmende

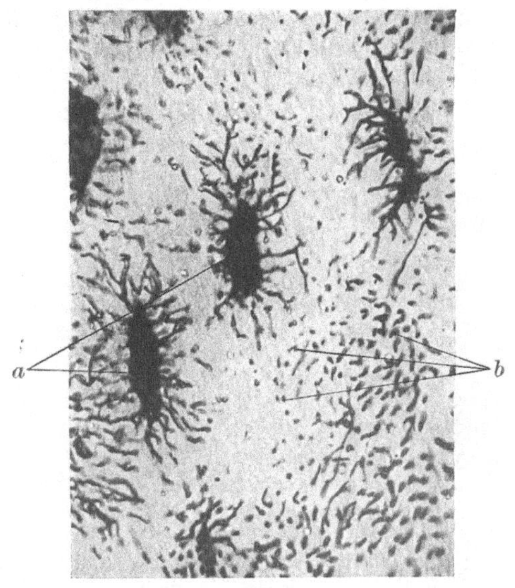

Abb. 242. Knochenhöhlen und Knochenkanälchen, Längsschliff durch den Oberschenkelschaft, nach der Methode von Zimmermann (Böhm und Oppel — Romeis Nr. 894) mit Fuchsin gefüllt. Phot. 490 mal. *a* Höhlen, flach im Schliff liegend, *b* quer durchschliffene Kanälchen.

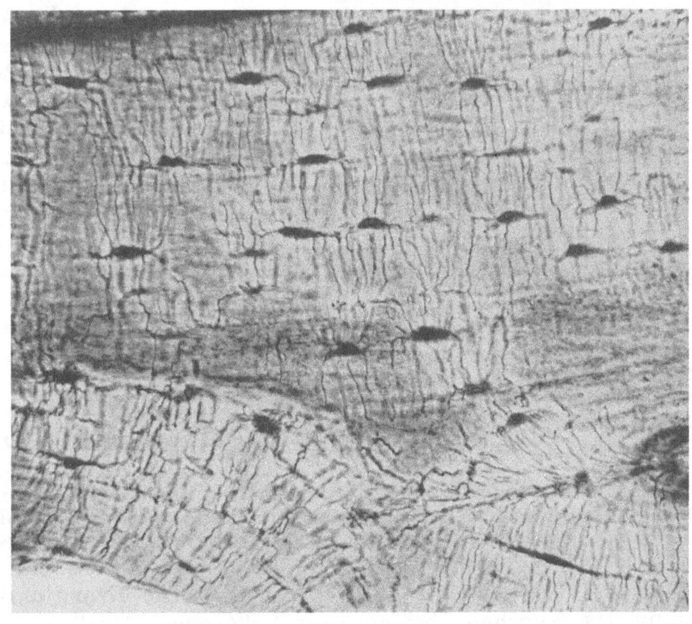

Abb. 243. Knochenhöhlen in der Kantenansicht, Schnitt durch den IV. Mittelhandknochen vom 6jährigen Kinde, Thioninmethode nach Schmorl. Phot. 300 mal.

15*

Gestalt besitzen. Es ist jedoch fraglich, ob jederzeit alle Kanäle ganz von Zellausläufern eingenommen sind. Wahrscheinlich ist, daß die Ausläufer

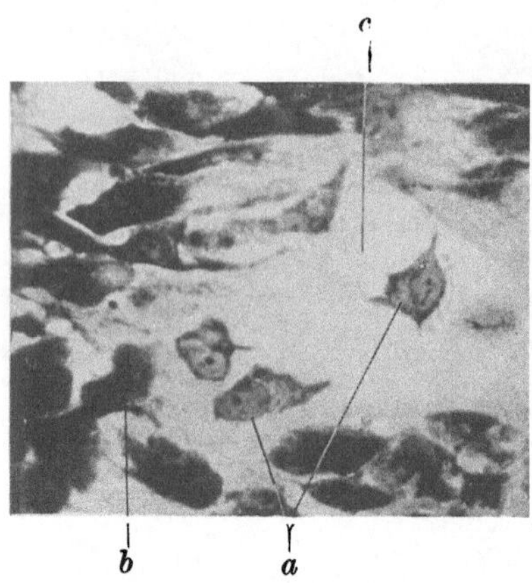

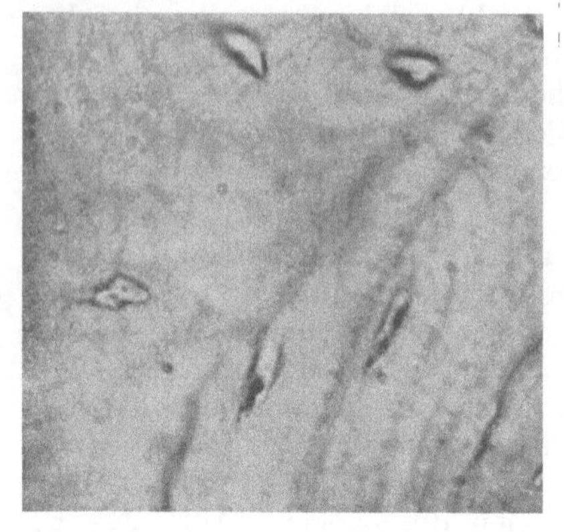

Abb. 244. Knochenzellen. Aus einem Flachschnitt durch das Schädeldach eines Föts aus dem 7. Monat, Färbung mit alkalischem Toluidinblau. Phot. 460 mal. *a* Knochenzellen, *b* Osteoblasten (undeutlich), *c* Grundsubstanz (farblos). Vgl. auch Abb. 248.

Abb. 245. Grenzscheiden der Knochenhöhlen. Schädeldach des Erwachsenen, Schnitt durch den mit Formol fixierten und nach v. Ebner entkalkten Knochen, Färbung mit Naphthopurpurin. Phot. 550 mal. *a* und *a'* Kittlinien, *a* in scharfer, *a'* in unscharfer Einstellung, bei *b* scharf eingestellte Knochenhöhle.

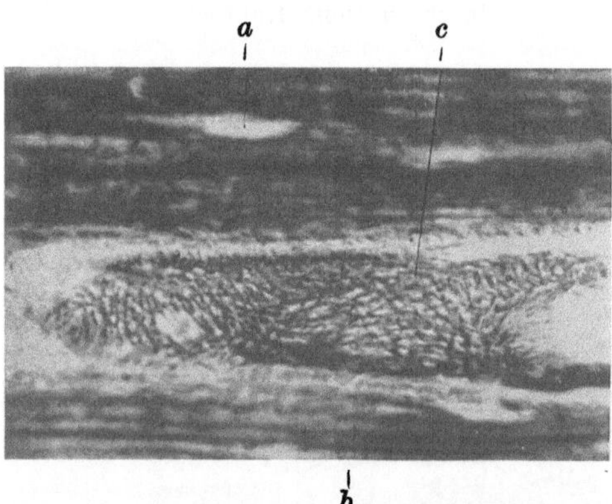

Abb. 246. Knochenfibrillen mit Silber gefärbt, Längsschnitt durch eine Phalanx. Präparat von O. Schultze, in Stöhr-Schultze: Lehrbuch der Histologie abgebildet. Phot. nach dem Präparat Nr. 4430 der Würzburger Sammlung. 320 mal. *a* Knochenhöhle, leer, von einem hellen, fibrillenfreien Hof (Grenzscheide) umgeben, *b* quergetroffene, *c* flachgetroffene Lamellen mit Fibrillen, es sind zwei Lamellen mit gekreuzten Fibrillen übereinander sichtbar.

gerade wie die der Mesenchymzellen eine gewisse Beweglichkeit besitzen, und so die Möglichkeit besteht, Verbindungen aufzuheben und anzuknüpfen. Die Zellen selbst unterscheiden sich wenig von Bindegewebszellen. Meist ist der Zelleib basophil (Abb. 244).

Die Knochenhöhle ist von einer besonderen Schicht umgeben, von derselben Art, wie sie die Kittflächen bildet. Wie diese enthält sie keine Fibrillen und färbt sich mit Hämatoxylin und anderen Tonerdelackfarben stärker als die übrige Grundsubstanz. Sie wird als Grenzscheide der Knochenhöhlen bezeichnet (Abb. 245).

Es gelingt[1], diese Scheiden zu isolieren, also die Höhlen mit ihrer Auskleidung als Wand für sich darzustellen. Diese Gebilde sind die Knochenkörperchen (R. Virchow).

123. Die Grundsubstanz. Die Grundsubstanz des Knochens besteht aus kollagenen Fibrillen, die in eine Zwischenmasse, die Kittsubstanz eingelagert sind (v. Ebner 1875). Die

---

[1] Vgl. ältere Literatur, Strickers und Koellikers Handbuch.

Fibrillen sind sowohl auf Schliffen wie auf geeignet entkalkten Schnitten sichtbar, durch Silberfärbung (Bielschofsky) gelingt es, sie isoliert, d. h. ohne
die Kittsubstanz, zu färben (Abb. 246). Die Kittsubstanz enthält Kalksalze und verdankt diesen ihre Härte, so daß das ganze Gewebe die bekannte
„knochenharte" Konsistenz erhält.

Diese Salze sind: Kalziumphosphat (85%), Kalziumkarbonat (10%), Magnesium-
phosphat (1,5%), Kalziumfluorid (0,3%)[1]. Sie lassen sich mit Säuren (HCl, HNO$_3$) aus-
ziehen, ohne daß die Struktur der Grundsubstanz sichtbar geändert wird. Verhindert man
dabei durch Zusatz von Salz (10% NaCl) die Quellung des Kollagens, so unterscheidet
sich der Knochen optisch sehr wenig von unentkalktem. Er ist dann leicht schneidbar
und biegsam. Ohne Salzzusatz entkalkter Knochen ist glasig durchscheinend (Knochenknorpel, Säurequellung des Kollagens). Die Kalksalze sind also nicht sichtbar in gröberen
Teilen in der Grundsubstanz vorhanden, sondern in sehr feiner, molekularer Verteilung
und Bindung an die Kittsubstanz.

Das Verhalten des Knochens im polarisierten Licht (grundlegende
Untersuchung von v. Ebner 1875) ist ganz durch die Anordnung der kollagenen

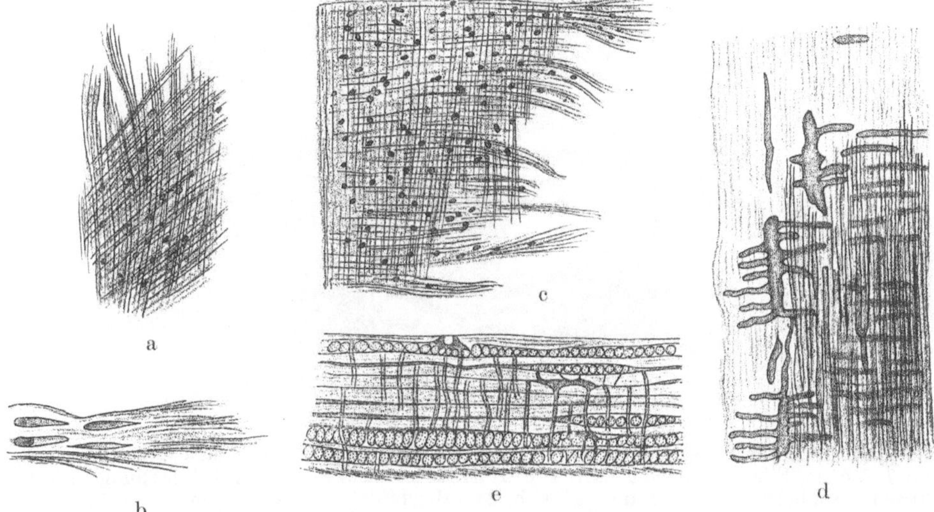

Abb. 247. Fibrillärer Bau des Knochens nach v. Ebner 1875. a--c Fibrillenbündelchen
an abgeschabten Teilen entkalkter Knochen unmittelbar sichtbar, d Schliff im zugeschmolzenen Rohr mit Wasser erhitzt, Fibrillen gelöst, am trockenen Schliff dann als
schwarze Linien sichtbar (Hohlräume, Luft), e Querschliff mit Lamellen, Knochenhöhlen
und Kanälchen, an den Lamellen mit quergetroffenen Fibrillen diese in Bündeln, beachte
die „auskeilenden" Lamellen.

Fibrillen bedingt. Wird ein Knochenschliff durch Glühen von den Fibrillen
befreit oder diese durch Erhitzen der Schliffe mit Wasser im zugeschmolzenen
Röhrchen zerstört, so behält er Form und Kalkgehalt und die Stellen der
Fibrillen werden als feine Kanälchen sichtbar (Abb. 247d). Werden diese
Hohlräume durch ein Medium von gleichem Brechungsindex, wie der übrige
Schliff ausgefüllt, so wird eine schwach negative Doppelbrechung sichtbar[2].
Die Untersuchung von Knochenschliffen oder von nach v. Ebner behandelten

---

[1] Zit. nach Oppenheimer: Handbuch der Biochemie. Jena 1909.
[2] Dies Verhalten des geglühten Schliffes kann jedoch nicht als Beleg für das optische
Verhalten der Kittsubstanz gelten. Es ist nur anorganisches Material übrig geblieben,
das sicher durch das Glühen eine ganz andere Molekularstruktur erhalten hat als sie die
Kittsubstanz besaß.

Schnitten[1]) mit dem Polarisationsmikroskop ist die wichtigste Methode um den Feinbau der Knochensubstanz festzustellen. Die Methoden, mit denen die Fibrillen gefärbt werden (Bielschofsky und die Fibrinfärbung nach Weigert) kommen nur für gewisse Stellen und als Ergänzung in Betracht. In den Aufbau der kompakten und spongiösen Knochensubstanz gewähren sie nur unvollkommene Einblicke. Das Schnittpräparat nach v. Ebner zeichnet sich durch große Einfachheit in der Herstellung aus.

Es ist fraglich, ob die fibrillenfreie Substanz der Kittflächen und der Grenzscheiden mit der Kittsubstanz zwischen den Fibrillen völlig übereinstimmt.

124. Anordnung der Fibrillen im Knochen. Wir unterscheiden zwei Arten von Knochensubstanz, den geflechtartigen Knochen und den Lamellenknochen. Beim geflechtartigen Knochen sind die Fibrillen zu Bündeln ver-

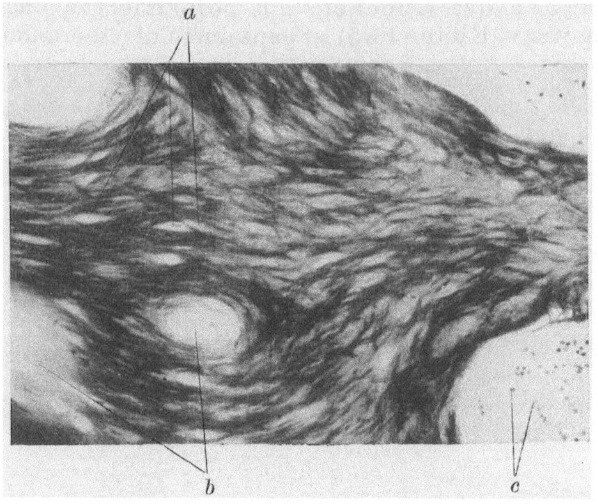

Abb. 248. Geflechtartiger Knochen, Flachschnitt durch das Schädeldach eines Föts aus dem 7. Monat, Fibrillenfärbung nach Weidenreich mit Weigerts Fibrinfärbung. Phot. 160 mal. *a* Lücken, in denen die auf Abb. 244 abgebildeten Zellen liegen, *b* Markräume, *c* rote Blutkörperchen in einem Gefäße des Markraumes.

einigt. Sind sie besonders derb, so spricht man von grobfaserigem oder grobgeflechtigem Knochen. Die Anordnung der Fibrillen entspricht durchaus der im faserigen derben Bindegewebe, wie es z. B. die Scheiden der Nerven und Gefäße zusammensetzt. Wir können ihn geradezu als erstarrtes Bindegewebe bezeichnen (Bindegewebsknochen). Die Zellen sind mehr oder minder regelmäßig darin verteilt (Abb. 248), die Bündel weichen auseinander, schließen sich wieder zusammen und lassen Lücken für die Zellen frei. So werden mehr oder minder massige Knochenteile gebildet. Sie sind von den Knochenkanälchen durchzogen und als Balken und Wände um Gefäße herum angeordnet. Eine besondere Gliederung der Grundsubstanz ist also nicht zu beobachten (Abb. 249).

Soweit wir Einsicht haben, entspricht der Verlauf der Fibrillen der Art der Beanspruchung des betreffenden Stückes. Die Knochen der Amphibien bestehen z. B. größtenteils

---

[1]) Entkalken des Knochens in 5% HCl $+ 10\%$ NaCl, Gefrierschnitte (auch Einbetten in Paraffin oder Zelloidin oder Freihandschnitte sind möglich); untersuchen in Wasser, starkem Alkohol oder am besten in 10% NaCl. Gut mit Wachs umrandete NaCl-Präparate halten sich jahrelang.

aus solchem geflechtartigen Knochen, vor allem aber wird das ganze embryonale Skelett der Säugetiere und auch des Menschen aus geflechtartigem Knochen aufgebaut und erst im Laufe der ersten Lebensjahre durch Lamellenknochen ersetzt. An Stellen, an denen Bänder in den Knochen einstrahlen, findet sich auch beim Erwachsenen Knochen von geflechtartiger Struktur.

Im Lamellenknochen ist die Grundsubstanz, wie der Name sagt, in dünnen Platten, Lamellen, angeordnet. Ihre Dicke beträgt 4,5—11 μ, die Mittelwerte sind die häufigsten (Koelliker). Die Fibrillen sind in ihnen zu sehr feinen Bündelchen zusammengelagert, die (nach v. Ebner) eine Dicke von etwa 3 μ haben. Sie laufen einander parallel. Zwischen sie hindurch treten die Ausläufer der Knochenhöhlen, die Knochenkanälchen hindurch (Abb. 247e). Dabei weichen die Bündelchen ein wenig auseinander, so daß ganz spitze rhombische Maschen zustande kommen[1]). Praktisch, d. h. für den mechanischen und optischen Effekt, haben diese Abweichungen vom parallelen Verlauf keine Bedeutung.

Eine Lamelle, deren Fasern auf dem Schnitt der Länge nach getroffen sind, erscheint gestreift, eine mit der Quere nach getroffenen Fasern erscheint punktiert oder gefeldert. Letzteres Verhalten kommt vor allem durch die Knochenkanälchen zustande, die die Lamelle durchsetzen und in Felderchen teilen. Die wirklichen Fibrillen erkennt man am besten bei offener Blende (Gebhardt) als feine Pünktchen, die vor allem beim Bewegen der Mikrometerschraube deutlich werden. Die punktierte Lamelle erscheint auch dunkler (Abb. 250). (Über die Erklärung des optischen Verhaltens im Hellfeld siehe bei v. Ebner, auch bei Biedermann eingehend dargestellt.)

Zwischen den Lamellen sind die Zellen in ihre Höhlen eingelagert, hin und wieder liegen sie in ihnen, dann

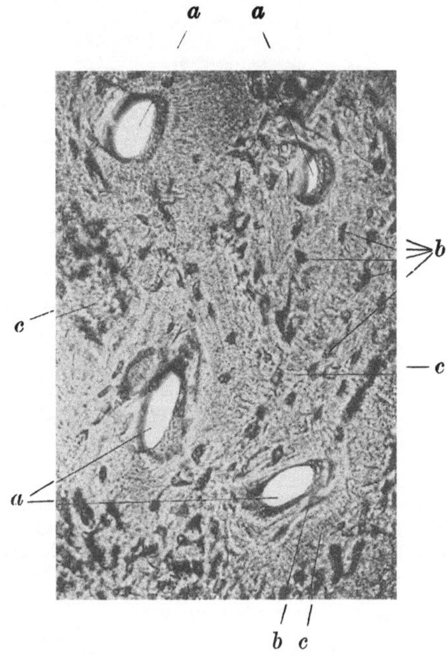

Abb. 249. Geflechtartiger, grobfaseriger Knochen, Querschnitt durch den Oberschenkelschaft eines Neugeborenen, ungefärbt in 10%iger NaCl-Lösung, starke Abblendung. Phot. 160mal. *a* Gefäßkanäle, *b* Knochenhöhlen (dunkel), *c* grobe Bündel von Knochenfibrillen.

weicht die Lamelle in zwei Hälften auseinander, zwischen denen die Höhle mit ihrer Scheide liegt (Abb. 250). Die Höhlen haben die typische Zwetschgenkerngestalt und liegen so, daß die lange Achse dem Fibrillenverlauf der einen der berührenden Lamellen entspricht und sie mit der Fläche der Lamelle anliegen. Aus der Lage der Höhlenachse kann man also den Verlauf der Fibrillen in der Lamelle erschließen.

Nach v. Ebner treten aus einer Lamelle in die andere zuweilen Bündel über, das dürfte im wesentlichen bei Lamellen mit gleicher Fibrillenrichtung vorkommen.

Mit dem Namen „Sharpeysche Fasern" bezeichnet man Fibrillenbündel, die von der Umgebung des Knochens her in diesen eindringen (Abb. 251). Sie durchsetzen die Lamellensysteme in der Regel der Quere nach. Bänder und

---

[1]) Nach v. Ebner tauschen sie Fibrillen aus, nach Koelliker nicht.

Sehnen befestigen sich durch solche Fasern am Knochen. Sie entstehen dadurch, daß bereits vorhandene Bindegewebsfasern in die sich bildende Knochengrundsubstanz aufgenommen werden. Auch beim geflechtartigen Knochen kann man

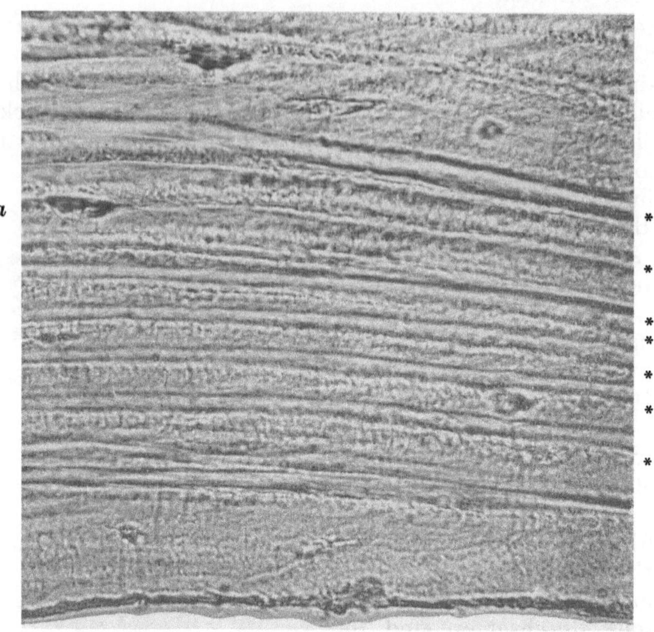

Abb. 250. Punktierte und gestreifte Lamellen, dünner Schnitt durch das Schädeldach eines Erwachsenen; abgebildet sind Lamellen, die einen größeren Raum der Diploe begrenzen, ungefärbt in 10%iger NaCl-Lösung starke Abblendung. Phot. 600 mal. Gestreifte Lamellen, dazwischen punktierte, bei a eine Knochenhöhle (dunkel).

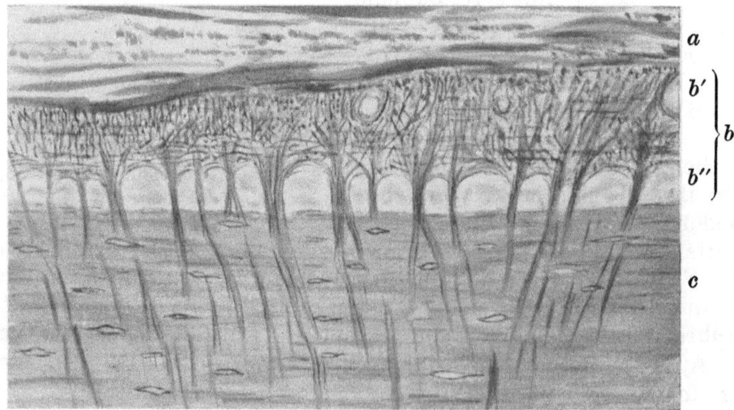

Abb. 251. Sharpeysche Fasern, Querschnitt einer Grundphalanx eines 6 jährigen Kindes, ventrale Außenfläche, Färbung nach van Gieson, keine Kernfärbung. Phot. 290 mal. a Stratum fibrosum, des Periosts, das gleichzeitig den Boden der Sehnenscheide bildet, b Kambiumschicht des Periosts, b' dessen äußere gefäßreiche Lage mit Fibrillen, b'' dessen innere Lage mit den Osteoblasten, die, ungefärbt, nur als Schatten sichtbar sind. Aus der Schicht b' gehen zahlreiche Fasern in den Knochen hinein; zwischen ihnen in der Schicht b'' liegen die Osteoblasten, c Generallamellen des Knochens mit Knochenhöhlen.

Sharpeysche Fasern beobachten, nämlich besondere derbere Bündel, die sich aus der Masse des übrigen Knochens herausheben. Es ist wahrscheinlich, daß viele, wenn nicht alle dieser Fasern nicht „verknöchert" sind, d. h. die Kittmasse zwischen den Fibrillen unterscheidet sich nicht von der gewöhnlicher Bindegewebsfasern (S. 158) und hat keine Kalksalze aufgenommen.

125. Lamellensysteme, das Osteon oder Knochenröhrchen. Wenn das knochenbildende Gewebe anfängt an Stelle der geflechtartigen Knochenmassen Lamellen aufzubauen, so geschieht das immer in der Form, daß eine Reihe gleichlaufender Lamellen, ein Lamellensystem gebildet wird. Die Lamellen folgen dabei in ihrem Verlauf der Gesamtform des Knochens, solche Lamellen heißen Generallamellen (Abb. 252). Sie finden sich an der Außenseite des Knochens und als Begrenzung des Markraumes. Die äußeren Generallamellen enthalten

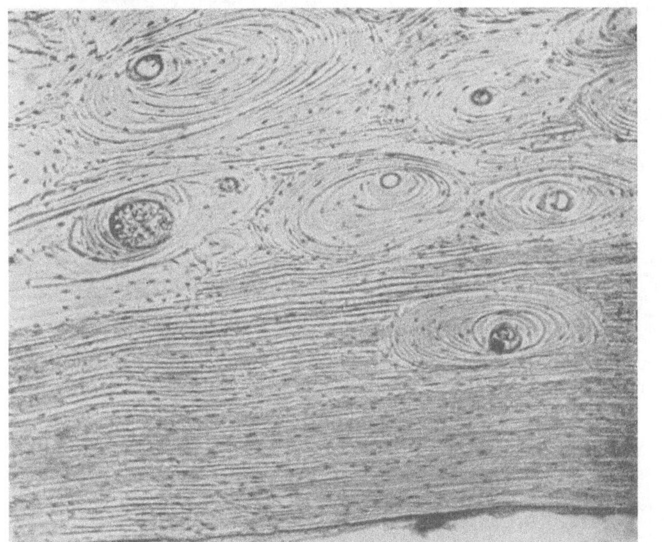

Abb. 252. Generallamellen. Schnitt durch das Schädeldach vom Erwachsenen, Innenfläche (Tabula vitrea) (ungefärbt in $10^0/_0$iger NaCl-Lösung. Phot. 60 mal). *a* Innenseite des Knochens mit Resten des Periosts (der Dura mater), *b* Generallamellen der Tabula vitrea, in diese eingeschlossen ein Osteon (schief vom Schnitt getroffen, daher oval), darüber Osteonknochen, der unter Erweiterung der Hohlräume ohne scharfe Grenze in die Diploe übergeht. Vgl. Abb. 260.

sehr häufig Sharpeysche Fasern. In den inneren, die überhaupt in größerer Ausdehnung nur selten zur Beobachtung gelangen, fehlen sie, ebenso wie in den Speziallamellen. Diese letzteren Systeme schließen einen Hohlraum ein, den Haversschen Kanal, der Blutgefäße enthält. Das Spezialsystem heißt auch Haverssches System. Sind die Lamellen eines Spezialsystems regelmäßig ausgebildet, so stellen sie einen Hohlzylinder dar, ein Knochenröhrchen oder Osteon (Biedermann). Besonders beim Menschen kommt es nun in sehr vielen Fällen weder zu regelmäßigen General- noch zu regelmäßigen Spezialsystemen. In den Hohlräumen, in die neue Systeme eingebaut worden sind (s. S. 243), trifft man dann Systeme an, die in der Mitte dick sind und an den Rändern dünn auslaufen, etwa von der Form der Schalenstückchen, wie sie entstehen, wenn man einen Apfel nicht in der Form eines fortlaufenden Bandes schält, sondern die Schale in kleineren Stückchen herunterschneidet.

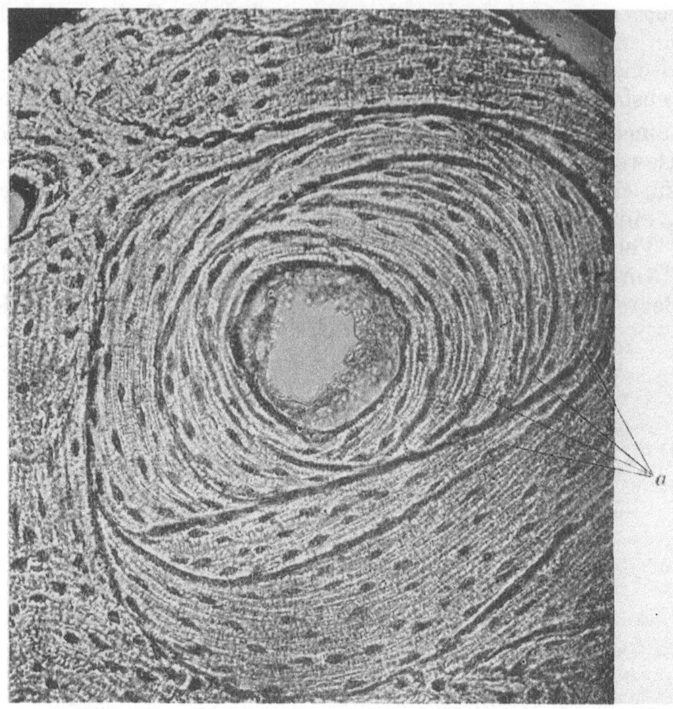

Abb. 253. Schachtelsystem aus einem Querschnitt des Oberschenkelschaftes vom Erwachsenen, ungefärbt in 10%iger NaCl-Lösung. *a* Kittlinien. Phot. 160 mal.

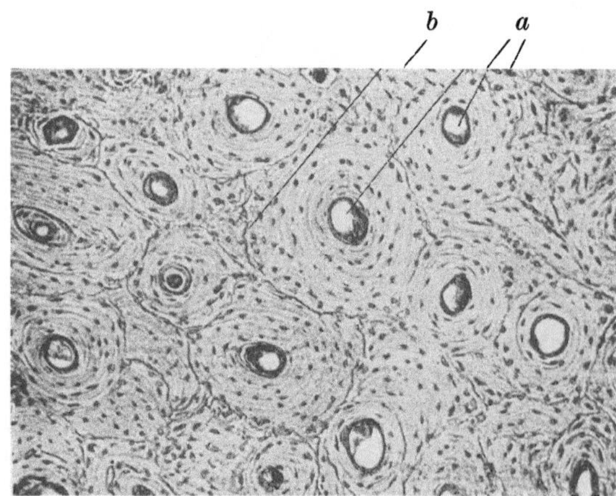

Abb. 254. Haverssche Kanäle und dazugehörige Lamellensysteme (Spezialsysteme oder Haverssche Systeme, das ganze Röhrchen heißt Osteon). Aus einem Querschnitt des Oberschenkelschaftes vom Erwachsenen ungefärbt in 10%iger NaCl-Lösung, starke Abblendung. Phot. 60 mal. *a* Haverssche Kanäle, *b* Kittlinien, die die Systeme voneinander trennen, bei * etwa 2 cm vom Rande zwei durch Kittlinien umgrenzte Interstitialsysteme (Bruchstücke jederlei Art).

Solche Stücke kleiden die Nischen der Hohlräume aus (Knochenschalen). Vor allem die Wände größerer Markräume sind in dieser Weise tapeziert.

Da beim Wachstum und weiterem Ausbau des Knochens immer wieder Teile zerstört werden und neue Systeme die Löcher in den alten ausfüllen, so findet man zahlreiche Bruchstücke zwischen den regelmäßiger gebauten Röhren, die Interstitiallamellen.

Alle Systeme sind durch Kittflächen voneinander getrennt, die auf dem Schnitt oder Schliff als Kittlinien die einzelnen Felder zusammengehöriger Lamellen abgrenzen (Abb. 254).

Beim Menschen sind auch Röhrchen nicht selten, die aus

einer Reihe von Knochenschalen bestehen. Diese sind durch Kittlinien voneinander getrennt und greifen übereinander, wie Boden und Deckel einer Schachtel, wir nennen sie Schachtelsysteme (Abb. 253). Bei anderen Säugetieren kommen Lamellensysteme vor, die sich auf keine der hier genannten Systemtypen zurückführen lassen (z. B. im Kanonenbein vom Rind).

Das Hauptbauelement des Knochens ist beim Menschen also das Osteon, das Haverssche System (Abb. 254). Sein Hohlraum, der Haverssche Kanal, gehört einem Netz von Kanälen an, die mit den darin enthaltenen Gefäßen den Knochen durchziehen. Kanäle ohne Lamellensysteme heißen Volkmannsche Kanäle. Sie finden sich vor allem an der Oberfläche, und führen Verbindungsgefäße zwischen dem Periost und dem Haversschen Kanalsystem.

Der Querschnitt der Höhlung eines Knochenröhrchens hat annähernd Kreisform. Starke Abweichungen von dieser Form im Schnitt sind in den meisten Fällen auf eine schiefe Schnittrichtung zurückzuführen. Die Verbindung der Mittelpunkte der Hohlraumquerschnitte nennen wir die Achse des

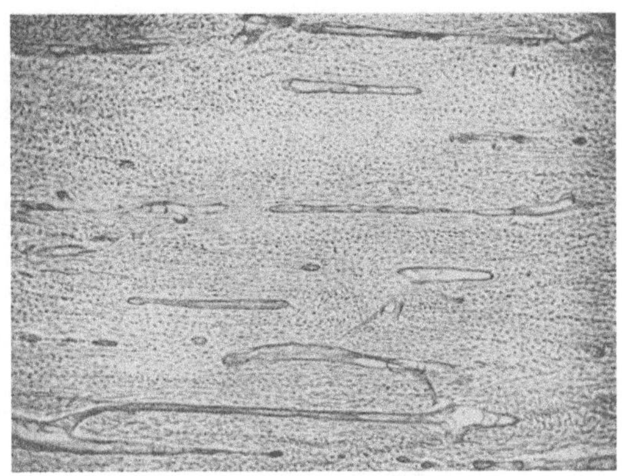

Abb. 255. System Haversscher Kanäle im Längsschnitt. Dicker radialer Längsschnitt durch den Oberschenkelschaft vom Erwachsenen, ungefärbt in 10%iger NaCl-Lösung, starke Abblendung. Phot. 23mal. Bei *a* ist eine Verzweigung des Kanalsystems getroffen.

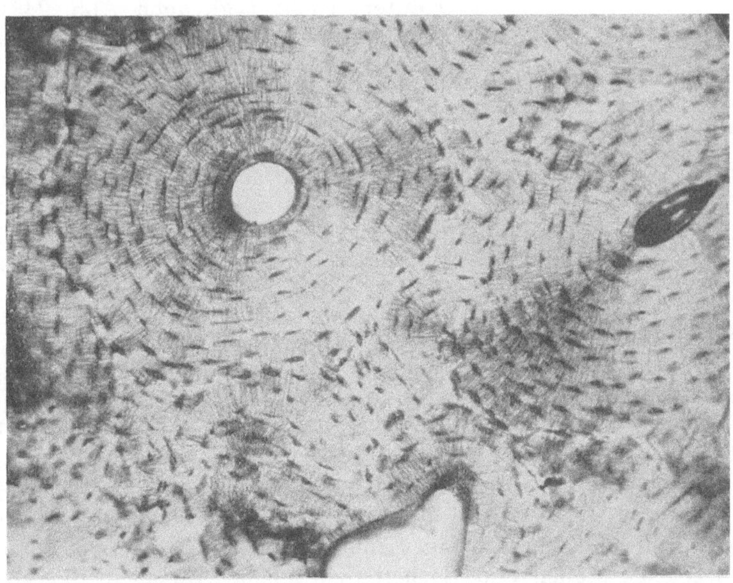

Abb. 256. Osteon mit den konzentrisch angeordneten Knochenhöhlen und den radiär verlaufenden Knochenkanälchen. Querschliff des Oberschenkelschaftes vom Erwachsenen, Fuchsinfüllung des Hohlraumsystems (vgl. Abb. 242). Phot. 100mal.

Röhrchens. Diese Achsen bilden also ein verzweigtes System, entsprechend dem in den Röhrchen befindlichen Gefäßnetz (Abb. 255). Die Lamellen bilden Zylindermäntel um die Hohlräume. Die äußere Begrenzung ist unregelmäßig.

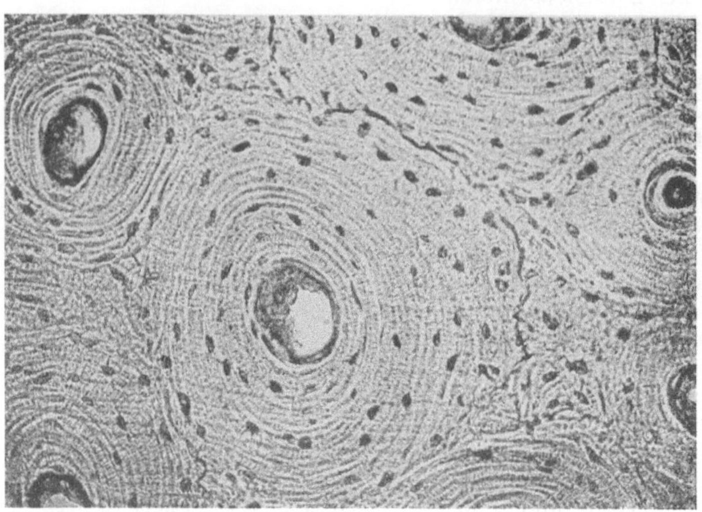

Abb. 257. Osteon im Querschnitt, Oberschenkelschaft vom Erwachsenen, ungefärbt in 10%iger NaCl-Lösung, starke Abblendung. Phot. 170 mal.

Die Knochenhöhlen mit den Zellen liegen in konzentrischer Anordnung um den Haversschen Kanal herum (Abb. 256). Da sie mit ihrer Fläche den Lamellen anliegen, so erscheinen sie auf dem Querschnitt des Systems in der Kantenansicht (vgl. auch Abb. 243). Längsschnitte und Schliffe, die Lamellen in der Flächenansicht zeigen, lassen auch die Höhlen in dieser Ansicht erscheinen (Abb. 242). Die Ausläufer der Höhlen, die Knochenkanälchen, gehen nach allen Seiten von diesen aus. Die von den Kanten des „Zwetschgenkerns" ausstrahlenden biegen alsbald senkrecht um, so daß alle Kanälchen die Lamellen senkrecht durchsetzen (Abb. 243, 256 und 286).

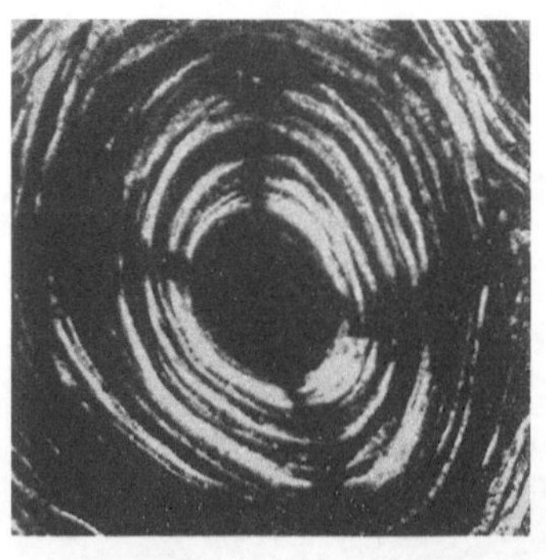

Abb. 258. Dasselbe Osteon wie Abb. 257, im polarisierten Licht, Nicolebenen entsprechend den Seiten der Abbildung. Phot. 170 mal.

Der Verlauf der Fibrillen in den Lamellen ist niemals der Achse wirklich parallel oder senkrecht zu dieser. Die Fibrillen bilden vielmehr Schraubenlinien. Die Steigung der Schraube wollen wir durch den Winkel α messen, den sie mit einer Mantellinie bildet (Abb. 259 a). Dieser Winkel ist also niemals $= 90^0$ oder $= 0^0$; es kommen jedoch sehr steil gewickelte und ebenso sehr flachgewickelte Lamellen vor [1]. Die gestreiften und punktierten Lamellen eines Röhrchenquerschnittes entsprechen solchen steilen und flachen Schrauben. Zwischen diesen Extremen

---

[1] Um eine umständliche Umschreibung zu vermeiden, wollen wir von „gewickelten Lamellen" sprechen. Wir vergleichen sie mit den Drahtspulen eines Induktionsapparates; auch hier würde man von steil- und flachgewickelten Spulen sprechen.

des Verlaufes finden sich alle Zwischenstufen in der Größe des Steigungswinkels. Bevorzugt (nach Gebhardt) sind jedoch mittlere Winkel, um 45° herum und die beiden Extreme. Diese Lamellenarten sind im Osteon in der Regel so vereinigt, daß immer eine rechtsgewundene mit einer linksgewundenen Schraube abwechselt, jede Lamelle also von zwei entgegengesetzt gewickelten Lamellen begrenzt ist (weiteres s. S. 249).

Der Lamellenbau der Osteone ist im Querschnitt am deutlichsten sichtbar, wenn steil und flach gewickelte Lamellen abwechseln (Abb. 257 u. 258). Lamellen mit mittlerer Steigung erscheinen punktiert. Betrachtet man benachbarte Lamellen dieser Art bei starker Vergrößerung und bewegt die Mikrometerschraube, so sieht man die Pünktchen nach entgegengesetzten Richtungen wandern: entgegengesetzte Wickelung der Fibrillen.

Das Bild des Röhrchenquerschnittes unter dem Polarisationsmikroskop ist in seinen Einzelheiten ziemlich verwickelt [1]); wir gehen von einem reinen Querschnitt aus. Ein Schnitt, der für die mikroskopische Betrachtung dünn genug ist, zeigt Interferenzfarben [2]) höchstens bis zum schwachen Gelb 1. Ordnung. Letztere Stellen sind aber schon so dick, daß sie für die Untersuchung mit stärkeren Vergrößerungen nicht mehr geeignet sind. **Wir betrachten also nur Schnitte, in denen keine höheren Farben vorkommen, als ein reines Weiß erster Ordnung** (abwärts über grau bis schwarz). Die Doppelbrechung der Knchengrundsubstanz beruht auf den darin enthaltenen Fibrillen. Es kommt dafür also nur die **Richtung senkrecht zur Fibrillenachse** in Betracht. Steht die Fibrille also schräg zur Schnittebene, so ist die Aufhellung ungefähr der Projektion des Fibrillenstückchens auf die Schnittebene proportional. Am besten vergleicht man die Stärke der Aufhellung mit der verschieden dicker Schnitte. Je dünner der Schnitt, desto dunkler ist das Grau auch bei flach im Schnitt liegenden Fibrillen. Bei gleich dicken Schnitten entsprechen also die Stellen mit steilstehenden Fibrillen in ihrem Verhalten unter dem Polarisationsmikroskop einem dünneren Schnitt und haben demgemäß niedere Interferenzfarben, als die Stellen, an denen die Fibrillen flach im Schnitt liegen. Nun hängt bei einer bestimmten Stellung des Schnittes unter dem Polarisationsmikroskop die Aufhellung weiter ab von der Richtung, die die Fibrillenachse oder ihre Projektion in die Schnittebene mit dem Achsenkreuz der Nicols bildet. Die Schnittpunkte der Lamellenringe

---

[1]) Wir halten uns bei unserer Analyse im wesentlichen an den **Querschnitt.** Der Längsschnitt gibt zwar über die Steigung der Schraube in der gerade vom Schnitt getroffenen Lamelle schnelle Auskunft (Einzelheiten bei Gebhardt III). Für die Analyse des Aufbaues der Osteone ist er aber weniger zu brauchen, denn das Bild des Schnittes wechselt mit der Lage des Schnittes im Osteon. Diese ist bei Gefrierschnitten oder gar bei Schliffen, die sich nicht als Serie herstellen lassen, nicht ohne weiteres bekannt. Dadurch kommt eine unbekannte Variable in das Problem, deren umständliche Bestimmung dessen Lösung nicht fördert.

[2]) Das polarisierte Licht wird beim Durchtritt durch die doppeltbrechende Substanz in zwei Strahlen zerlegt, entsprechend den beiden Hauptachsen der Elastizitätselipse (Abb. 166). Nach dem Durchtritt vereinigen sich beide Strahlen. Da der eine gegen den anderen einen Gangunterschied aufweist, treten **Interferenzfarben** auf. Die Größe des Gangunterschiedes hängt von der Dicke und der Art der Substanz ab, also bei gleicher Substanz nur von der Dicke der doppeltbrechenden Schicht. Die Skala der Farben ist:

    I. Ordnung: Schwarz, Grau, Graublau, Weiß, Gelb, Braungelb bis Orange, Rot.

    II. Ordnung: Violett, Indigo, Blau, Grün, Gelb, Orange, Rot.

    III. Ordnung: Violett, Blau, Grün, Gelb, Rosaorgane, Rot (aus Fischer: Med. Physik, dort oder bei Ambronn orientiere man sich über Einzelheiten).

Legt man zwei doppeltbrechende Schichten übereinander, so addieren sich bei gleichgerichteter optischer Achse die Farben, bei senkrechter Kreuzung der Achsen subtrahieren sie sich.

mit diesen Achsen bezeichnen wir mit den Zahlen 0°, 90°, 180°, 270° (Abb. 259c). Erfolgt nun überhaupt eine derartige Aufhellung, daß sie bei gegebenen Verhältnissen, wie Stärke der Lichtquelle, Abblendung, Empfindlichkeit und Adaptationszustand des Auges oder Empfindlichkeit der Platte und Belichtungsdauer bei photographischen Aufnahmen, gerade eben sichtbar wird, so wird das an den Punkten 45°, 135° usw. der Fall sein. Je flacher die Wickelung ist, desto mehr breitet sich die Aufhellung gegen die Achsenschnittpunkte 0°, 90° usw. aus. Das Verhalten über dem Gipsplättchen Rot 1. Ordnung entspricht dem Schema der Abb. 167.

Besonders auf den Photogrammen (Abb. 258 u. 290) tritt noch eine weitere Eigentümlichkeit des Polarisationsbildes hervor; die Aufhellungen enden gegen die dunklen Achsenkreuze spitz und selbst dort, wo bei den Punkten 45° usw. die Aufhellungen unmittelbar zusammenstoßen (flache Wickelungen benachbarter Lamellen), sind sie gegen die Achsenkreuze zu getrennt. Das erklärt sich folgendermaßen: Maßgebend für die Aufhellung ist wieder die Dicke der doppelbrechenden Schicht (Abb. 259b). Die Fibrillenbündel haben einen rundlichen Querschnitt und sind durch Kittsubstanz getrennt. Die Summe der Querschnitte dieser Bündel ist in der Mitte der Lamellen am größten und nach den Grenzen der Lamellen zu geringer. Nun multiplizieren sich die Aufhellungen gemäß dem Winkel zum Achsenkreuz, gemäß der Steilheit der Fibrillen und gemäß der wahren Dicke der Fibrillenmasse in jedem Punkte des Schnittes. Dieses Produkt ist am größten an den Punkten 45° und in der Mitte jeder Lamelle. Es fällt gegen den Rand der Lamelle und gegen den Achsenschatten zu ab und wechselt von Lamelle zu Lamelle gemäß der Steilheit der Wickelung. Der helle Teil jeder Lamelle hat also im Bilde der Lamellensysteme unter dem Polarisationsmikroskop die Gestalt eines in der Mitte am breitesten und nach beiden Seiten zugespitzten Bogens (Abb. 259c). Diese Figur wiederholt sich viermal. Auf diese Weise lassen sich die wechselnden Bilder der Lamellensysteme erklären.

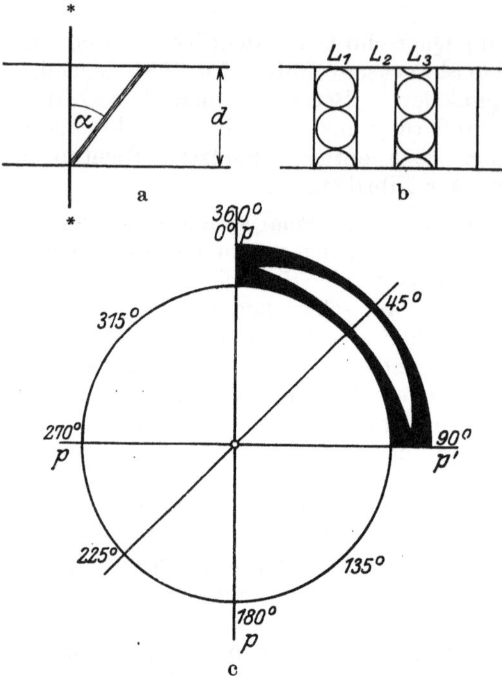

Abb. 259. Erläuterung zu den Polarisationsbildern der Lamellen. *a* ein Knochenschnitt oder -Schliff ist senkrecht durchschnitten gedacht, *d* ist seine Dicke, ein Fibrillenbündel ist eingezeichnet, das mit der Achse des Knochenröhrchens ×——×, die senkrecht im Schnitt steht, den Winkel *a* bildet. *b* dasselbe wie *a*, einige Lamellen L_1, L_2, L_3, die senkrecht vom Schnitt getroffen sind, sind eingezeichnet, in ihnen die flach liegenden Fibrillenbündel. Diese allein geben den Polarisationseffekt, man sieht, wie die wirkliche Dicke der doppelbrechenden Substanz in der Mitte der Lamellen am größten ist und gegen die Ränder zu abfällt (Sehnen des Kreises!). *c* der Kreis ist der Querschnitt einer Lamelle, *p—p* und *p'—p'* (bei 270° steht irrtümlich *p* statt *p'*) die Achsen der Nicols. Der rechte obere Quadrant zeigt die Form, die der helle Teil einer Lamelle hat.

Der Verlauf in den Generallamellen und in den Lamellenschalen ist ganz ähnlich wie in den Röhrchen (Abb. 260). Auch hier kreuzen sich die Fibrillen benachbarter Lamellen vielfach unter annähernd rechten Winkeln, so daß man das Bild der gestreiften und punktierten Lamellen oder hellen und dunklen unter dem Polarisationsmikroskop bei geeigneter Schnittrichtung gewinnt.

In allen Systemen ist ein Auskeilen[1]) einzelner Lamellen zwischen den anderen nicht selten (Abb. 247e). Man sieht z. B. auch auf dem Röhrchenquerschnitt eine Lamelle nicht völlig um den ganzen Zylinder herumgreifen, sondern an einer Stelle spitz endigen. Im polarisierten Licht erscheint dann eine Unregelmäßigkeit (Abb. 258), indem die Zahl der hellen Streifen in den verschiedenen Quadranten nicht übereinstimmt. Bei genauer Betrachtung entpuppen sich derartige Unregelmäßigkeiten meist als durch auskeilende Lamellen verursacht, eine verschiedene Steigung der Fibrillen an verschiedenen Stellen derselben Lamelle scheint sehr selten vorzukommen.

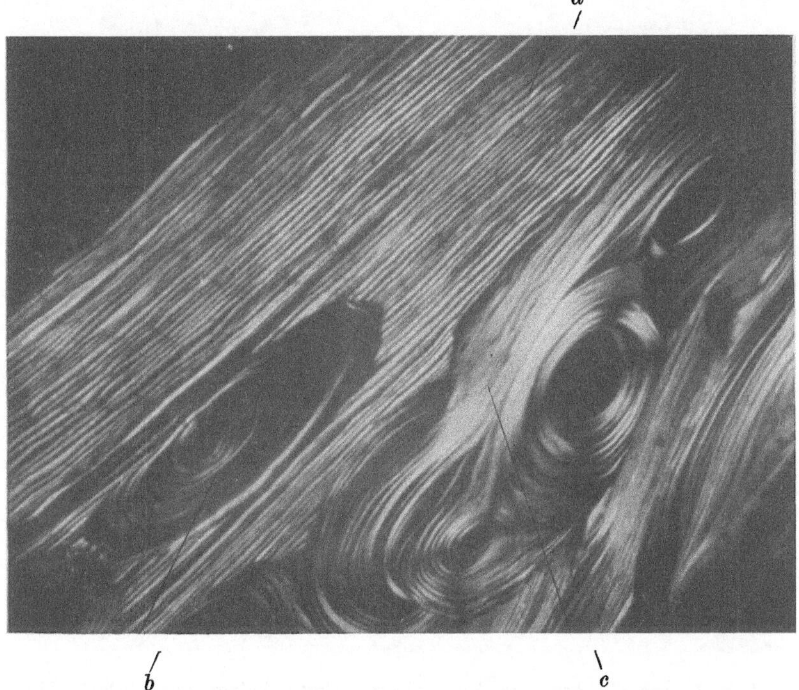

Abb. 260. Dasselbe Objekt wie 252 im polarisierten Licht, Nicolebenen den Seiten der Abbildung entsprechend. Phot. 80 mal. *a* Generallamellen, *b* Osteon (schief geschnitten), *c* ein flach im Schnitt liegendes Lamellensystem.

126. Entwicklung der knöchernen Skeletteile. Man pflegt in der Entwicklung des Skeletts drei Stadien zu unterscheiden, das häutige, besser blastematische Skelett, das knorpelige oder Primordialskelett und das knöcherne Skelett. Die Blasteme des ersten Stadiums sind die S. 196 genannten Mesenchymverdichtungen, in denen die Knorpelteile des Primordialskelettes entstehen. Jedoch nicht alle Knochen des späteren, bleibenden Skeletts werden zunächst in Knorpel ausgeführt, sondern das Knorpelskelett weist gegenüber dem knöchernen Lücken auf. Die bedeutendste dieser Lücken ist dort, wo später das Schädeldach entsteht. Das knorpelige Primordialkranium des Menschen und der Säugetiere ist dorsal vom Gehirn durch ein Gewebe geschlossen, das aus einem im Verhältnis zum jugendlichen Stadium, faserreichen Bindegewebe besteht und wie eine Haut die Lücke des Knorpelschädels schließt. In dieser Haut entsteht das knöcherne Schädeldach, der innere Teil wird zur Dura mater, die auch zeitlebens das innere Periost des Schädels bleibt.

---

[1]) Unter „Auskeilen" versteht man in der Geologie das Verschwinden einer Schicht, wobei sie allmählich dünner wird. Im Querschnitt hat sie die Form eines Keiles.

Eine solche „häutige“, d. h. bindegewebig faserige Grundlage, wie sie das Primordialkranium dorsal schließt, bildet nun keineswegs auch die Grundlage der übrigen, ohne Knorpelmodell entstehenden Knochen. Diese entstehen vielmehr frei im Mesenchym.

Man teilt die Knochen nach ihrer Entwicklung ein, in knorpelig vor-gebildete oder Ersatzknochen und nicht knorpelig vorgebildete

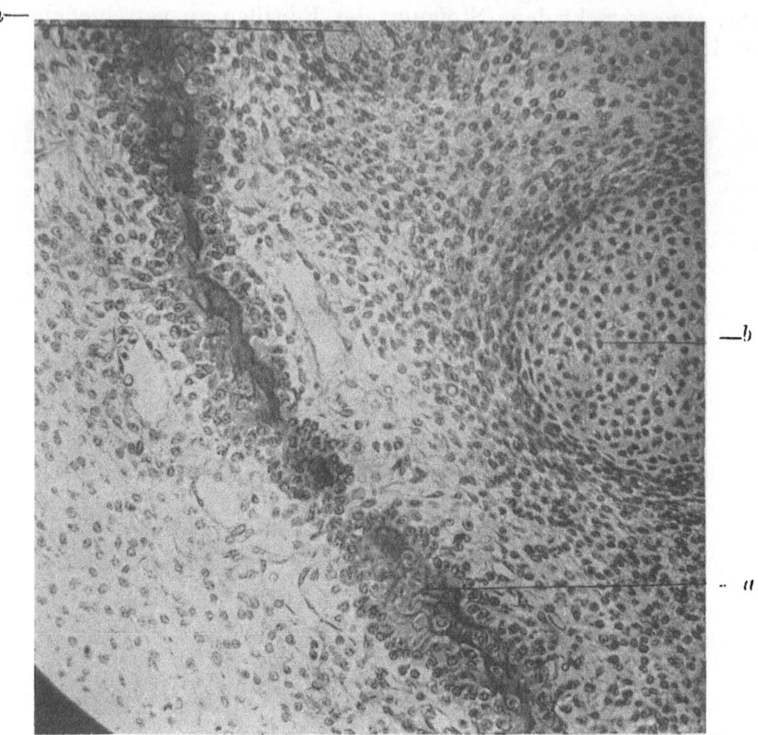

Abb. 261. Freie Knochenbildung im Mesenchym. Erste Anlage des Unterkiefers, von einem Schweineembryo von 20 mm Länge. Hämatoxylin, van Gieson. Phot. 170 mal. Im Mesenchym sind noch keine Fibrillen vorhanden, das Periost ist nur durch die Gefäße um den Knochen angedeutet, außerhalb dieser entsteht später das Stratum fibrosum. a Knochen (dunkel) mit Osteoblasten dicht besetzt, b Meckelscher Knorpel, n Nervus mandibularis.

Deck- oder Belegknochen. Zu diesen gehören das Schädeldach und die große Mehrzahl der Gesichtsknochen und das Schlüsselbein, zu jenen alle übrigen.

Diese Art der Unterscheidung betrifft aber nur die Art, in der der Knochen als Organ entsteht, nicht die, in der das Gewebe sich entwickelt. An den Anfang unserer Besprechung der Knochenentwicklung stellen wir deshalb einen Satz Schaffers (1916) des Inhalts: daß „Knochengewebe überall und immer auf dieselbe Weise, nämlich durch spezifische Knochenbildungs-zellen, die Osteoblasten (Gegenbaur) erzeugt wird“[1].

Die besondere Komplikation bei der Bildung der Ersatzknochen beruht darauf, daß gleichzeitig mit der Bildung des Knochengewebes ein anderes Gewebe weggeschafft werden muß. Wir unterscheiden für unsere Darstellung im

---

[1] Im einzelnen gibt es mancherlei Unterschiede, die vor allem die Menge der aus dem Mesenchym aufgenommenen vorhandenen Fibrillen betrifft. Näheres siehe bei Petersen 1919 und Weidenreich 1923, auch S. 232.

folgenden: eine freie Knochenbildung, ohne Modell und eine Knochenbildung mit Knorpelmodell, auf knorpeliger Grundlage.

127. Freie Knochenbildung. Wir hatten früher (S. 82) die Knochensubstanz unter die geformten Sekrete gerechnet. Sie ist das Produkt besonderer Zellen, der Osteoblasten. Überall wo wir Neubildung von Knochensubstanz im Gange finden treten diese großen Zellen auf, mit ihrem körnig trüben, basophilen Zelleibern, in denen der Kern meistens an der einen Seite der Zelle, und zwar auf der dem Knochen abgewendeten Seite liegt (Abb. 261—263). Am Kernende haben die Zellen Ausläufer, durch die sie untereinander und mit Mesenchymzellen zusammenhängen. Für die Frage eines Synzitiums gilt dasselbe, wie für das Mesenchym überhaupt (S. 151).

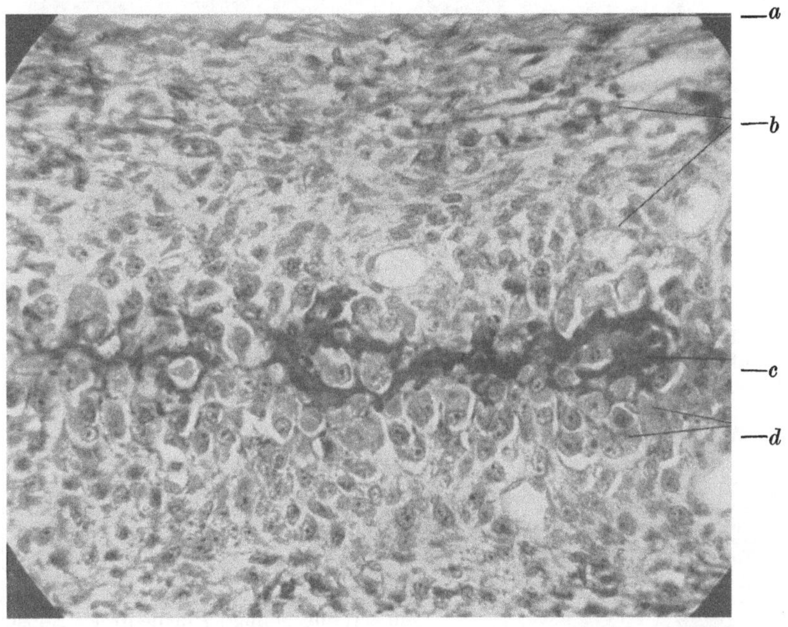

Abb. 262. Freie Knochenbildung im Mesenchym, Anlage des Periosts, zahlreiche Fibrillen im Mesenchym, auch in der Kambiumschicht des Periosts. Nasenbein im Querschnitt des Kopfes eines Katzenföts von 6 cm Länge. Hämatoxylin, van Gieson. Phot. 390 mal.
a Stratum fibrosum des Periosts, *b* Kambiumschicht des Periosts, *c* Knochen, *d* Osteoblasten.

Die Osteoblasten erscheinen im Mesenchym an den Stellen, an denen Knochen gebildet werden soll, sie lagern sich zu anfangs kleinen Gruppen zusammen und beginnen Knochengrundsubstanz zwischen sich aufzubauen. Ihre Zahl vermehrt sich mit zunehmender Größe des jungen Skelettstückes. Es ist wahrscheinlich, daß sie sich nicht nur durch Teilung, sondern auch durch Ergänzung aus dem Mesenchym vermehren. Dorther stammen auch die ersten Osteoblasten.

Es ist sicher, daß auch in einem Mesenchym, das erst sehr wenige oder gar keine kollagenen Fibrillen enthält, eine aus Fibrillen und Kittsubstanz bestehende Knochenmasse von Osteoblasten gebildet werden kann (Abb. 261). Diese Zellen sind also wirklich Knochenbildner, die die ganze organische Grundlage der Knochengrundsubstanz aufbauen. Wie dies geschieht, ob getrennt, oder in der Form einer zunächst homogenen Masse, in der die Fibrillen erst nachträglich gleichsam auskristallisieren, muß dahingestellt bleiben. In dem letzteren Falle wäre die Kittsubstanz der nach der Ausscheidung der Fibrillen übrig gebliebene Rest. Ein derartiger Vorgang, Entmischung, Gerinnung, Kristallisation, kurz Trennung der Phasen in der zuerst ausgeschiedenen Masse muß aber sehr schnell nach

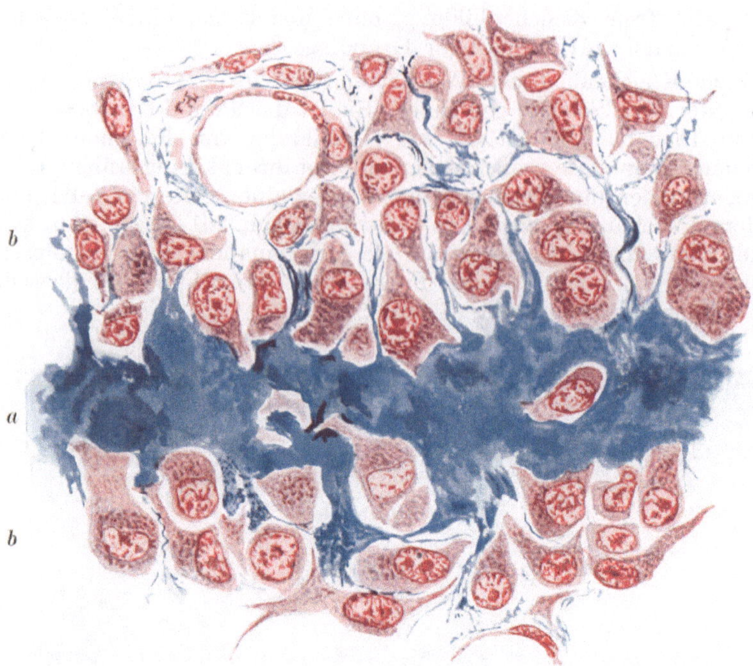

Abb. 263. Dasselbe Objekt wie 262, Färbung mit Säurealizarinblau, Mallory. Fibrillenbündel laufen vom Periost in den Knochen. P. 1000 mal. *a* Knochen (blau), *b* Osteoblasten (rot). Der Knochen ist verschieden dicht, daher die fleckige Färbung.

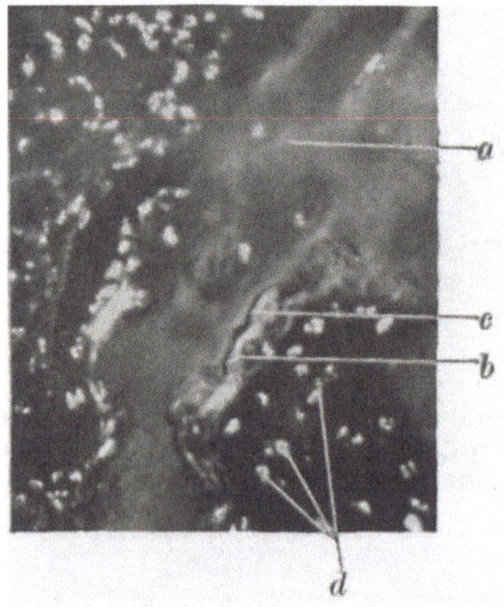

Abb. 264. Knorpelrest mit aufgelager-
tem Knochen, enchondraler Knochen
aus dem Längsschnitt einer Phalanx
eines Föts im 7. Monat. Polarisiertes
Licht, Nicolebenen entsprechend den
Seiten der Abbildung. Phot. 180 mal.
a Knorpel grau, seine Fibrillierung
läuft in der Diagonale der Abbildung,
b Knochen ganz hell (Fibrillierung
ebenso), *c* Kittlinie (schwarz), *d* Zellkerne (hell, Sublimatfixierung doppelbrechend). Die Stellung des Präparats
ist so, daß sowohl Knorpel wie Knochen
maximal hell erscheinen.

der Ausscheidung vor sich gegen, denn das un-
entmischte System ist bisher niemals nachgewiesen worden. Vor allem ist die junge
Knochensubstanz von vornherein und in ganzer
Ausdehnung doppeltbrechend. Wird Knochensubstanz auf irgend einer Unterlage, z. B. einem
Knorpelrest oder auf früher gebildetem Knochen
abgesetzt, so erscheint eine Kittfläche, d. h.
eine dünne Schicht fibrillenfreier Substanz, die
also nicht doppelbrechend ist und daher unter
dem Polarisationsmikroskop in allen Lagen
dunkel erscheint (Abb. 264). Für eine Theorie,
die die organische Grundlage der Knochengrundsubstanz als zuerst homogenes — d. h. min-
destens kolloidales, nicht grobdisperses System
— auffaßt, ist diese Kittlinie schwierig zu erklären, es sei denn, daß man an ein Sorptions-
häutchen an der Berührungsfläche dächte.
Nimmt man aber an, daß die Osteoblasten Kittsubstanz und Fibrillen, jedes für sich aus-
scheiden, bald das eine, bald das andere, so
wird das ganze Problem der Struktur des
Knochens von vornherein in die rätselhafte
Tätigkeit lebender Substanz verlegt, die die
Struktur der Grundsubstanz mit den als Reiz
wirkenden mechanischen Bedingungen des Ortes
in Übereinstimmung bringt.

Die Kalksalze erscheinen erst in der
Grundsubstanz einige Zeit nach der
Ablagerung, so daß ganz junge Knochen-
stücke überhaupt kalkfrei, ältere von

einem unverkalkten Saum umgeben sind (Abb. 265). Man nennt die noch
unverkalkte Substanz Osteoid. Sie färbt sich, auch nachdem durch Säuren
die Kalksalze aus dem ganzen Stück entfernt sind, anders als die, die bereits
Kalksalze enthielt (vgl. auch Abb. 285 u. 286).
Es ist nicht unwahrscheinlich, daß die Verkalkung
ein, bei normaler Beschaffenheit aller Umstände,
automatisch, d. h. ohne Eingreifen des lebenden
Protoplasmas, vor sich gehendes Ereignis ist, indem
das Osteoid einige Zeit nach der Ablagerung, der
Gewebsflüssigkeit die nötigen Ionen (s. S. 217)
entnimmt und sie in der Kittsubstanz bindet. Die
Bildung der Knochengrundsubstanz erfolgt also
immer in zwei Zeiten, Bildung des organischen
Anteils und Verkalkung. In die Einzelheiten auch
des letzteren Vorganges haben wir einstweilen
keinen Einblick.

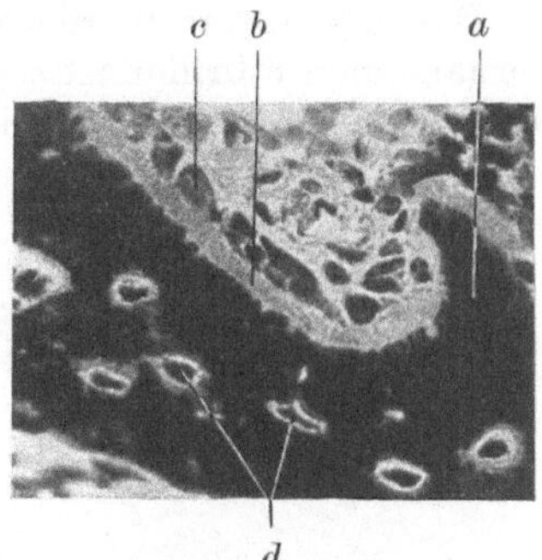

Abb. 265. Osteoid. Quer-
schnitt durch den Unterarm
eines Föts von 12 Wochen.
Färbung mit Eisenhämatoxylin nach Heidenhain. Phot.
360 mal. *a* Knochen, schwarz,
b Osteoid, grau, *c* Osteoblasten,
d Knochenzellen.

Wenn nun im Verlaufe der fortschreitenden
Entwicklung im embryonalen Bindegewebe, das
das junge Knochenstück mit seinem Osteoblasten-
lager umgibt (Abb. 262), kollagene Fibrillen in
großen Mengen entstanden sind, so werden viele
davon in den sich bildenden Knochen aufgenommen
(Abb. 263). Das ganze Gewebe ist dann mit
Fibrillen durchsetzt und besonders an den Stellen, an denen eine innige Verbindung des Periosts mit dem Knochen erfolgt, sieht man dicke Bündel aus
jenen in diesen eintreten, das sind dann Sharpeysche Fasern. Im geflechtartigen Knoten sind die Sharpeyschen Fasern meist nicht von den anderen
Fibrillenbündeln zu unterscheiden.

Mit der Umwandlung des Mesenchyms in ein faserreiches embryonales
Bindegewebe entwickelt sich auch ein Periost (Abb. 251 u. 262). Eine faserreiche Schicht hüllt den Knochen ringsherum ein, das Stratum fibrosum des
Periosts. Einwärts, gegen den Knochen zu liegt eine an Gefäßen und Zellen
noch reichere, aber faserärmerere Schicht, deren innerste Lage von den Osteoblasten gebildet wird. Diese Schicht wird als Kambiumschicht des Periosts
(Billroth) bezeichnet [1]).

Nach und nach wird die Knochenschicht dicker. Dabei werden Osteoblasten
in die Knochengrundsubstanz eingeschlossen. Sie mauern sich gleichsam selbst
ein und werden zu den Knochenzellen, die in den Knochenhöhlen liegen und
deren Ausläufer zum Teil von vornherein miteinander in Verbindung stehen,
zum Teil neu entstehen. Dabei werden feine Kanälchen in der Kittsubstanz
zwischen den Fibrillen teils ausgespart, teils neu in diese eingegraben, die
Knochenröhrchen.

Das neugebildete Knochenstück ist außer von den Knochenhöhlen und den
Knochenkanälchen von zahlreichen Hohlräumen durchzogen. Auch diese
werden von vornherein bei der Bildung des Knochens ausgespart. Ihr Inhalt
ist das primäre Knochenmark und nichts anderes als ein eingeschlossener Teil
der Kambiumschicht. Die Hohlräume bleiben untereinander verbunden und
werden von Blutgefäßen durchzogen. Das junge Knochenstück ist von wechselnder Dichtigkeit, je nachdem es mehr wie ein Schwamm von Kanälen durchzogen, zwischen denen die Knochengrundsubstanz geschlossene Wände bildet,

---

[1]) Kambium, das unter der Rinde der Holzgewächse liegende Bildungsgewebe, das
nach innen Holz, nach außen Rinde bildet. Der Vergleich ist treffend, auch der Knochen
wächst nach Art eines Holzkörpers nur durch Apposition.

oder mehr wie ein Fachwerk aus Bälkchen aufgeführt ist. Immer ist die Menge der Knochengrundsubstanz sehr viel geringer, als das Gesamtvolumen des Stückes ausmacht.

Die Menge der in diesen Knochen bei der Bildung einbezogenen bereits vorhandenen Fibrillen ist sehr wechselnd. Ist sie groß, wie das bei den Knochen des Schädeldaches der Fall ist, so spricht man von Bindegewebsverknöcherung (Kölliker). Bei Föten kann man immer typische Osteoblasten finden, von pathologischen Knochenbildungen

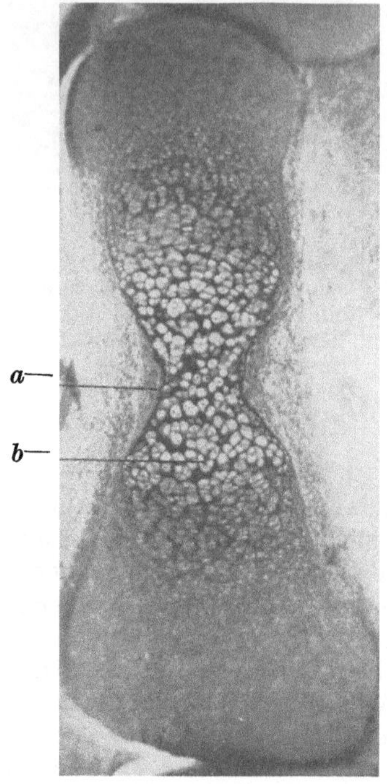

Abb. 266. Verknöcherung knorpelig vorgebildeter Skeletteile. Phalanx II eines der mittleren Finger, Föt von 12 Wochen. Hämatoxylin. Phot. 44 mal. a Knochenmanschette, b Knorpel, in der Mitte mit großen Höhlen und verkalkt (dunklere Färbung!). Da der Schnitt seitlich von der Mitte des Skelettstückes liegt, so ist dieses in der Mitte etwas eingezogen.

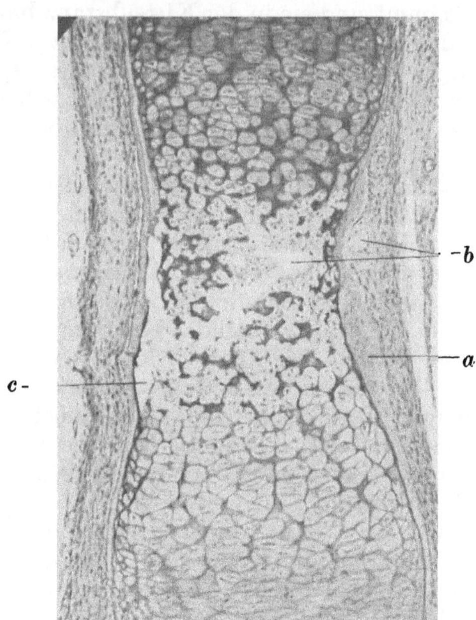

Abb. 267. Verknöcherung knorpelig vorgebildeter Skeletteile. Phalanx I eines der mittleren Finger, Föt von 12 Wochen. Naphthopurpurin. Phot. 65 mal. Knochenmanschette größer als bei Abb. 266, Knorpel wie dort, aber in der Mitte durch einwachsendes primäres Mark zerstört. a Knochen, b Hauptarterie des einwachsenden Markes (Fixation des Objektes durch Injektion, daher Gefäße weit offen), c Stelle, an der sich durch das Schneiden der Knochen vom Knorpel abgehoben hat.

wird eine Bindegewebsverknöcherung ohne typische Osteoblasten beschrieben. Fibroblasten würden dann deren Rolle übernehmen. Ob es eine Knochenbildung gibt, die wirklich vollständig in drei Zeiten verläuft (Fibrillen aus dem Mesenchym, Kittsubstanz von den Osteoblasten gebildet, Verkalkung) im Gegensatz zu der gewöhnlichen, in zwei Zeiten verlaufenden Knochenbildung (S. 231), muß dahingestellt bleiben.

Der von der freien Knochenbildung erzeugte fötale Knochen ist stets geflechtartiger Natur (Abb. 245).

128. Ersatz knorpeliger Skeletteile durch knöcherne. Die knorpeligen Skeletteile sind in das embryonale Bindegewebe eingebettet, das aus den äußeren

Teilen des knorpelbildenden Blastems hervorging (Abb. 214). Man bezeichnet es als Perichondrium, obwohl es mit der, einen wichtigen mechanischen Teil des knorpeligen Skelettstückes bildenden, später sogenannten Schicht wenig Ähnlichkeit hat. Es handelt sich um Gewebe mit zunächst wesentlich **formbildender**, nicht betriebsphysiologischer Aufgabe.

Die Überführung des knorpeligen Skelettstückes in ein knöchernes gestaltet sich verschieden bei langen und kurzen Knochen und auch das Wachstum beider, das mit dem des schnell wachsenden fötalen Körpers Schritt hält, unterscheidet sich in gleichem Maße. Die kurzen Skelettstücke werden zunächst nur von innen her durch Knochen ersetzt, bei den langen wird auch außen auf der Oberfläche des Knorpels Knochen gebildet. Beide Vorgänge werden als **enchondrale** und **perichondrale** Knochenbildung unterschieden.

Die Bildung der Knochengrundsubstanz ist in beiden Fällen dieselbe, wie die bei der freien Knochenbildung. Vor allem die **perichondrale** Knochenbildung gleicht auch darin der freien, daß, wie dort, aus dem Periost reichlich Fasern in die Knochengrundsubstanz aufgenommen werden. Der einzige Unterschied ist, daß sie einseitig vor sich geht, die auf den Knorpel aufgesetzte Knochenlage ist nur auf der einen Seite her von Osteoblasten besetzt, mit der anderen liegt sie dem Knorpel ohne irgendwelches Zwischengewebe dicht auf (Abb. 266 u. 267). Die Osteoblasten entstammen demselben Blastem (Perichondrium), das den Knorpel umhüllte. Jetzt, wo es Knochen bildet und umhüllt, heißt es **Periost** und der Knochen auch **periostaler Knochen.**

Sehr bald nach dem Erscheinen des Knochens, der z. B. in den Fingern zuerst im dorsalen Teil des Umfanges erscheint (Schusik), schließt er die Diaphyse ringförmig ein (Abb. 266). Diese Knochenmanschette wächst in die Dicke und in die Länge, indem sie sich immer weiter auf die Epiphyse hinaufschiebt. Da diese aber ebenfalls wächst und gleichsam davonläuft, so bleibt die Anordnung der knorpeligen und knöchernen Teile zueinander erhalten, von den ersten Zeiten der Knochenbildung an, bis zum Ende des Knochenwachstums.

Auch die Manschette des perichondralen Knochens ist von Hohlräumen und Kanälen durchzogen (Abb. 268), zwischen denen die eigentliche Knochensubstanz mit ihren Höhlen und Zellen, Wände und Balken bildet.

Der Knorpel, der sich zunächst noch innerhalb der perichondralen Knochenmanschette befindet, wird zerstört und ein Hohlraum, der **primäre Markraum**, tritt an seine Stelle. Gleichzeitig werden Knochenbälkchen im Innern gebildet, die aber im Vergleich zum Markraum nur wenig Platz einnehmen, und sehr bald wieder der Zerstörung anheimfallen. Dieser Knochen ist der

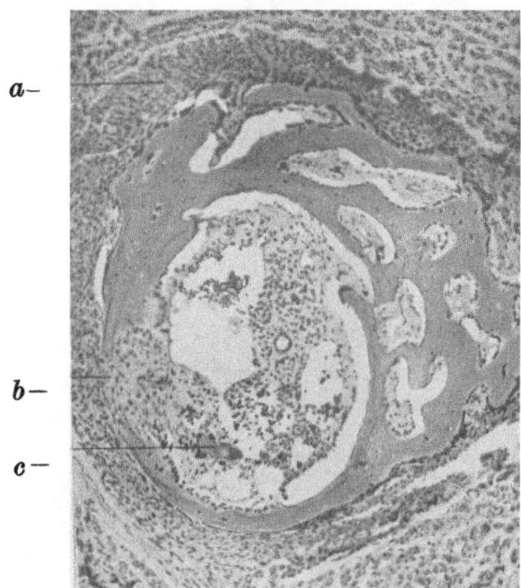

Abb. 268. Verknöcherung knorpelig vorgebildeter Skeletteile. Querschnitt durch den Unterarm des Föts von 12 Wochen. Färbung mit Hämatoxylin, Eosin. Phot. 78 mal. Der Knorpel ist an der vom Schnitt getroffenen Stelle schon vollständig entfernt, an seiner Stelle ein Hohlraum vorhanden, der mit primärem Knochenmark gefüllt ist, der Knochen ist von zahlreichen Hohlräumen durchzogen. *a* Periost, *b* Öffnung in der Knochenmanschette, durch die das Knochenmark mit dem Periost in Verbindung steht (Foramen nutritium), *c* Rest eines enchondralen Knochenbälkchens, mit Osteoklasten besetzt; vgl. auch Abb. 265.

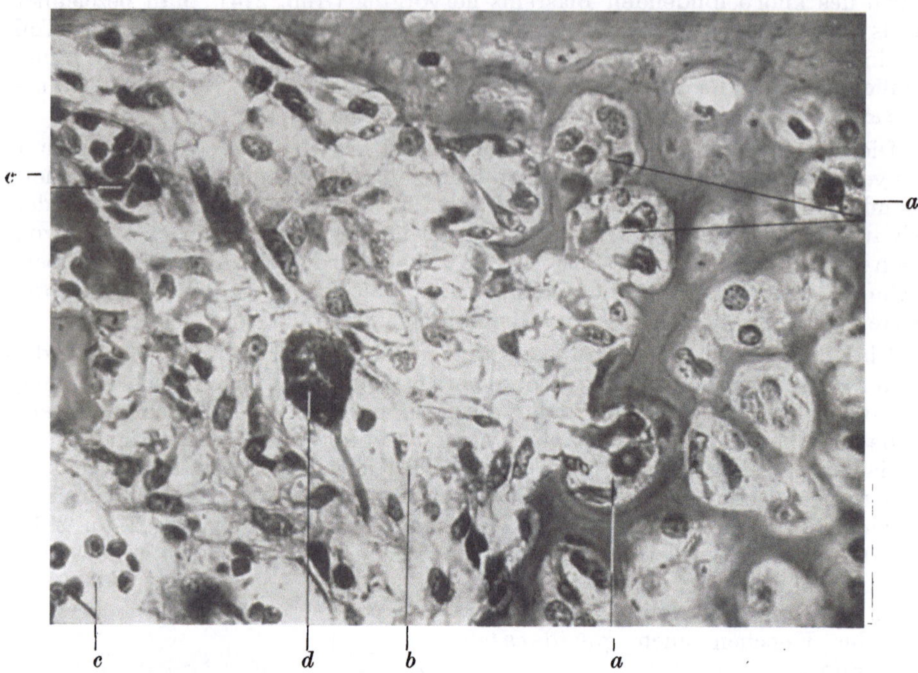

Abb. 269. Großer Zerstörungsraum, Vordringen des Markgewebes in die Knorpelhöhle.
Phot. 450 mal. *a* von Markgewebe erfüllte Knorpelhöhlen, *b* der schon vom Knorpel
befreite Raum mit Markgewebe darin, *c* Blutgefäße mit roten Blutkörperchen, *d* Riesenzelle,
wahrscheinlich noch mit Kapillare in Zusammenhang.

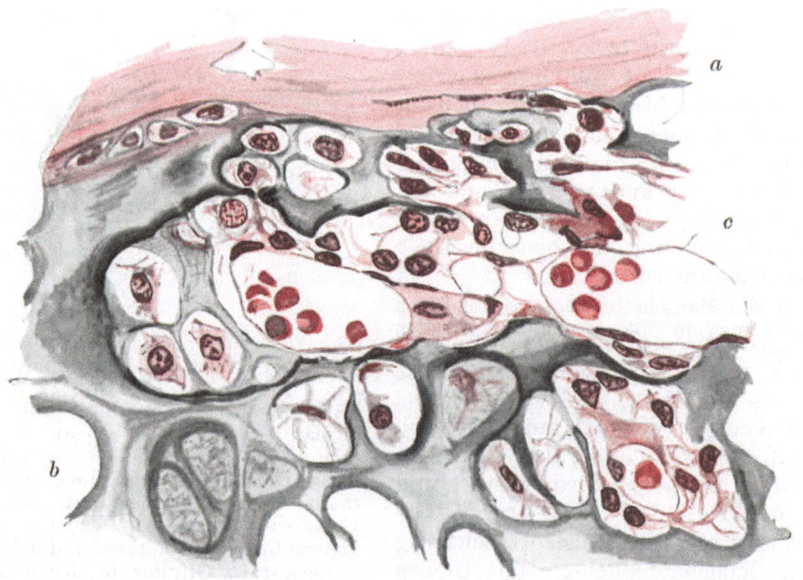

Abb. 270. Hohlraum im Knorpel nahe der Knochenmanschette, mit Blutgefäßen, in diesen
rote Blutkörperchen, Eröffnung von Knorpelhöhlen. P. 630 mal. *a* Knochen, *b* noch
intakter Knorpel, *c* Zerstörung des Knorpels. Beachte an der linken Grenze des
Zerstörungsraumes drei Höhlen mit veränderten Knorpelzellen (vgl. Text).

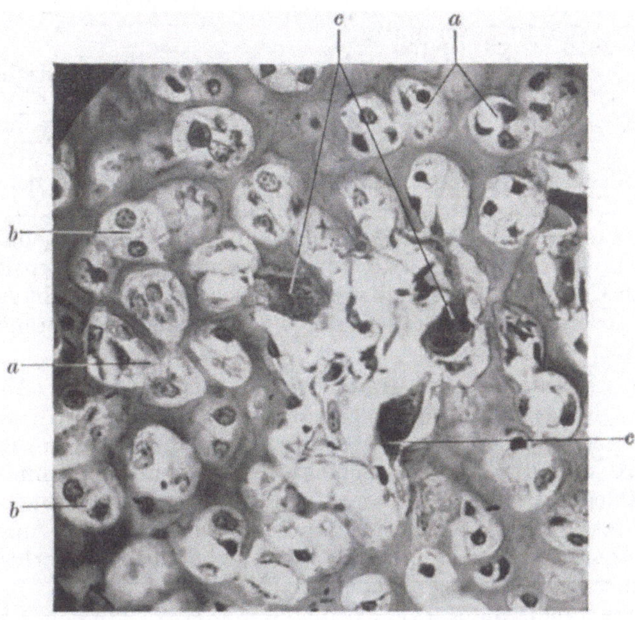

Abb. 271. Noch enger Hohlraum im Knorpel, an seiner Wand drei Riesenzellen, Chondroklasten, die augenscheinlich damit beschäftigt sind, ihn zu erweitern. Phot. 410 mal. *a* Knorpelhöhlen mit eingewachsenem Markgewebe, *b* Knorpelhöhlen, die wahrscheinlich von veränderten Knorpelzellen eingenommen sind, *c* Riesenzellen.

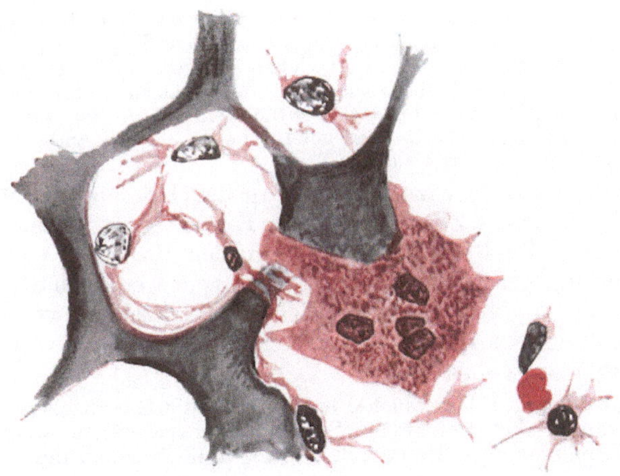

Abb. 272. Die linke obere Riesenzelle der Abb. 269. P. 1000 mal.

Abb. 268—272. Zerstörung des Knorpels bei der enchondralen Verknöcherung. Phalanx I eines mittleren Fingers des Föts von 12 Wochen. Alle Abbildungen aus demselben Präparat, Eisenhämatoxylin (Weigert), Eosin.

enchondrale Knochen. Die „enchondrale Verknöcherung" ist im wesentlichen ein Zerstörungsvorgang.

Bevor der Knorpel zerstört wird, geht er einige charakteristische Veränderungen ein. Er wächst, aber ohne Vermehrung der Grundsubstanz, durch Vergrößerung der Höhlen, so daß er, auf die Volumeinheit gerechnet, grundsubstanzärmer und einem Zellknorpel ähnlich wird (Abb. 266). Gleichzeitig wird in der Grundsubstanz kohlensaurer Kalk in sehr feinen Körnchen abgelagert. Die Stellen, an denen dies vor sich geht, sind mit bloßem Auge als weißlich getrübte Flecke sichtbar (Verknöcherungspunkte). Bei Behandlung mit Säure verschwindet der Kalk unter Aufbrausen. Die verkalkte Knorpelgrundsubstanz ist auch nach Entfernung des Kalkes zu unterscheiden. Sie färbt sich mit Hämatoxylin und anderen Lackfarben wesentlich dunkler als die unveränderte Knorpelgrundsubstanz.

Der so veränderte Knorpel wird nun zerstört (Abb. 268—271). Durch einen der gefäßführenden Kanäle im perichondralen Knochen wächst ein Gewebe gegen den Knorpel vor, das als primäres Knochenmark bezeichnet wird und der Kambiumschicht des Periosts entstammt. Es besteht aus neugebildeten Blutgefäßen, sternförmigen Mesenchymzellen und Wanderzellen. Es hat große Ähnlichkeit mit dem früher (S. 171 Anm.) erwähnten Granulationsgewebe, das die Heilung sowohl von Substanzverlusten, wie auch die Zerstörung zugrundegegangenen Gewebes bewirkt.

Zunächst werden die Knorpelhöhlen eröffnet, indem Löcher in ihrer Wand entstehen. Durch diese wächst Markgewebe in sie ein.

Das Schicksal der Knorpelzellen ist zweifelhaft. Meist wird angenommen, sie gingen zugrunde. Aus Schnittpräparaten ist das aber nicht mit Sicherheit zu entnehmen. In der Eröffnungszone des Knorpels beobachtet man zahlreiche Höhlen, die mehrere Zellen enthalten, auch solche, die noch nicht eröffnet worden sind; auch haben die Knorpelzellen dieser Zone ein anderes Aussehen als die der ungestörten Schichten. Ihr Zelleib pflegt nicht in Gerinnsel zerfallen zu sein (S. 189), sondern ist vielfach wohl abgegrenzt, wie bei manchen ganz jungen Knorpelzellen. Da wir aus dem Experiment wissen (S. 189), daß Knorpelzellen ohne Grundsubstanz weiterleben können, so ist es wohl möglich, daß die Zellen der eröffneten Knorpelhöhlen wieder werden, was sie waren, nämlich, daß sie in das große Reservoir formbildender Potenzen zurückkehren, als das wir das ungeformte, vor allem embryonale Bindegewebe kennen gelernt haben. Das Kambiumgewebe des Periosts und das primäre Mark gehören dazu.

Es scheint, daß die erste Eröffnung der Höhlen von Markgewebe mit Kapillaren, die weitere Zerstörung der Knorpelgrundsubstanz durch Riesenzellen geschieht. Zu Beginn der enchondralen Vorgänge wird im wesentlichen erst ein Hohlraum geschaffen und aller Knorpel weggeschafft. Abb. 270 zeigt, wie inmitten eines mit neuartigen Zellen (Markzellen, veränderten Knorpelzellen) angefüllten Knorpelhöhlensystems ein Hohlraum von drei Riesenzellen (Chondroklasten) ausgenagt wird.

Nach Angabe mancher Untersucher entstammen die Riesenzellen den Kapillaren. Aus den Endothelwänden dieser entstehen Sprossen, die später hohl werden. Das sind dann neugebildete Kapillaren (vgl. Blutgefäße). Ganz ähnlich sollen die Riesenzellen sich entwickeln, indem diese Sprossen oder Auswüchse der Kapillaren ungegliederte, kernreiche Protoplasmamassen werden, die sich loslösen, aber auch ihren Zusammenhang mit der Kapillarwand noch eine Zeitlang aufrecht erhalten können. Sie entfalten ihre zerstörende Tätigkeit wahrscheinlich durch die Absonderung verdauender Fermente, die die Teile, denen sie anliegen, auflösen. Sie betätigen damit Fähigkeiten, die dem Endothel keineswegs fremd sind. Dieses ist vielfach zur Phagozytose befähigt. Man nennt die Riesenzellen Chondroklasten, wenn sie Knorpel, Osteoklasten, wenn sie Knochen zerstören. Ein anderer Name ist Myeloplaxen.

Der so gebildete primäre Markraum rückt nach allen Seiten vor, seitlich bis der Knorpel gänzlich beseitigt und die perichondrale Knochenmanschette erreicht ist. Gegen die Epiphysen zu frißt er sich immer weiter in den Knorpel hinein, wobei die Mitte ein wenig voran geht und der Knorpel am perichondralen Knochen ein wenig länger stehen bleibt.

Innerhalb des Hohlraumes gelangt Knochen zur Ablagerung, der enchondrale Knochen (Abb. 273—276). Er wird auf stehenbleibende Reste der Knorpelgrundsubstanz und von innen her auf den perichondralen Knochen abgesetzt. Die Reste der Knorpelgrundsubstanz hängen mit dem unversehrten Knorpel zusammen. Ihre frei in den Markraum vorragenden Teile werden in Knochenbälkchen eingebettet, die sich mit ihrem anderen Ende an der perichondralen Knochenwand des Markraumes befestigen. So wird die

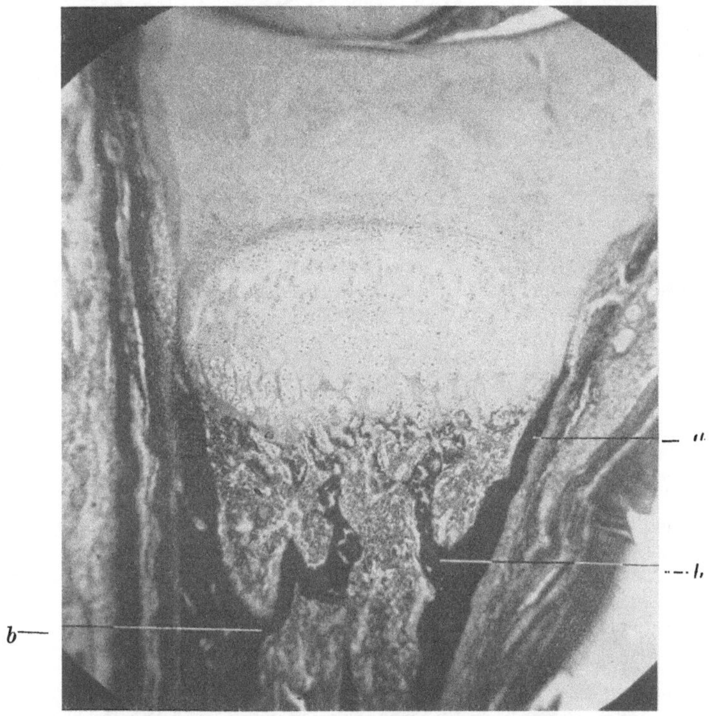

Abb. 273. Enchondrale Verknöcherung, Übersicht. Phalanx eines Föts aus dem 8. Monat, proximale Epiphyse. Hämatoxylin, van Gieson. Phot. 37 mal. *a* Periostaler Knochen, *b* Ansatz der enchondralen Knochenbälkchen an der periostalen Manschette. Knochen ganz dunkel, Knorpel hell, beachte die (hellen) Knorpelzwickel im enchondralen Knochen, das Gelenkende des Knorpels ist acidophil, daher dunkler als seine übrigen Teile.

knorpelige Epiphyse in der Knochenmanschette befestigt und festgehalten (Abb. 273).

Die Reste der Knorpelgrundsubstanz entstehen durch die Zerstörung eines Kammersystems, der Knorpelhöhlen, und bilden Plättchen mit halbkugelförmigen Nischen (Abb. 274 und 275). Auf dem Schnitt sind sie als zwickelartige Figuren sichtbar. Die Nischen werden durch Knochen ausgefüllt und meistens gerät eine Knochenzelle in die Mitte der halbkugelförmigen Masse hinein, die in der alten Knorpelhöhle sitzt (Globulus osseus). Im Flachschnitt durch ein solches Bälkchen scheinen dann runde Knochenteilchen inmitten des Knorpels zu sitzen.

Sehr bald nach dem Einsetzen der Knorpelzerstörung und der enchondralen Knochenbildung bildet sich das während der ganzen Verknöcherung erhalten bleibende typische Bild heraus.

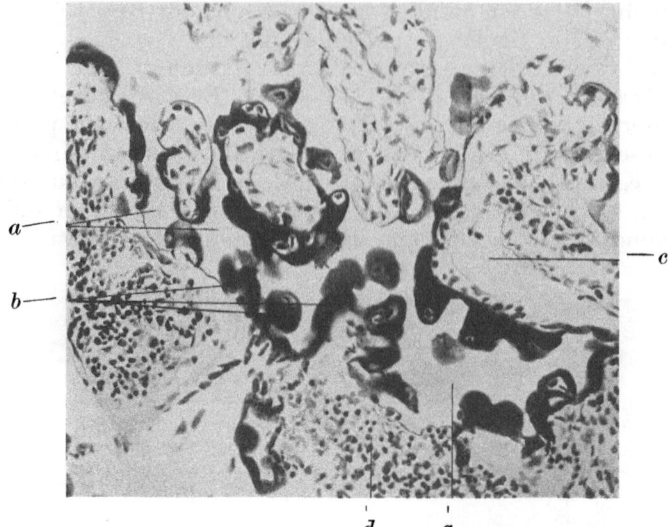

Abb. 274. Färbung mit Hämatoxylin, van Gieson, Knorpel hell, Knochen dunkel (die nicht von Knochen bedeckten, freien Ränder des Knorpels sind nach dem Präparat nachgezeichnet).

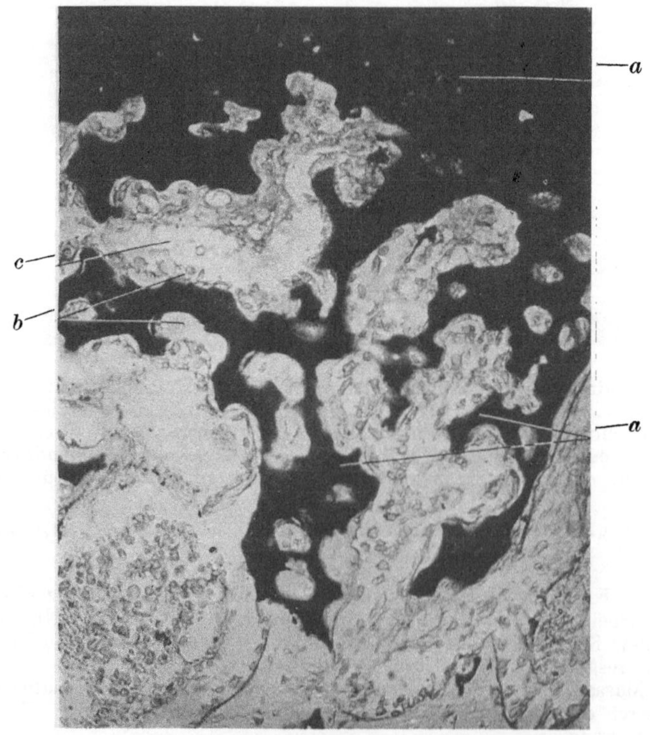

Abb. 275. Färbung mit Toluidinblau, Knorpel dunkel, Knochen hell, die Grenzen des Knochens sind nachgezeichnet. *a* Knorpel, *b* Knochen, auf Abb. 272 Globuli ossei, *c* Gefäße des Markes, *d* Markgewebe.

Abb. 274 und 275. Enchondraler Knochen auf den Resten der Knorpelgrundsubstanz. Lendenwirbel eines Föts aus dem 4. Monat. Phot. 180 mal.

Die an ihrem Diaphysenende annähernd eiförmige Epiphyse sitzt in der
Knochenmanschette, wie in einem etwas zu kleinen Eierbecher. Sie wird von
unten angefressen. Geht man von der Gelenkfläche her gegen den Markraum
durch sie hindurch, so trifft man folgende Zonen an (Abb. 273 und 276):

1. Den unveränderten wachsenden Epiphysenknorpel.

2. Knorpel mit erweiterten Knorpelhöhlen, die weiter gegen die Diaphyse zu
in Reihen stehen. Diese Reihenstellung kommt durch das nach den Seiten

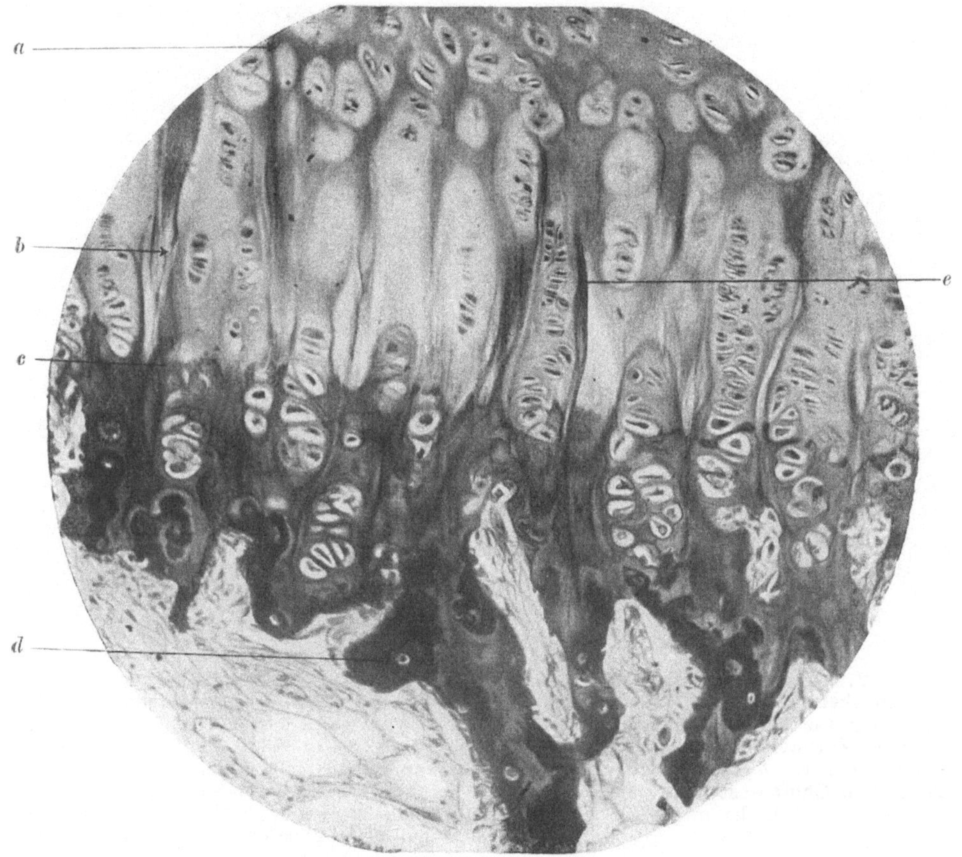

Abb. 276. Enchondrale Verknöcherung. Schaftseite der Epiphysenlinie der Grundphalanx IV
des 6jährigen Kindes. Anthrazenblau, van Gieson. Phot. 160mal. *a* Zone des Knorpels
mit erweiterten Knorpelhöhlen, *b* Zone des Reihenknorpels, *c* verkalkter Knorpel (der Strich
zeigt auf die Grenze gegen den unverkalkten Knorpel, dieser hellgrau, der verkalkte
dunkelgrau), *d* Knochen (schwarz), *e* Falte im Schnitt.

verhinderte Wachstum von Innen heraus zustande (Schaffer). Die am wei-
testen gegen den Markraum zu gelegenen Schichten sind verkalkt.

3. Die Eröffnungszone, Eröffnung der Knorpelhöhlen durch einwachsendes
Markgewebe.

4. Die Zone der Zerstörung und enchondralen Knochenbildung. Der größte
Teil der Knorpelgrundsubstanz wird durch Chondroklasten beiseite geschafft
und Knochen auf die Reste abgelagert.

Die Grenze des enchondralen und perichondralen Knochens ist durch eine
Kittlinie gekennzeichnet, die sich z. B. nach Färbung mit Hämatoxylin

deutlich abhebt. Diese Linie, oft unregelmäßig und mehrfach, kommt zustande
wie andere Kittlinien (S. 243). Innerhalb dieser Linie findet man die zwickel-
artigen Knorpelteilchen in den Knochen eingeschlossen, das Kennzeichen
enchondral gebildeten Knochens.

Die Verknöcherung der Epiphysen, der kurzen und platten Knochen gleicht
der enchondralen Knochenbildung in den langen Skelettstücken (Abb. 277
und 278). Die Unterschiede erklären sich durch den Mangel der perichondralen

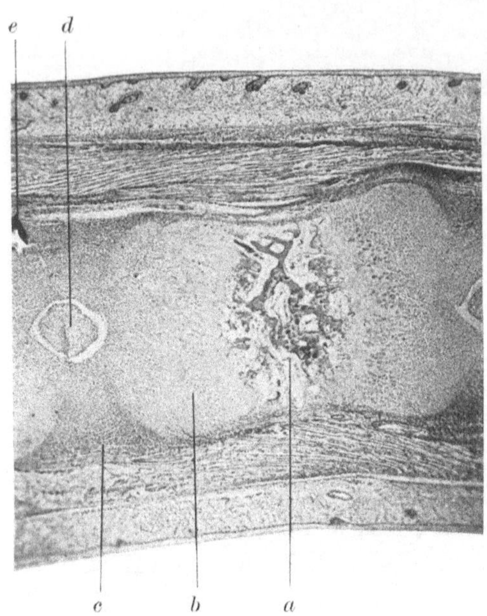

Abb. 277. Enchondrale Verknöcherung,
Knochenkern im Wirbel. Sagittalschnitt durch
den Schwanz eines Schweineföts von 16 cm
Länge. Färbung mit Galleïn. Phot. 22 mal.
a Knochenkern, *b* Knorpel, *c* Zwischenwirbelscheibe, *d* Chordarest in der Zwischenwirbelscheibe, *e* Verletzung des Schnittes.

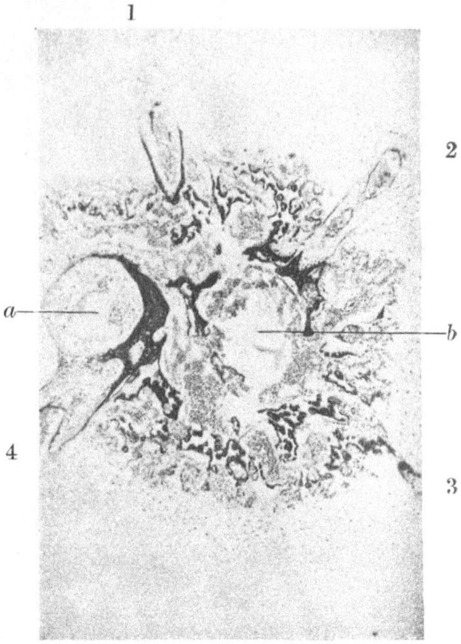

Abb. 278. Knochenkern aus dem Lendenwirbel eines Föts im 4. Monat. Dasselbe
Objekt wie 274 und 275. Hämatoxylin,
van Gieson. Phot. 21 mal. 1—4 Gefäßkanäle, die in den Knochenkern hinein-
führen, mit Knochenscheiden am inneren
Ende. *a* Gefäß, *b* Markraum, zwischen
den Gefäßkanälen schreitet die Zerstörung des Knorpels und die enchondrale
Knochenbildung nach außen vor.

Hülle. Erst wenn der enchondrale Vorgang die Oberfläche des Knochens erreicht hat, tritt dort das Perichondrium in Tätigkeit und bildet als Periost
Knochen. Da das Wachstum des nur enchondral verknöchernden Stückes nach
allen Seiten ungehemmt ist, so gibt es keinen Reihenknorpel und die Ver-
knöcherungslinien zeigen nicht die spitzwinkeligen Formen wie bei den langen
Knochen, sondern flache Bögen (Abb. 275, 278—280).

129. Weitere Umbildung und Wachstum des Knochenstückes. Beim Knorpel
haben wir zweierlei Arten des Wachstums unterschieden, Wachstum durch
Einbau (Quellungswachstum) und Wachstum durch Anbau. Der Knochen
hat nur das letztere. Auch bei ihm sind die Fibrillen in eine Kittsubstanz
eingelagert, aber diese ist verkalkt und starr. Diese Eigenart der Knochengrundsubstanz bedingt die Art des Knochenwachstums und die Rolle des
Knorpels als dessen Vermittler. Die Knorpelepiphyse wächst nach allen Seiten,

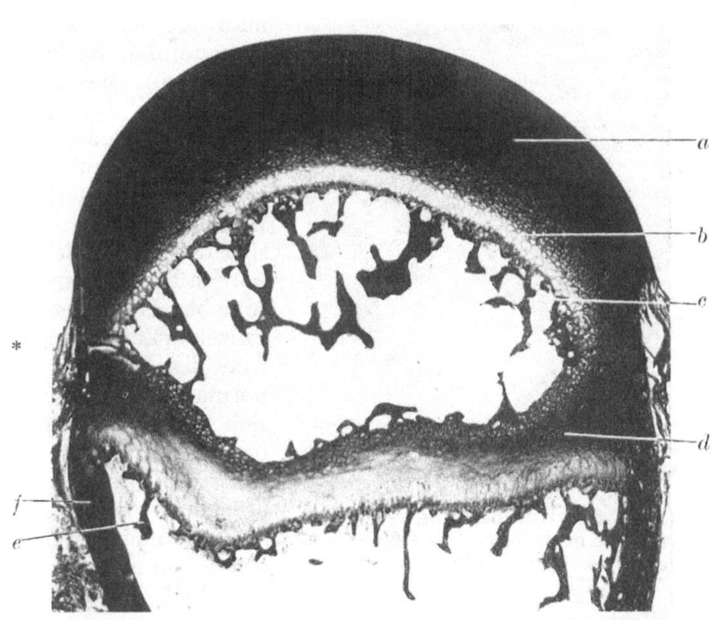

Abb. 279. Distale Epiphyse des Metacarpale IV des 6jährigen Kindes. Übersicht, van Gieson. Phot. 12 mal. *a* Gelenkknorpel (stark acidophil), *b* Knorpelzone mit weiten Höhlen (basophil), darunter die etwas dunklere Schicht des verkalkten Knorpels, *c* Knochenbälkchen des Epiphysenkernes, *d* Epiphysenlinie, *e* enchondrale Knochenbälkchen des Schaftes, *f* periostaler Knochen des Schaftes, bei * Foramen nutritium der Epiphyse.

sie allein ermöglicht das Längenwachstum des Knochens. Durch den Knochenkern in der Epiphyse wird der Knorpel nach und nach in zwei Teile zerlegt, den Gelenkknorpel und die Epiphysenlinie (Abb. 279). Die vollständige Zerlegung tritt ein, wenn der Epiphysenkern die Oberfläche erreicht. Der Gelenkknorpel bedingt das — sehr viel langsamere — Wachstum der Epiphyse nach allen Seiten, also auch nach der Gelenkseite. Auch er wird mit seiner Vergrößerung in gleichem Maße von unten her abgebaut (Abb. 281). Die Epiphysenlinie bewirkt neben einem geringen Wachstum der Epiphyse gegen den Schaft zu, vor allem das gesamte Längenwachstum des Schaftes. Auch an den zunächst rein enchondral verknöchernden Knochen, z. B. den Wirbeln bilden sich später Epiphysenlinien aus, durch die das weitere Wachstum vermittelt wird.

Die Epiphysenknorpelfuge wächst vorwiegend gegen den Schaft zu, den

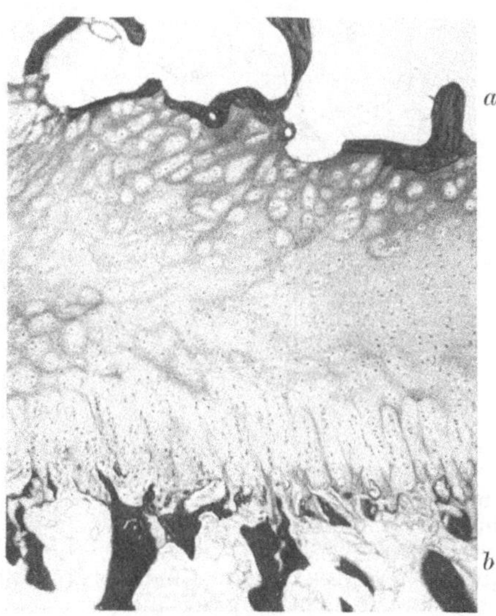

Abb. 280. Übersicht über die Epiphysenlinie, proximale Epiphyse der Grundphalanx IV (die distalen Epiphsen der Phalangen haben keine Epiphysenlinien) des 6jähr. Kindes. Gallaminblau, van Gieson. Phot. 33mal. *a* Epiphysenseite, *b* Diaphysenseite. (Gallaminblau färbt nur Kerne.)

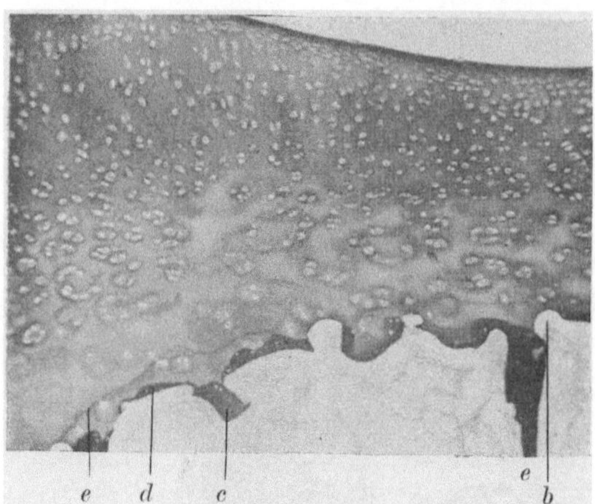

Abb. 281. Gelenkseite der Epiphyse desselben Objekts, wie Abb. 280. Dieselbe Färbung. Phot. 33 mal. *a* Knorpel, *b* Nische im Knorpel, Zerstörung vom Mark aus, *c* Knochenbälkchen, *d* mit Knochen ausgefüllte Knorpelnische, *e* Grenze des verkalkten gegen den unverkalkten Knorpel.

schönsten Reihenknorpel kann man an solchen älteren Epiphysenlinien beobachten (Abb. 276 u 280). Gleichzeitig wird sie von beiden Seiten her zerstört und Knochen an ihre Stelle gesetzt, innen auf die oben beschriebene Art der enchondralen Knochenbildung, außen indem sich der periostale Knochen mit seinem Rande immer weiter vorschiebt. Es findet ein Wettlauf zwischen Zerstörung und Wachstum des Knorpels statt, unter normalen Verhältnissen halten sich beide Vorgänge die Wage, bis gegen Ende des Wachstums die Epiphysenlinie durchbrochen wird und sich die Markräume von Schaft und Epiphyse vereinigen. Vorzeitiges Verschwinden der Fuge führt zu schweren Wachstumsstörungen (chondystrophische Zwerge).

Der Verlauf der Fibrillen in der Knorpelfuge ist so, daß sie im Reihenknorpel diesen Reihen entsprechend, im übrigen Teil senkrecht dazu, d. h. quer zur Achse des Skelettstückes verlaufen. Zwischen beiden Schichten findet sich eine Umbiegungsschicht, in der die Fibrillen aus der einen Verlaufsrichtung in die andere umbiegen. Dies betrifft die Zwischenschichten, um jede Knorpelzelle herum findet man Knorpelkugeln.

130. Umbau der Knochensubstanz. Auch das eigentliche knöcherne Skelettstück verändert seine Form. Ja man kann vielleicht sagen, daß es beim Menschen wenige Gewebe gibt, in denen dauernd so viel Bewegung ist, wie gerade im Knochen. Vergleicht man Knochen eines Neugeborenen mit denen eines älteren Individuums, so erkennt man, daß z. B. der kleinere fast vollständig in der Markhöhle des größeren Platz hat und doch geht der eine Zustand kontinuierlich aus dem anderen hervor (Abb. 282 u. 283).

Der Umbau wird durch ständige Zerstörung alter und Ablagerung neuer Knochensubstanz bewirkt. Das setzt schon am embryonalen Knochen ein, unmittelbar nach Beginn der Verknöcherung. Der enchondrale Knochen wird in demselben Maße zerstört, wie er gebildet wird und auch die perichondrale Knochenmanschette wird von innen her ausgenagt und der Markraum im Innern erweitert. Schon sehr bald ist von dem ganzen zuerst gebildeten Knochen nichts mehr übrig. Das Skelett des

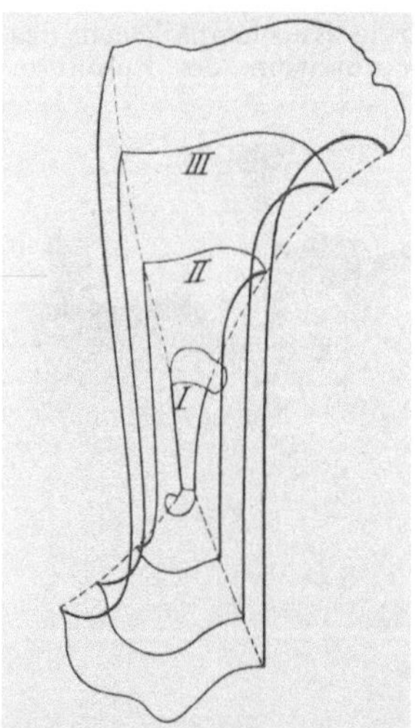

Abb. 282. Schema des Wachstums eines Röhrenknochens. 4 Stadien des Humerusschaftes (*I* mit den Knorpelepiphysen) von Rinderföten sind ineinander gezeichnet. Das kleinste Stadium fällt völlig in die älteren hinein, die Ecken, die durch punktierte Linien miteinander verbunden sind, zeigen, wie Anbau und Zerstörung zusammenwirken müssen, um eine Form in die andere überzuführen. Nach Kölliker 1889.

Neugeborenen besteht noch aus geflechtartigem Knochen (Abb. 249), schon am mehrjährigen Kind ist von solchem Knochen fast nichts mehr nachzuweisen. Er ist vollständig zerstört und durch Lamellenknochen ersetzt.

Der Ersatz durch Lamellenknochen führt nicht unmittelbar zu dem Zustand, wie wir ihn am Erwachsenen beobachten. Es werden zunächst nicht Osteone gebildet, sondern ein „in toto konzentrischer Knochen". Das heißt, es werden zunächst nur Generallamellen, die das ganze Stück umgreifen, abgelagert. In diesem Knochen werden dann Hohlräume ausgenagt, die alsbald wieder von Speziallamellensystemen, Osteonen, ausgefüllt werden. Die Abb. 284—286 zeigen Knochenpräparate von der Phalanx eines sechsjährigen Kindes, in denen der „in toto konzentrische Bau" in einen Bau aus Röhrchen,

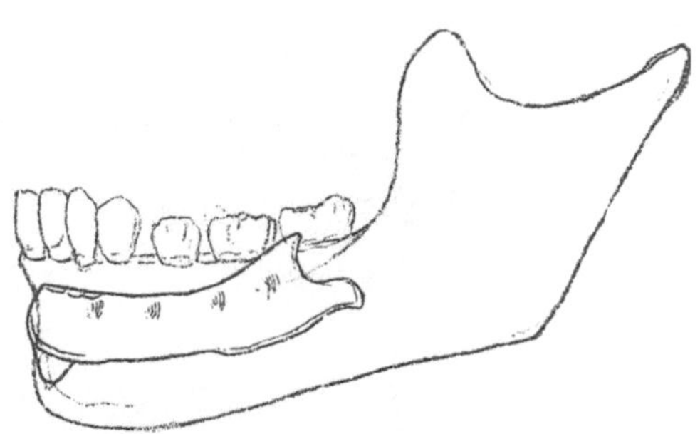

Abb. 283. Ein Unterkiefer eines Neugeborenen in einen solchen des Erwachsenen hineingezeichnet. Nach Kölliker 1889.

Osteonen, übergeführt wird. Auch der in der Epiphyse neugebildete Knochen ist Lamellenknochen, zum Teil Röhrchenknochen. Nur Bälkchen, die im Innern des Schaftes die Epiphysenlinie in diesem festhalten und die bald der Zerstörung anheimfallen, sind typische enchondrale Bälkchen mit Knorpeleinschlüssen und unterscheiden sich in keiner Weise von den gleichartigen Gebilden bei Föten. Sie bestehen aus geflechtartigem Knochen mit unregelmäßig in der Längsrichtung verlaufenden Fibrillen.

Die Zerstörung wird auch bei der Zerstörung des Knochengewebes durch Riesenzellen bewirkt. Solche Osteoklasten findet man in den Markräumen schon an den allerersten enchondralen Bälkchen. Sie liegen in kleinen Vertiefungen (Howshipsche Lakunen) (Abb. 287).

Durch die Zerstörung im Innern der Knochensubstanz entstehen nach und nach große, unregelmäßig begrenzte Hohlräume, die von Markgewebe mit Gefäßen erfüllt sind, die

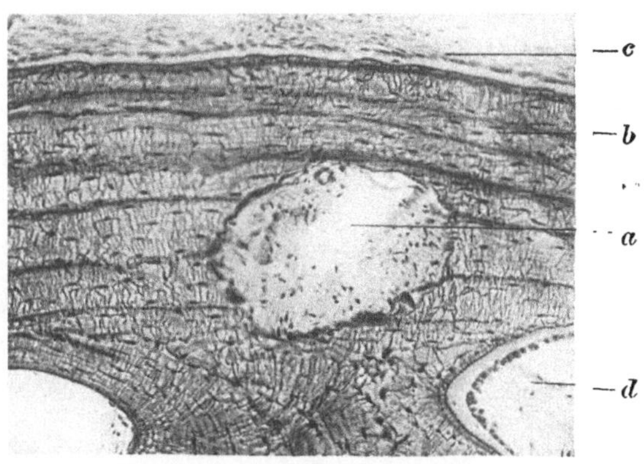

Abb. 284. Umbau des Knochens, Metacarpale IV vom 6jährigen Kinde, Querschnitt, Thioninmethode von Schmorl. Phot. 90 mal. a Frisch in Generallamellen ausgenagter, Haversscher Raum (Inhalt teilweise aus dem Gefrierschnitt herausgefallen), b Generallamellen, durch Kittlinien untergeteilt, c Periost, d Haversscher Raum mit beginnender Knochenausfüllung.

Haversschen Räume (Abb. 284). Sie werden durch Lamellenknochen wieder ausgefüllt. So entstehen die Haversschen Systeme mit dem Haversschen Kanal in der Mitte, die Knochenröhrchen oder Osteone. Das Osteon wird also immer in eine Lücke hineingebaut, in die Trümmer alter Osteone oder des in toto konzentrischen Knochens.

Überall, wo Knochen auf anderen abgesetzt wird, wird erst eine

Kittlamelle (auf dem Schnitt oder Schliff als Kittlinie sichtbar) gebildet. Die Kittlinien und die von ihnen begrenzten Lamellensysteme zeigen also die Art des Wachstums des Knochens an (Abb. 288 u. 289).

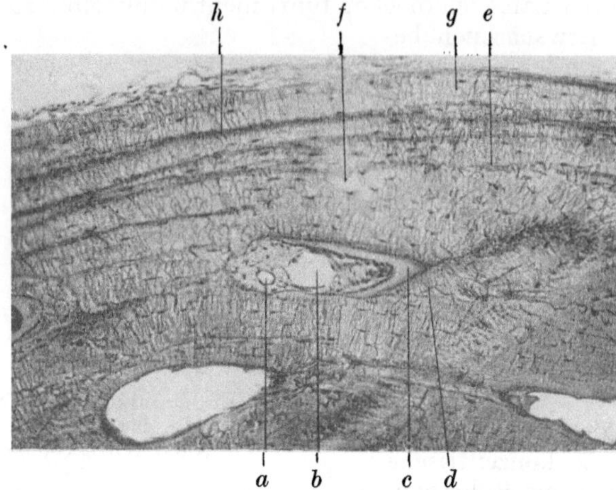

Abb. 285. Umbau des Knochens, Objekt, Färbung, Vergrößerung wie bei Abb. 284. Haversscher Raum mit weit fortgeschrittener exzentrischer Ausfüllung durch Lamellen. *a* Arterie, *b* Vene, *c* Osteoid, *d* älterer Knochen desselben Systems, unmittelbar unter diesem Hinweisungsstrich die das System begrenzende Kittlinie, *e* dieselbe Kittlinie auf der anderen Seite des Systems, *f* durch Wölbung des Schnittes unscharf auf die Platte gekommene Stelle des Schnittes, *g* Generallamellen, *h* Kittlinie zwischen den Generallamellen.

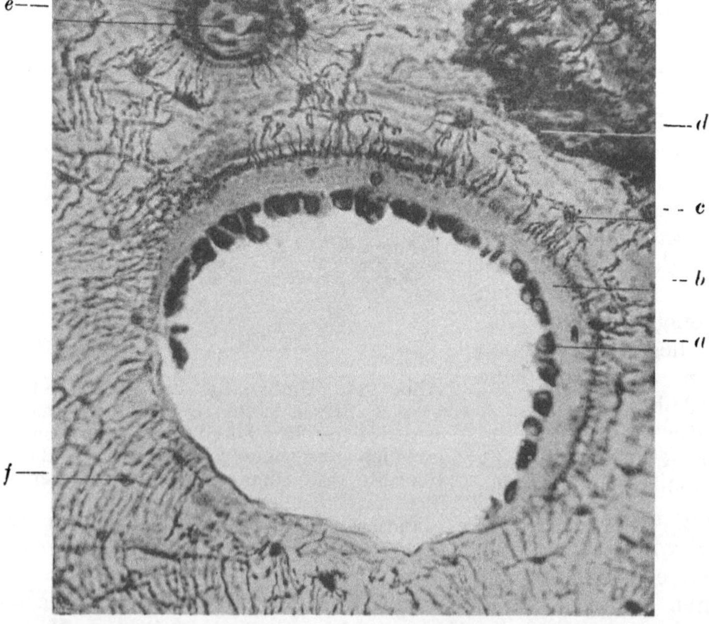

Abb. 286. Umbau des Knochens, dasselbe Objekt und dieselbe Färbung wie Abb. 284 u. 285. Phot. 280 mal. Haversscher Raum mit mäßig fortgeschrittener exzentrischer Ausfüllung. *a* Osteoblasten, *b* Osteoid, *c* Knochenzelle mit umgebogenen Kanälchen (vgl. Text und Abb. 289), *d* Kittlinie, die den neugebildeten Knochen abgrenzt, der rechts davon gelegene Knochen ist durch Niederschläge dunkel gefärbt, *e* älterer Haversscher Raum, Knochenbildung abgeschlossen, *f* Knochenzellen des zerstörten Systems.

Die Zerstörung, die dem Wiederanbau neuer Knochensubstanz in allen Fällen voranging, ist an einem Knochenschliff oder Schnitt aus vielen Einzelheiten abzulesen, auf die zuerst V. v. Ebner aufmerksam gemacht hat. Die Abtragungsflächen verlaufen in Bögen und man erkennt deutlich, wie sie in bereits stehende Lamellensysteme hineingefressen wurden, die Lamellen setzen sich diesseits und jenseits der Bucht in derselben Art fort (Abb. 260). Die Ausläufer der Knochenhöhlen sind glatt abgeschnitten und durch die Kittflächen zugemauert. Die Zellen der neuen Schicht erreichen zunächst die Kittflächen nicht, sondern biegen hakenförmig um (Abb. 286 und 289). Erst später bohren sich die Zellen Kanäle von einem Lamellensystem zum anderen durch die Kittflächen hindurch.

So kommt der Bruchstückbau des Knochens zustande (Breccienbau[1]), v.Ebner), der am schönsten unter dem Polarisationsmikroskop hervortritt (Abb. 290). Die vollständigen Röhrchen sind durch Bruchstücke (Interstitiallamellen) getrennt. Eine Kittlinie grenzt immer das Alte vom Neuen ab oder zeigt doch wenigstens eine Pause in der Ausfüllung eines Hohlraumes durch neue Lamellen an. So kommen dann Schachtelsysteme zustande (Abb. 253).

131. Bau der knöchernen Skelettstücke. Die Einteilung der Knochen nach ihrer Form in lange, kurze und platte

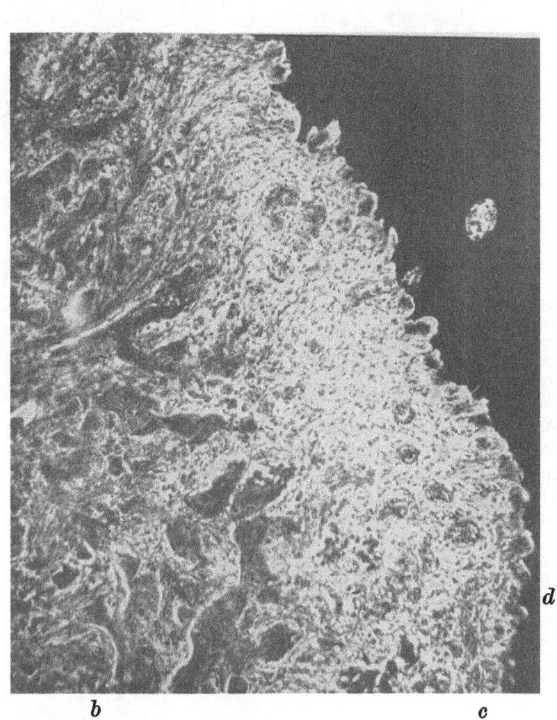

Abb. 287. Knochenzerstörung im großen. Aus einer Krebsmetastase in einer Rippe, Hämatoxylin, van Gieson. Phot. 72 mal. *a* Knochen (schwarz), *b* Krebsgewebe, *c* gegen den Knochen vorwachsendes Granulationsgewebe, *d* Zerstörungslinie, Nischen mit Osteoklasten, den grauen Körperchen, besetzt.

Knochen, trifft zugleich Unterschiede im feineren Bau. Allen gemeinsam ist, daß das Skelettstück nur zum Teil von dem harten Knochengewebe gebildet wird und daß Hohlräume, die Markräume, zu denen auch die Haversschen Kanäle gehören, einen beträchtlichen Anteil seines Raumgehaltes ausmachen. Der Schaft des langen Knochens besteht aus dichtem Knochengewebe, der Substantia compacta, die einen großen Hohlraum, die Markhöhle umschließt (Röhrenknochen). Die Epiphyse ist im Inneren erfüllt von feinen Knochenteilchen, die ein untereinander zusammenhängendes Gerüstwerk bilden, Substantia spongiosa (Abb. 291).

Nur bei den großen Röhrenknochen ist ein von Knochenteilchen wirklich freier Raum vorhanden, in den nur von der Wand her Knochenbälkchen hineinragen. Bei dünneren Knochen, Radius, Ulna, Fibula, ist der zentrale Markraum von Spongiosateilchen durchsetzt.

[1]) Breccien heißen in der Geologie Gesteine, die aus großen Trümmern anderer durch ein kalkiges oder toniges Bindemittel entstehen.

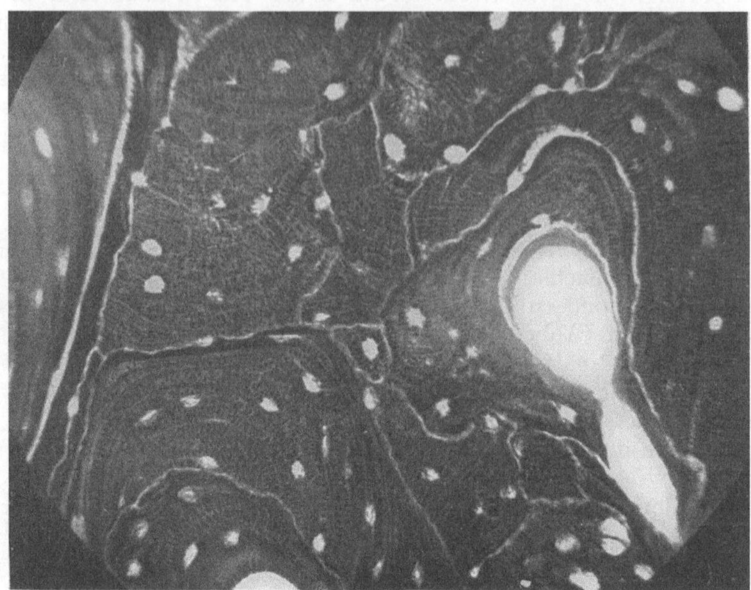

Abb. 288. Knochenbreccie, Silberfärbung der Fibrillen, die Kittlinien treten hell hervor. Präparat von O. Schultze, Nr. 4388 der Würzburger Sammlung. Phot. 230 mal. Die innere Schicht der Haversschen Kanäle zeigt keine durch Silber geschwärzte Fibrillen. Diese sind aber durch die Doppelbrechung der betreffenden Schichten nachzuweisen, es handelt sich wahrscheinlich um Osteoid, das sich mit vielen Methoden anders färbt als der fertige Knochen.

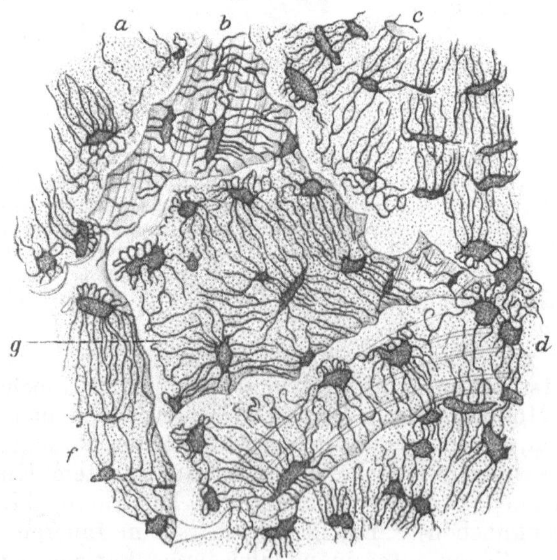

Abb. 289. Aus einem Querschliffe der Tibia, der, mit Erhaltung der Luft in den Knochenkörperchen und ihren Ausläufern, in Kanadabalsam eingeschlossen wurde. *a—f* durch Kittlinien abgegrenzte Felder von Knochensubstanz. Man sieht die Knochenkörperchen an den Anlagerungsflächen mit rücklaufenden, schlingenförmigen Kanälchen versehen, während an den Resorptionsflächen die Knochenkörperchen und ihre Ausläufer scharf abgeschnitten erscheinen. Nach v. Ebner, 1875.

Wie in der Entwicklung, so gleicht die Epiphyse auch im Bau den kurzen Knochen. Wo wir im Innern eine dichte Spongiosa finden, ist der Kompaktamantel dünn. An vielen kurzen Knochen, z. B. am Wirbelkörper, fehlt er ganz und das dicke Periost sitzt einer dünnen vielfach durchbrochenen Knochenschale auf, die sich von den das Innere erfüllenden Bälkchen nicht wesentlich unterscheidet (Abb. 292 u. 293). Das Periost vervollständigt hier den Aufbau des Wirbels in mechanischer Hinsicht; sein Stratum fibrosum besteht aus drei aufeinander senkrechten Lagen, die mittlere verläuft ringförmig, die äußere hängt vorn und hinten mit den Längsbändern der Wirbelsäule zusammen. So wird das Fachwerk aus Spongiosabalken durch eine feste Faserhülle zusammen gehalten und versteift (vgl. auch den Bau knorpeliger Skelettstücke S. 196).

Die platten Skelettstücke, zu denen auch ihrem Bau nach die Rippen gehören, zeigen einen Kompaktamantel, also zwei Platten, zwischen denen verhältnismäßig derbe Spongiosabalken stehen. Dies ist am schönsten am Schädeldach zu sehen (Lamina externa, Lamina interna oder Tabula vitrea, zwischen beiden die Diploe). Im ganzen kommt so eine Platte zustande, die aus zwei durch Fachwerk verbundenen Platten besteht, einem bei mäßigem Materialaufwand außerordentlich widerstandsfähigem Gebilde (Gebhart 1911). Die beiden Platten bestehen beim Schädel z.T. aus Generallamellen (Abb. 252).

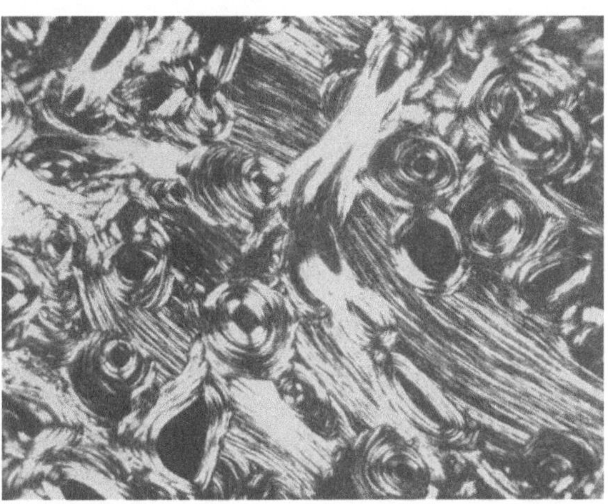

Abb. 290. Breccienbau des Knochens. Querschnitt des Oberschenkelschaftes vom Erwachsenen, im polarisierten Licht, Nicolebenen entsprechen den Seiten der Abbildung. Phot. 45 mal. Man sieht Osteone, eingebettet in verschieden orientierte Bruchstücke von Lamellensystemen.

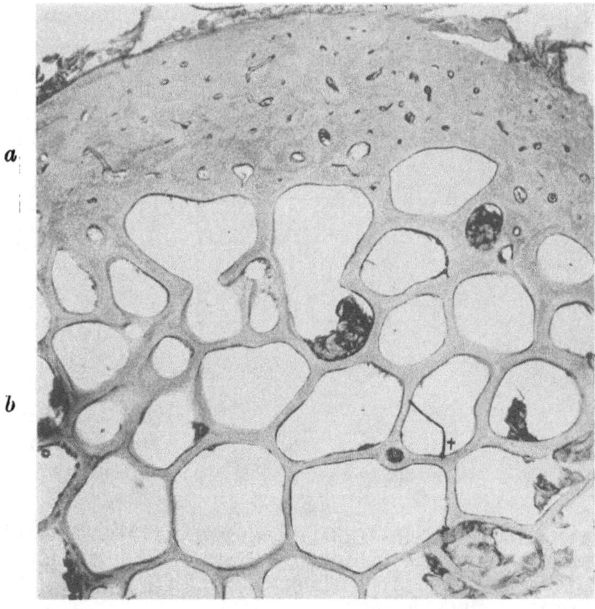

Abb. 291. Substantia compacta und spongiosa. Querschnitt der Extremitas sternalis claviculae, etwa 4 cm vom Gelenk, ungefärbt in 10%iger NaCl-Lösung, starke Abblendung. Phot. 11 mal. Das in den Spongiosaräumen befindliche rote Mark ist ausgepinselt, kleine Reste sind hängen geblieben, bei + eine Verunreinigung. *a* Compacta, *b* Spongiosa.

Die Hohlräume im Knochen sind vom Knochenmark erfüllt, das aus dem primären Mark hervorgeht. In den Haversschen Kanälen der kompakten

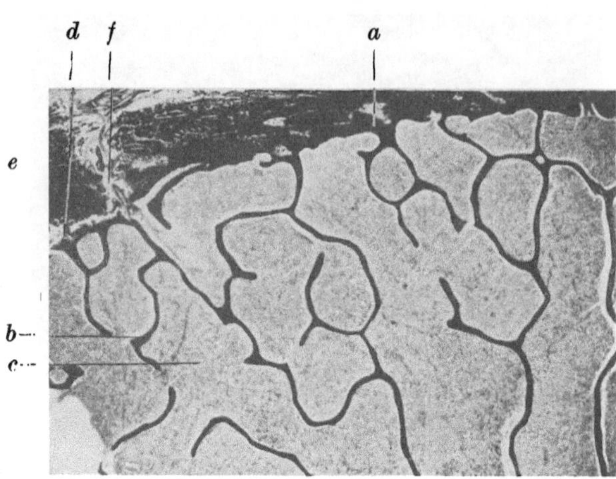

Substanz bleibt, um die Gefäße herum, ein dem primären ähnliches, aber etwas faserreicheres Markgewebe erhalten. In den weiten Räumen der Röhrenknochen entwickelt sich das Fettmark. Es ist dies ein Fettgewebe mit wenigen eingestreuten Bindegewebsfasern. Das rote Knochenmark gehört zum hämopoetischen System und wird bei diesem besprochen werden. Es ist das Organ, das die roten Blutkörperchen und einen Teil der weißen liefert. Es findet sich in allen kurzen Knochen, z.B. in den Wirbelkörpern (Abb. 292) und in den Epiphysen vieler langer

Abb. 292. Querschnitt durch den Lendenwirbel eines Erwachsenen. Färbung nach van Gieson. Phot. 8 mal. *a* äußere Knochenhülle, *b* innere Spongiosabälkchen, *c* rotes Mark, *d* Stelle, an der sich beim Schneiden das Periost vom Knochen abgehoben hat, *f* Foramen nutritium.

Knochen. Die Metakarpen und Phalangen enthalten nur Fettmark.

Ein besonderes Innenhäutchen (Endost) zu unterscheiden ist vom histologischen Gesichtspunkt aus nicht gerechtfertigt. Beim Entfernen des Inhaltes aus der Markhöhle großer Knochen bleibt eine dünne Schicht an der Wand hängen. Dies sind die den Knochen berührenden Teile des Markes, die innig mit ihm verbunden sind, schon allein, weil die Gefäße des Markes sich mit denen der Haversschen Kanäle verbinden. Eine besondere Haut, mit besonderer Anordnung dichterer Bindegewebsfasern läßt sich nicht nachweisen.

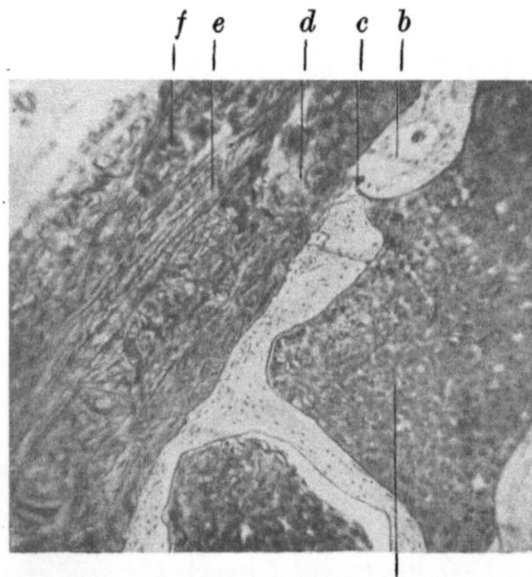

Abb. 293. Dasselbe Objekt wie 292, Schnitt ungefärbt in 10%iger NaCl-Lösung, starke Abblendung. Phot. 35 mal. *a* Mark, *b* Knochen, an der bezeichneten Stelle ist ein kleines Osteon sichtbar, *c* Gefäßkanal, *d* innere longitudinale, *e* mittlere zirkuläre, *f* äußere longitudinale Schicht des Periosts.

Die Substantia compacta der Röhrenknochen zeichnet sich beim Menschen durch einen außerordentlich unregelmäßigen Bau aus. Nach Gebhardt kann man bei den Säugetieren im Bau der Röhrenknochen zwei Typen unterscheiden. Die erste Gruppe umfaßt Knochen mit einem verhältnismäßig regelmäßigen Aufbau aus regelmäßigen annähernd gleichartigen Osteonen, zwischen denen wenige interstitielle Bruchstücke eingeschaltet sind. In diesen Knochen herrscht eine gewisse Ruhe, ein gleichmäßiger Aufbau und geringer Umbau. Die Knochen der Huftiere gehören dazu. Die andere Gruppe zeigt die typische Breccie, Bruchstücke von Lamellensystemen, unvollständige und Schachtelsysteme bilden einen beträchtlichen Teil des Knochens (Abb. 290).

Der Aufbau der Osteone aus Lamellen mit Fibrillen verschiedener Steigung ist sehr wechselnd, doch kann man eine Reihe von Typen unterscheiden. Es

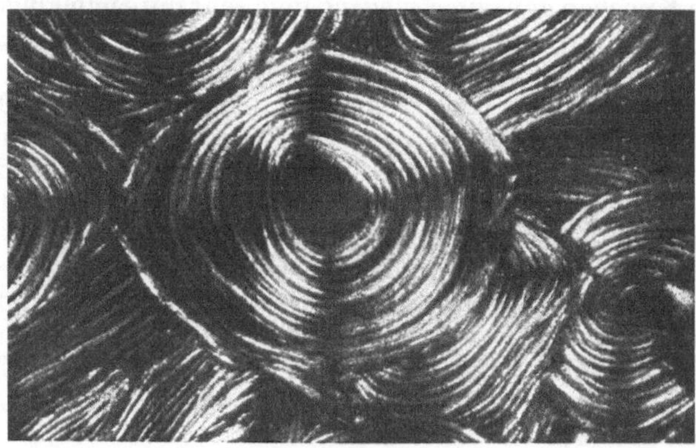

Abb. 294.

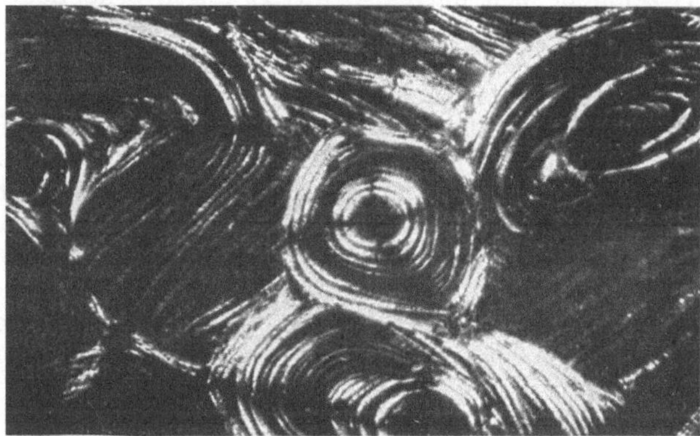

Abb. 295.

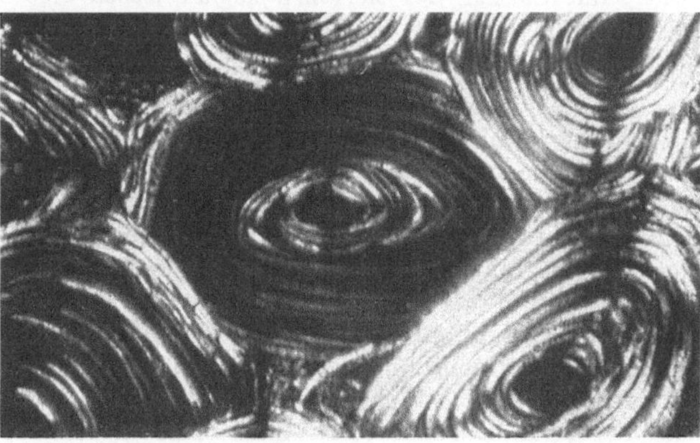

Abb. 296.

Abb. 294—296. Querschnitte verschieden gebauter Osteone im polarisierten Licht, Nicol-ebenen entsprechend den Seiten der Abbildung. Phot. 150 mal. Vom Oberschenkel-querschnitt eines Erwachsenen, alle Osteone aus demselben Schnitt.

ist wahrscheinlich, daß das Vorkommen dieser Typen an bestimmten Stellen einer verschiedenen typischen Beanspruchung dieser Stellen entspricht. Jedoch ist es außerordentlich schwer, dies im einzelnen nachzuweisen. Zumal beim Menschen, dessen Knochen ganz überwiegend dem sehr unregelmäßigen Breccientypus angehören, haben wir in die mechanischen Bedingungen des Baues seiner Knochensubstanz keinen Einblick.

Über das Wesentliche der Konstruktionsprinzipien einzelner Osteone sind wir durch Gebhardt unterrichtet worden. Die Röhrchen bestehen aus Lamellen, die in der Regel abwechselnd rechts und links herum gewickelt sind, und überdies verschiedene Steigung der Fibrillenschrauben aufweisen. Greift nun irgend eine Belastung an, und sucht das Röhrchen zu deformieren, so werden die einzelnen Lamellen in sehr verschiedener Weise und oft entgegengesetzt deformiert. So entstehen Flächenpressungen der Lamellen aufeinander, die die angreifenden Kräfte in auf die Lamellenflächen wirkende Kräfte umsetzen. Dadurch kommt eine erhebliche Festigkeit gegenüber mannigfachen Belastungen zustande. Diese Festigkeit ist bei verschieden gebauten Systemen gegenüber den verschiedenen Beanspruchungen ungleich.

Die Abb. 258 und 294—296 zeigen verschiedene Typen. Das aus Lamellen mit abwechselnd steil und flach verlaufenden Fibrillen regelmäßig aufgebaute System (Abb. 294) zeichnet sich nach Gebhardt durch erhebliche Steifigkeit gegen Längenänderungen aus. Das gleiche gilt für das System (Abb. 295), in dem eine mittlere Zone aus steil gewickelten Lamellen innen und außen von Zonen umgeben ist, in denen auch flach gewickelte Lamellen vorkommen. Ein System, das vorwiegend aus steil verlaufenden Fibrillen aufgebaut ist, zeigt die Abb. 296; unter den innersten Lamellen befinden sich auch einige flach gewickelte und auch in dem äußeren dunklen Teil der Abb. 296 sind hellere Streifen zu erkennen, ein Zeichen dafür, daß auch hier sehr steil gewickelte Lamellen mit etwas weniger steil gewickelten abwechseln. Das System der Abb. 258 endlich ist so beschaffen, daß steil und flach gewickelte Lamellen miteinander abwechseln, die flach gewickelten nach außen aber immer steiler werden, was man daran erkennt, daß die hellen Stellen einen immer kleineren Teil des Quadranten einnehmen.

Systeme nach Art des an dritter Stelle genannten (Abb. 296) weisen eine besondere Biegungsfestigkeit auf. Die Phalangen der Fledermäuse und die langen Knochen im Hinterbein des Frosches sind im ganzen so gebaut. Diese Knochen werden fast rein auf Biegung beansprucht. Im Knochen des Menschen kommt jedoch eine Biegungsbeanspruchung einzelner Röhrchen nicht vor. Wird der Knochen im ganzen im Sinne einer Biegung belastet, so teilt er sich im ganzen in eine Zug- und Druckseite (vgl. Abb. 213) Nur die Röhrchen der neutralen Zone erleiden eine sehr geringe Biegungsbeanspruchung.

Durchmustern wir die einzelnen langen Knochen des Menschen, so fallen Femur und Humerus durch ihren sehr unregelmäßigen Breccienbau auf. Regelmäßige Osteone bilden den geringeren Anteil des Knochens. Regelmäßige Anordnung gleichartiger Osteone ist überhaupt nicht anzutreffen. Die Abb. 294—296 stammen aus demselben Schnitt und dicht beieinander stehenden Röhrchen. Es steht in den genannten Knochen also nicht Osteon neben Osteon, sondern ein Haufen von Bruchstücken ist in ziemlich unregelmäßigen Abständen von Röhrchen durchzogen. Dabei erscheinen auf Querschnitten auch zahlreiche Flachschnitte von Lamellensystemen (Abb. 290). Dies sind Verzweigungen von Osteonen, die in der Schnittebene verlaufen oder Bruchstücke solcher. Durchmustert man eine größere Anzahl von Tangential- und Radialschnitten, z. B. des Femurs, so fällt die erhebliche Anzahl annähernd rechtwinklig abgehender Äste der Haversschen Kanäle auf. Allerdings sind diese Stücke kurz und münden alsbald in längsverlaufende Kanäle ein oder biegen in diese Verlaufsrichtung um.

Regelmäßiger gebaut ist die Kompakta der kleineren Röhrenknochen, der Ulna, des Radius, der Fibula. Auch die der Masse nach den größeren Knochen sich anschließende Tibia gehört hierher. Vor allem ist zu beobachten, daß Osteone desselben Typus — meist des der Abb. 296 mit Übergängen zu dem der Abb. 295 — überwiegen. In der Tibia ist die Menge der interstitiellen Systeme, also der Bruchstücke größer als in drei anderen [1]).

Einen Bau, der den von Gebhardt beschriebenen und abgebildeten regelmäßigen Knochen der Huftiere ähnelt, hat der Axillarrand der Skapula, der in seinem Bau völlig einem Röhrenknochen gleicht (Abb. 297).

Unter den verschiedenen Formen der Spongiosa hat W. Roux eine Reihe von Typen unterschieden, deren hauptsächlichste sind: Spongiosa tubulosa completa, Spongiosa lamellosa und Spongiosa trabeculosa.

Die Spongiosa tubulosa completa besteht aus weiten Osteonen. Die inneren Schichten der Kompakta pflegen allmählich in solche überzugehen. Typische Röhrchenspongiosa findet sich beim Menschen im Femurkopf dicht unter dem Knorpel, in der Extremitas sternalis der Klavikula (Abb. 291 u. 298) in der Diploe der Schädelknochen. Die letztere zeigt auf Schnittbildern unregelmäßige Bilder der Lamellensysteme, da die Röhrchen zahlreiche unter annähernd

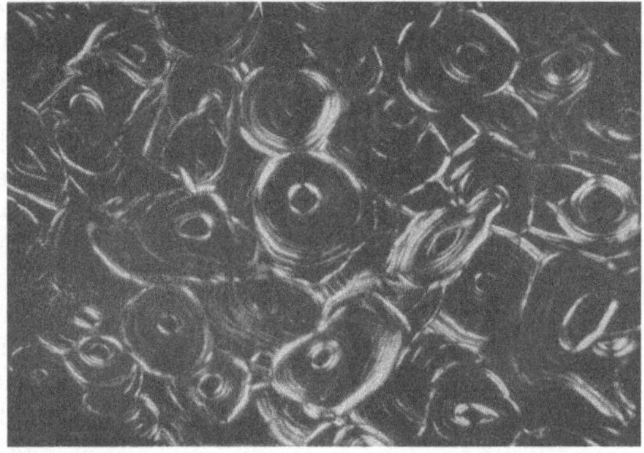

Abb. 297. Querschnitt des Margo axillaris scapulae, vom Erwachsenen, im polarisierten Licht, Nicolebenen entsprechend den Seiten der Abbildung. Phot. 43 mal. Zusammensetzung des Knochens aus dichtstehenden Osteonen von regel- und gleichmäßigem Bau, wenige Interstitiallamellen.

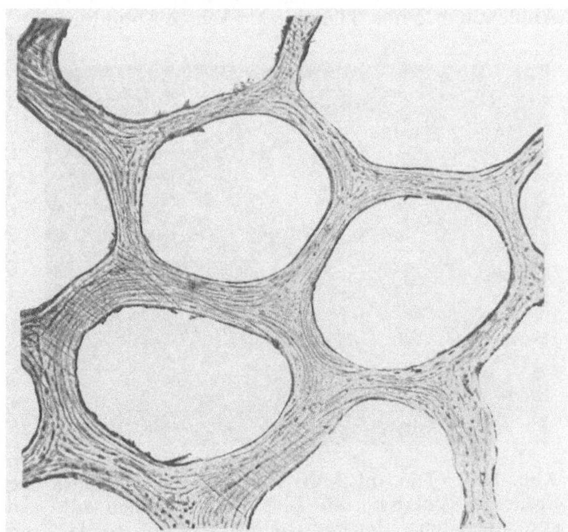

Abb. 298. Spongiosa tubulosa completa, dasselbe Objekt wie Abb. 291, ungefärbt in 10%iger NaCl-Lösung, starke Abblendung. Phot. 32 mal.

---

[1]) Dies alles kann nur mit einer gewissen Vorsicht hingestellt werden, denn es ist einstweilen unbekannt, wieweit einmal ein Unterschied im Bau an verschiedenen Stellen des Umfanges und der Länge desselben Knochens regelmäßig vorhanden ist, vor allem aber auch, wieweit individuelle Unterschiede und solche durch Alter, Geschlecht, Beruf usw. reichen. Wir wissen nur, daß der Knochen ein außerordentlich reaktionsfähiges Gewebe ist. Diese auch in den feineren Bau der Osteone und sonstigen Systeme hineinzuverfolgen, ist eine Aufgabe der Zukunft. Vielleicht hängt unsere geringe Kenntnis vom Bau der verschiedenen Knochen zusammen mit der geringen Verwendung des Polarisationsmikroskops in der derzeitigen mikroskopischen Forschung.

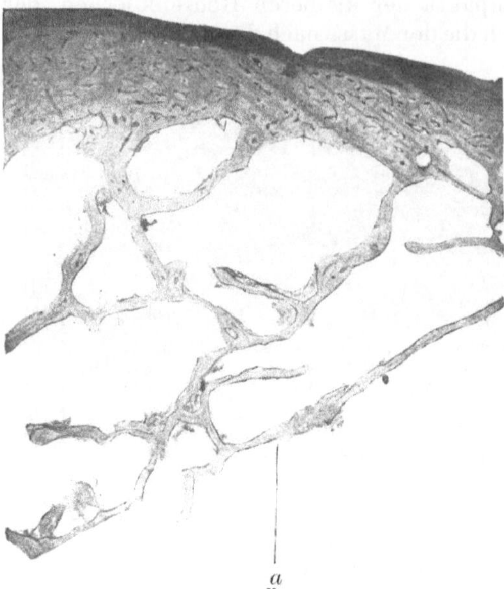

Abb. 299. Spongiosa lamellosa. Oberschenkelhals vom Erwachsenen, Querschnitt senkrecht zum Halse, ungefärbt in 10%/₀iger NaCl-Lösung, starke Abblendung. Phot. 23 mal. *a* s. nächste Abbildung.

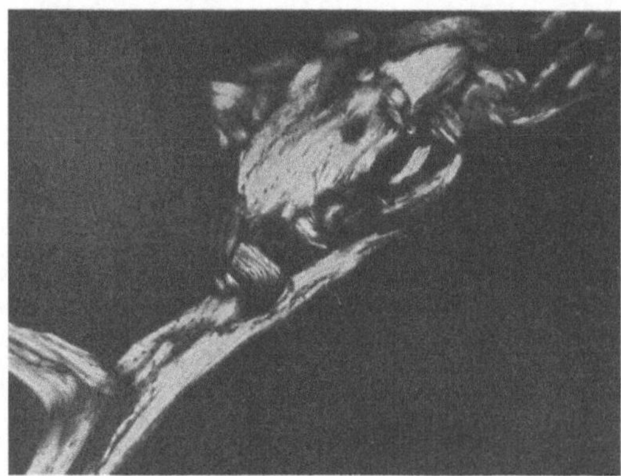

Abb. 300. Die auf Abb. 299 mit *a* bezeichnete Stelle im polarisierten Licht, Nicolebenen entsprechend den Seiten der Abbildung. Phot. 44 mal. Breccienbau der Lamelle.

rechten Winkeln voneinander ab gehende Verzweigungen bilden und überdies in ihrer Weite stark wechseln. Alle Hohlräume in der Diploe sind von geschlossenen Lamellensystemen umgeben.

Ein Beispiel für eine Spongiosa lamellosa bietet der Femurhals. Die Lamellae staticae[1]), die ihn in der viel behandelten trajektoriellen Anordnung[2]) erfüllen, sind dünne, durch viele quergestellte Plättchen und Bälkchen verbundene Gebilde. Man studiert sie am besten auf Durchschnitten mit der Lupe oder dem binokularen Mikroskop. Dünnschnitte und Schliffe sind nur für das Studium der einzelnen Blättchen geeignet (Abb. 299). Der Breccienbau des Menschenknochens zeigt sich auch hier. Man kann vielleicht eine Grundlage aus zerschnittenen Osteonen[3]) annehmen. Aber an den, von diesen übrig gebliebenen Stückchen ist so viel umgebaut worden, daß man wenig mehr von ihnen erkennen kann. Kleine Osteone, Bruchstücke verschieden orientierter Lamellensysteme, Ausfüllungen flacher Nischen durch allmählich nach deren Rändern hin auskeilende Lamellensysteme (Knochenschalen), werden besonders wieder im polarisierten Licht zwischen gekreuzten Nicols deutlich (Abb. 300)[4]).

Die Richtung der allgemeinen Anordnung der Lamellensysteme in der Spongiosa des Femurhalses stimmt mit der Richtung der Lamellae staticae nicht überein. Diese verlaufen an der Ventralseite schief zur Achse des Halses

---

[1]) Lamella statica im Unterschied zur Lamelle, dem Element des Lamellenknochens.

[2]) Siehe S. 107 und die Lehrbücher der Anatomie.

[3]) Der von der Kompakta umschlossene Raum entsteht durch Resorption (S. 242). Dabei wird der Aufbau der Kompakta durch das Zusammenspiel von Resorption und Aufbau so gehalten, daß außen enge, innen weite Osteone sich befinden. An der Innenfläche geht die Kompakta also in eine Spongiosa tubulosa über. Diese wird zu Lamellen und Balken zerschnitten. Ob die in den Lamellen befindlichen kleinen Osteone Reste der früher an dieser Stelle stehenden Kompakta oder Neubildungen in der Spongiosa sind, ist nicht zu entscheiden.

[4]) Auf einem Photogramm ist dieser Bau aus dem Grunde nicht so deutlich, weil man bei der direkten Beobachtung drehen, und so alle Bruchstücke nacheinander deutlich hervortreten und gegeneinander abgrenzen kann, die verschiedene Anordnung der Lamellensysteme sind jedoch auf der Abb. 300 zu erkennen.

(vgl. Abb. 102). Sowohl die Osteone der Halskompakta wie auch das, was von solchen Osteonen in der Spongiosa sichtbar ist, folgen der Richtung der Halsachse. Schnitte senkrecht zu den Lamellen zeigen sehr viel mehr schief durchschnittene Lamellensysteme, als solche, die senkrecht zur Achse des Halses geführt sind.

Zwischen Lamellen und Trabekeln läßt sich ein grundsätzlicher Unterschied nicht machen. Ein breites Trabekulum ist eine Lamelle. Typische Spongiosa trabeculosa findet sich in den Wirbelkörpern. Das ganze Innere des Wirbels ist von einem feinen Gerüstwerk erfüllt (Abb. 292), das außen an eine dünne Wand grenzt, die hin und wieder durch kleine Osteome verstärkt ist und der das dicke Periost aufliegt (Abb. 293). Viele Gefäßlöcher durchsetzen diese Wand.

132. Verbindungen der Knochen, Synarthrosen. Durch Bänder, Knorpelfugen, Gelenke und Muskeln werden die Knochen zu einem beweglichen Apparat vereinigt.

Die Vermittlung dieser Verbindungen übernimmt zunächst das Periost. Wir haben am fötalen und jugendlichen Periost eine fibröse Schicht und eine weiche Kambiumschicht unterschieden (S. 231). Diese Gliederung bleibt auch im weiteren Leben erhalten. Die innere Schicht wird faserreicher und die Osteoblasten verschwinden. Der Zellreichtum der inneren Schicht bleibt erhalten. Das Periost enthält Blutgefäße, die sich in die Haversschen Kanäle fortsetzen. Sie benutzen zum Übertritt vielfach Kanäle, die ohne eigene Lamellensysteme den Knochen durchsetzen (Volkmansche durchbohrende Kanäle). Das Mark erhält größere Gefäße durch die Foramina nutritia, die also Ernährungslöcher nicht so sehr für den Knochen, wie für das in dessen Hohlräumen untergebrachte Mark bilden. Beide Systeme, Periost und Markgefäße haben an der Innenwand der Kompakta vielfache Verbindungen. Sensible Nerven und deren Endigungen kommen im Periost reichlich vor (Näheres siehe unter Nervensystem).

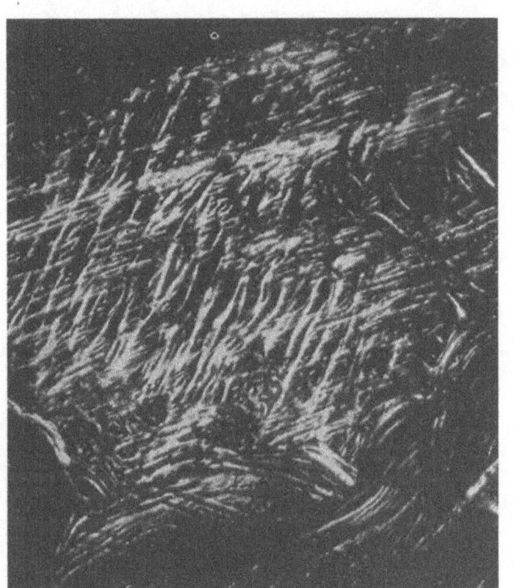

Abb. 301. Ansatz der Fibrae annulares am Rande der Phalanx vom 6jährigen Kinde, im polarisierten Licht, Nicolebenen entsprechen den Seiten der Abbildung. Phot. 70 mal. Der Schnitt ist so gedreht, daß sowohl die Sharpeyschen Fasern wie die Lamellen, die von ihnen durchsetzt werden, helle hervortreten. *a* der Außenrand des Knochens, *b* das Innere des Knochens, aus Osteonen bestehend, *c* Generallamellen, von Sharpeyschen Fasern durchsetzt.

Das Stratum fibrosum ist mehr oder minder reichlich durch Fasern mit dem Knochen verbunden, die die obersten Schichten des Knochens durchsetzen (Sharpeysche durchbohrende Fasern, Abb. 251). Alle Verbindungen durch fibröse Organe, wie Bänder und Sehnenansätze, befestigen sich zunächst am Periost. Manche Muskeln verbinden sich nur mit diesem (Periostansätze von Muskeln). Andere Muskeln und ebenso die Skelettbänder gehen bis zum Knochen durch, und als Sharpeysche Fasern in diesen hinein (Knochenansätze von Muskeln). In solchen Fällen ist die Oberfläche des Knochens vielfach besonders ausgestaltet (Tuberositäten). Die von außen kommenden Fasern gehen durch das Periost hindurch und dicke Bündel Sharpeyscher Fasern durchsetzen die obersten Lamellensysteme (Abb. 301). Zuweilen besteht der Bandansatz aus grobgeflechtigem Knochen. Das Periost enthält in seiner fibrösen Schicht reichlich elastische Fasern und auch in die Bänder sind solche eingefügt. Diese hören beim Eintritt in die Kambiumschicht wie abgeschnitten auf, nur die kollagenen Bündel laufen bis zum Knochen und in diesen hinein. An mit Elastikafärbungen gefärbten Präparaten erscheint dann an der Grenze der beiden Periostschichten eine scharfe, das Band durchsetzende Linie.

Auch in den Schädelnähten verlaufen kollagene Bündel besonders an der Außenfläche von Knochen zu Knochen und treten als Sharpeysche Fasern in diesen ein (Abb. 302).

Knorpelverbindungen von Knochen (Synchondrosen) unterscheiden sich nicht von den gleich zu schildernden Knorpelkuppen der Gelenkenden. Sie werden nicht auf Zug beansprucht und durchlaufende Fasern, von Knorpel zum

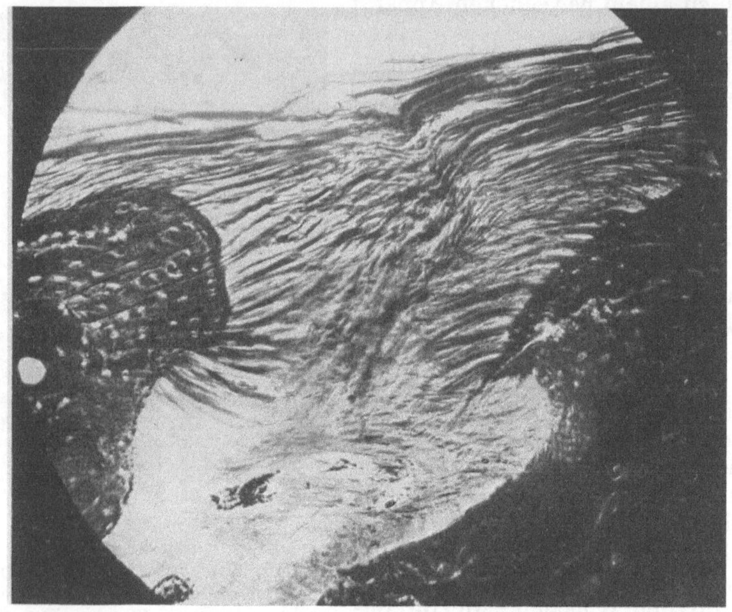

Abb. 302. Schädelnaht vom Menschen, Silberfärbung der Fibrillen, Präparat von O. Schultze, Nr. 4314 der Würzburger Sammlung, von O. Schultze in Schultze-Stöhr abgebildet. Phot. nach dem Präparat 120 mal.

Knochen, fehlen. Die Symphyse haben wir geschildert (S. 209), ebenso die Zwischenwirbelscheibe. Beide Faserknorpel setzen sich durch Vermittelung von Hyalinknorpel am Knochen an. Dieser Hyalinknorpel ist ein Rest des Primordialskeletts. In der Symphyse findet sich manchmal ein Spalt, eine Erweichungshöhle (S. 203) im Faserknorpel. Das Innere der Zwischenwirbelscheibe wird vom Nucleus pulposus gebildet.

Der Nucleus pulposus geht nicht aus dem epithelialen Chordarest hervor, der sich in der Scheibe findet (Abb. 277). Er ist der innerste wäßrigste Teil des Faserknorpels, innerhalb dessen sich zeitlebens die Reste der Chorda als unregelmäßige Haufen degenerierter Zellen auffinden lassen. Für die Mechanik der Scheibe (Wasserkissen) sind diese Reste bedeutungslos.

133. Gelenke, Diarthrosen. Das Kennzeichen des Gelenks ist der Gelenkspalt. Dieser entsteht in dem Blastem, das die Gelenkenden des primordialen Skelettstückes anfangs vereinigt. Das Blastem verschwindet, indem es vollständig in Knorpel übergeführt wird. Der nackte Gelenkknorpel begrenzt dann den Gelenkspalt. Der seitliche Abschluß des Gelenkes erfolgt durch die Gelenkkapsel.

Der Knorpelüberzug der Gelenkenden ist ein Rest des alten Primordialknorpels, aus dem das Skelettstück zunächst bestand. Die Knochenknorpelgrenze ist also eine ehemalige Abbaufläche (S. 241). Sie unterscheidet sich von der gleichen Stelle an der noch wachsenden Epiphyse nur durch die knöcherne Ausfüllung fast aller jener Nischen und Löcher, an denen die Resorption des Knorpels noch weiter ging, und in denen, solange dies geschah, Riesenzellen zu finden waren. Auch die Verkalkungszone des Knorpels ist in der stillstehenden Knorpelknochengrenze des Erwachsenen noch erhalten (Abb. 303). Die knöchernen Lamellen füllen also die Nischen des Knorpels aus in Form

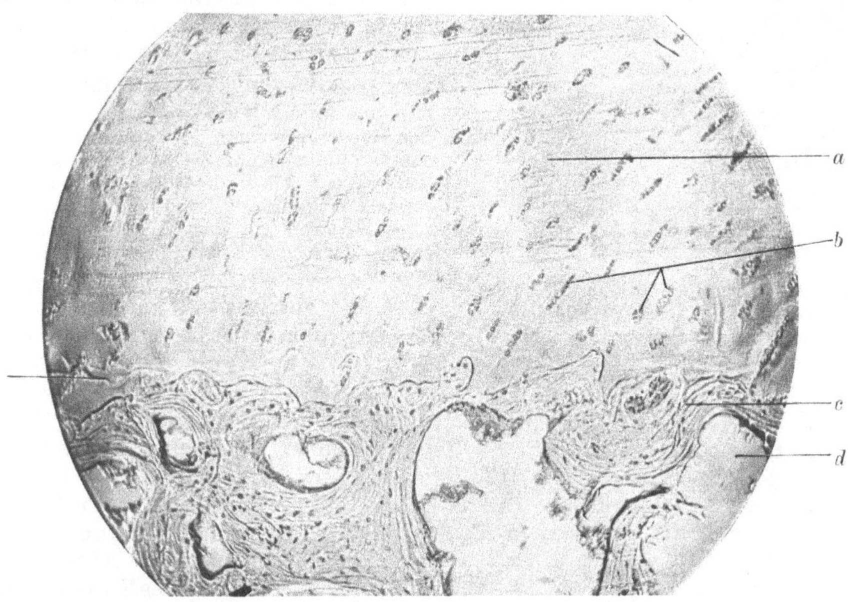

Abb. 303. Knorpelknochengrenze vom Oberschenkelkopf des Erwachsenen, ungefärbt in 10%iger NaCl-Lösung, starke Abblendung. Phot. 50mal. *a* Knorpel, *b* Knorpelzellgruppen, *c* Knochen, *d* Spongiosaräume des Oberschenkelkopfes (die quer über das Präparat hinziehenden Linien sind Messerspuren).

kleiner Bögen, auf deren Enden die Spongiosapfeiler stehen. Handelt es sich um die geschlossenen Röhrchen einer Spongiosa tubulosa, so bilden die Knochenausfüllungen der Knorpelnischen entweder die Wandungen parallel zur Knochen-Knorpelgrenze liegender Röhren oder kuppelartige Abschlüsse solcher Röhren.

Bei einigen Knochen findet sich an dieser Stelle die Spongiosa pilosa. Es handelt sich dabei nicht um wirkliche Pilae, Kügelchen, sondern um perlschnurartige Formen der starkverzweigten und gewundenen Röhren. Dann liegt unter dem Knorpel eine „Druckaufnahmefläche" (Gebhardt). Auch dort, wo eine weitmaschige Spongiosa unter dem Knorpel liegt, sind die Ansätze der Spongiosabälkchen oft durch enge Röhrchen an diesen Stellen verstärkt (Abb. 304).

Der Knorpel lagert im allgemeinen diskordant [1]) auf dem Knochen und keinerlei Fasern gehen von der einen Grundsubstanz in die andere hinein. Dies

---

[1]) Ausdruck der Geologie für Schichten, die sich unter Winkeln überlagern, kennzeichnend für Abtragungsflächen.

Verhalten erklärt sich aus der Natur der Grenze als einer Abtragungslinie. Die Fibrillierung des Gelenkknorpels läuft an der Gelenkfläche dieser parallel. Hier haben die Zellen keine Kugeln, die Schicht gleicht, auch in der Färbbarkeit durch saure Farbstoffe, der subperichondralen Schicht (S. 192). Die Fibrillierung biegt nach der Tiefe des Knorpels zu um, ohne allerdings in vielen Fällen einen zur Oberfläche senkrechten Verlauf zu erreichen. In dieser Zone finden sich richtige Knorpelkugeln, die von eigenen Fibrillenwicklungen umgeben sind. Bei jungen Individuen sind sie einzellig, bei älteren, deren Wachstum stillsteht, mehrzellig und bilden langgestreckte Gruppen von 2—4 Zellen in einer Reihe, parallel der Fibrillierung.

An den in den Photogrammen der Abb. 303 u. 304 wiedergegebenen Präparaten vom ausgewachsenen Femurkopf ist die Abtragung des Gelenkknorpels bis in die schief zur Gelenkfläche laufende Fibrillenlage gelangt. Unter dem Polarisationsmikroskop mit dem Gipsplättchen Rot II erscheint dann der Knorpel in der entgegengesetzten Farbe wie die Hauptmenge des Knochens.

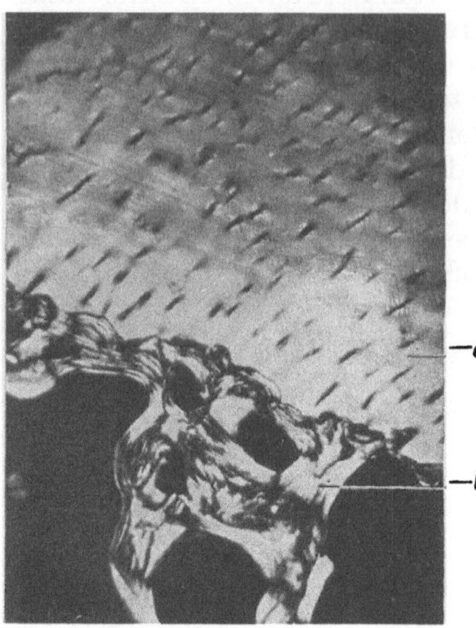

Abb. 304. Dasselbe Objekt wie 303 im polarisierten Licht, Nicolebenen entsprechend den Seiten der Abbildung. Phot. 33 mal. *a* Knorpel, *b* Knochen, beachte die dunkle Kittlinie zwischen beiden und die Osteone im Knochen, neben dem Hinweisungsstrich.

Die Gelenkkapsel besteht aus zwei Schichten, dem Stratum fibrosum und dem Stratum synoviale (Abb. 305). Erstere ist ein typisches Kapselgewebe mit sich kreuzenden Lagen kollagener Bündel, die von dünnen elastischen Netzen durchsetzt werden. Die Gelenkbänder sind Einlagerungen von Sehnenfasern (S. 183), die in die Knochen hineinziehen (z. B. Ansatz des Lig. ileofemorale an der Linea intertrochanterica). Abb. 306 zeigt die Verhältnisse des Kapselansatzes. Die fibröse Schicht des Periosts setzt sich am Knorpel an, die Kambiumschicht ist deutlich darunter zu erkennen. Die Kapsel verbindet sich in ihrem fibrösen Teil mit der gleichnamigen Schicht des Periosts (auf der Abb. 306 fehlt das Stratum fibrosum der Kapsel). Das Stratum synoviale biegt von der Kapsel kommend auf den Knochen um (s. Abbildung) und liegt hier also auf dessen Stratum fibrosum, während die Kambiumschicht des Periosts unter diesem liegt. Die Innenschicht der Kapsel erstreckt sich zuweilen noch etwas auf den Knorpel hinauf.

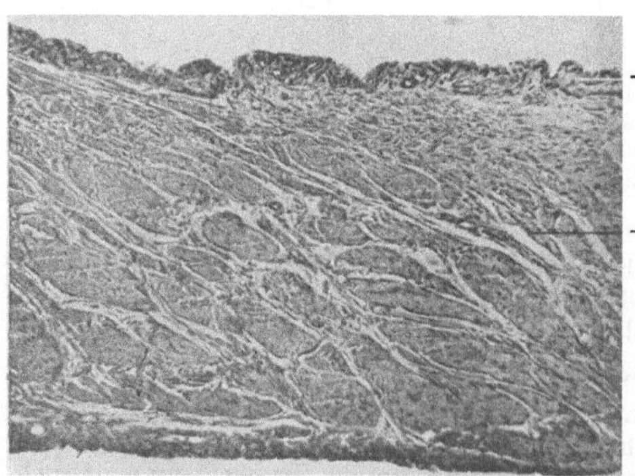

Abb. 305. Übersicht über die Gelenkkapsel. Fingergrundgelenk vom 6 jährigen Kinde. Hämatoxylin. 50. *a* Stratium synoviale, *b* Stratum fibrosum.

Das Stratum synoviale, Synovialmembran, zuweilen auch Gelenkschleimhaut genannt, besteht aus einem an Blutgefäßen und Zellen reichen

Bindegewebe (Abb. 307), das auch mehr oder minder reichlich Fettzellen führt. Die Zellen sind gegen die Oberfläche zu am reichlichsten und vereinigen sich dort oft zu endothelartigen Belägen (Abb. 308). Welchen Zellen des ungeformten Bindegewebes diese Zellen entsprechen, ist zweifelhaft. Sie gleichen

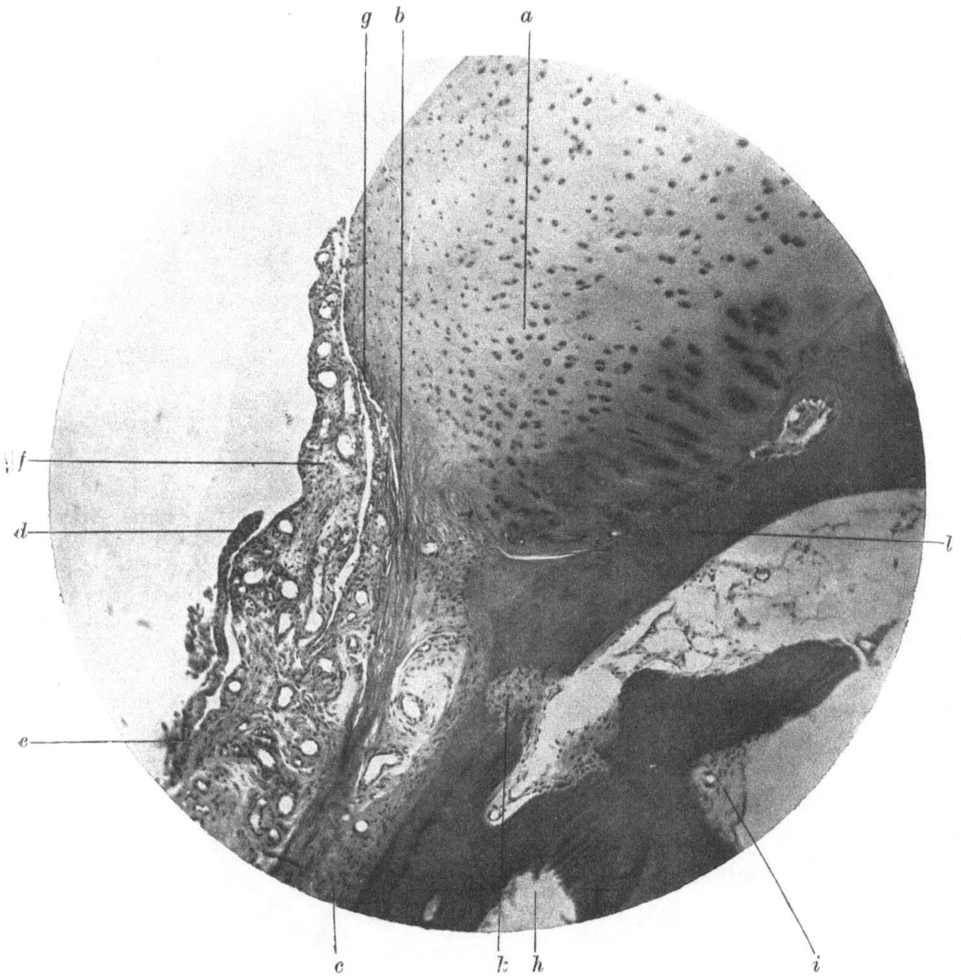

Abb. 306. Kapselansatz vom Fingergelenk (Mittelgelenk des V. Fingers) vom 6jährigen Kinde. Hämatoxylin Eosin. Phot. 61mal. *a* Gelenkknorpel, *b* Ansatz des Stratum fibrosum des Periosts, *c* Kambiumschicht des Periosts, *d* Gelenkkapsel, nur ein kurzes Stück, ohne Stratum fibrosum, *e* Umschlagstelle der Kapsel, *f* große Falte (breite Zotte) der Synovialmembran, *g* Ansatz der Synovialmembran am Gelenkknorpel (die Spalten an dieser Stelle, sowie die im Knorpel sind durch das Schneiden entstanden), *h* Spongiosaräume im Phalanxköpfchen, *i* Markgefäß, *k* Foramen nutritium für das Köpfchen, *l* Knochen. Das Objekt ist durch Injektion fixiert, die Gefäße daher weit offen.

in vielem den Klasmatozyten (Form, Körnung). Mastzellen sind in der Synovialmembran reichlich vorhanden.

Eine dickere Synovialmembran kommt nur dort vor, wo keine Druckbelastung der Gelenkteile vorhanden ist. An solchen Stellen, die am frischen Gelenk als glatte harte Flächen erkennbar sind, ist die Synovialmembran entweder sehr dünn und zellarm oder das derbe fibröse Gewebe grenzt unmittelbar an die Gelenkhöhle (Labra glenoidalia, manche

Bänder, Zwischenscheiben). An allen „geschützten" Stellen findet sich die dicke zellreiche Membran.

Der Gelenkknorpel geht am Rande und auf seiner Oberfläche in ein lockeres Bindegewebe mit zahlreichen Zellen über, das sehr bald völlig die Beschaffenheit der Synovialmembran annimmt, indem ein dichtes Blutgefäßnetz darin auftritt.

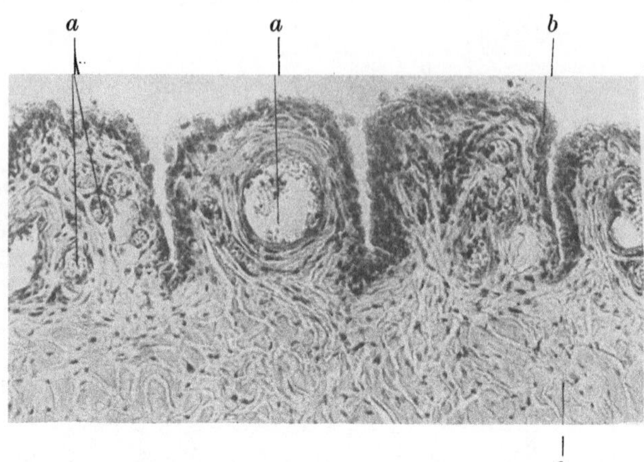

Abb. 307. Stratum synoviale der Gelenkkapsel. Aus einem Längsschnitt durch das Ligamentum teres femoris vom Erwachsenen, Färbung mit Toluidinblau. Phot. 25 mal. *a* Gefäße (teilweise mit Blut gefüllt), *b* endothelähnlicher Belag.

Das von der Synovialmembran ausgekleidete Gelenk ist der gegen Infektionen mit Krankheitserregern, insbesondere denen der Wundinfektionen empfindlichste Teil des Körpers.

Die Synovialmembran liefert die Synovia, eine fadenziehende, Schleim (Mukoid) enthaltende Masse, die das reibungslose Gleiten des Gelenks vermittelt.

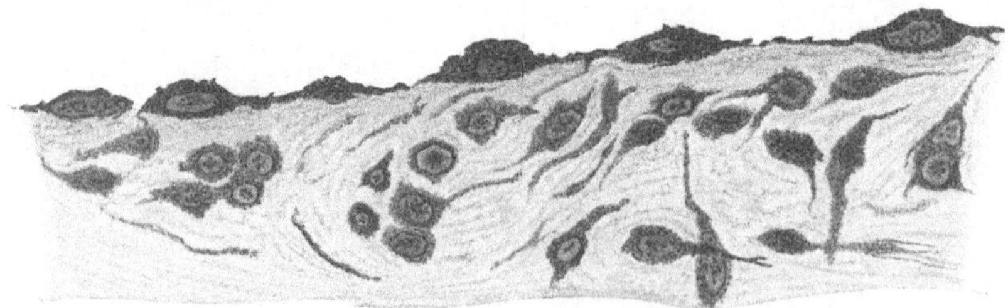

Abb. 308. Stratum synoviale vom Hüftgelenk des Menschen, endothelähnlicher Zellbelag. Nach Hammar, 1894. Taf. XVI, 5.

Die Falten und Zotten der Gelenkkapsel bestehen aus Fortsätzen der Synovialmembran (Abb. 306). Zellen vom Typus der chordoiden Kapselzellen kommen an manchen Stellen vor, so am Ansatz der Zwischenscheiben.

Die Gelenke der nicht knorpelig präformierten Knochen, des Schlüsselbeins und des Unterkiefers zeichnen sich durch eine Knorpelkappe aus Faserknorpel aus (Abb. 309). Jedoch bestehen jedesmal beide Gelenkflächen aus Faserknorpel, also am Sternoklavikulargelenk auch die Gelenkfläche des hyalinknorpelig vorgebildeten Brustbeins. Es handelt sich dabei um einen echten Faserknorpel von derselben Art, wie wir ihn S. 210 von der Schambeinfuge beschrieben haben. Die Knochenknorpelgrenze besitzt denselben Bau wie bei den Gelenken mit einer Gelenkfläche aus Hyalinknorpel. Das Polarisationsmikroskop zeigt den Unterschied der Knorpelarten am besten (vgl. Abb. 310 und 304, dazu Abb. 235 und 236).

Die Sehnenscheiden haben einen ähnlichen Bau wie die Gelenke, auch hier kommt an den „geschützten" Stellen eine dünne Synovialmembran vor. (Vgl. auch Abb. 188.)

134. Das Problem der Umwandlung der verschiedenen Arten der Stützsubstanzen ineinander. Wir hatten wiederholt das ungeformte Bindegewebe bezeichnet als ein System, aus dem bei Gelegenheit die Neubildung der verschiedenartigen Gewebe der Stützsubstanzgruppe vor sich geht. Gewöhnlich geht die Bildung eines zellreichen Gewebes, eines Blastems, dem Neubildungsvorgang voraus. Es ist jedoch immer wieder behauptet worden, daß auch fertige Gewebe der Gruppe der geformten Stützsubstanzen sich ineinander „umwandeln" können. Von der Knochenbildung auf knorpeliger Grundlage hat man lange angenommen, daß hierbei unmittelbar der Knorpel in Knochen übergeführt würde. Wie dieser Vorgang eigentlich abliefe, wurde allerdings nicht gezeigt [1]).

Wir wissen jetzt, daß das ein Irrtum war, und daß auch die Stellen, von denen diese Behauptung sich am längsten erhalten hat, Stellen des sich entwickelnden Unter- und Oberkiefers, auf andere Weise zu erklären sind.

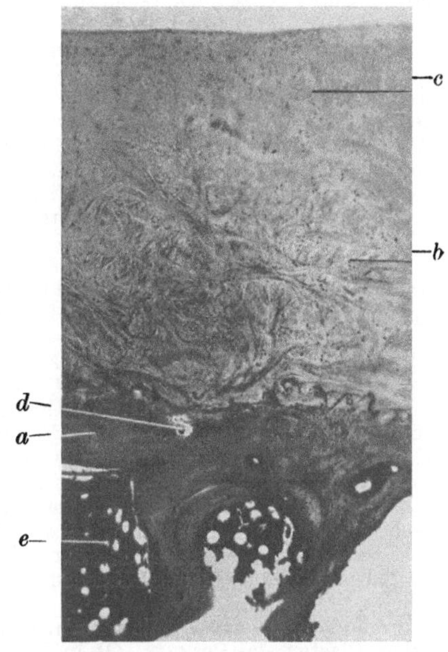

Abb. 309. Gelenkknorpel der Extremitas sternalis claviculae, Faserknorpel. Hämatoxylin Eosin. Phot. 33 mal. *a* Knochen, *b* derbere, *c* zartere Schicht des Faserknorpels, *d* Kanal im Knochen, *e* rotes Knochenmark mit Fettzellen.

Es ist sicher, daß die skelettbildenden Blasteme in bezug auf die verschiedenen Gewebearten „totipotent" sind, d. h. daß alle Gewebearten bilden können, Knochen, Knorpel, in allen seinen verschiedenen Arten, fibröse Gewebe der verschiedensten Ausbildung. Das zeigt sich z. B. bei pathologischen Ereignissen. Bei einem Knochenbruch werden die Bruchenden durch neugebildetes Gewebe, den „Kallus", zusammengeleimt. Das Periost, auch das Markgewebe, tritt in Tätigkeit und bildet eine Gewebemasse, in der nicht nur Knochen, sondern auch Knorpel vorkommt, auch an Knochen, die nicht knorpelig vorgebildet waren, wie die Knochen des Schädeldaches. In ähnlicher Weise liefert das Periost bei der ersten Bildung von Ober- und Unterkiefer häufig Knorpel, der dann inselförmig am oder im Knochen erscheint. Dabei sind dann zuweilen im Schnitt räumliche Übergänge des einen Gewebes in das andere zu sehen. Schaffer vor allem hat gezeigt, daß es sich dabei um Überlagerungen im Schnitt handelt, und daß eine genaue

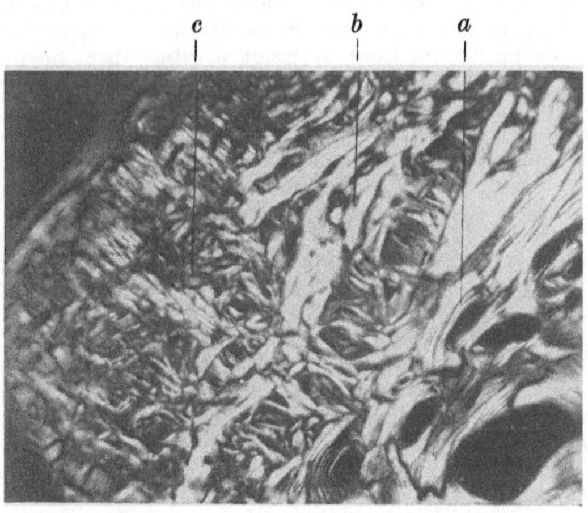

Abb. 310. Dasselbe Objekt wie 309, polarisiertem Licht, Nicolebenen entsprechend den Seiten der Abbildung. Phot. 33 mal. *a* Knochen, *b* derbere, *c* zartere Schicht des Faserknorpels.

---

[1]) Ausdrücke, wie verknöchern, verknorpeln sind noch keine Beschreibungen histogenetischer Vorgänge. Es muß vielmehr gezeigt werden, in welcher Weise dabei die Zellen und die Bestandteile der Grundsubstanz des neuen Gewebes in ihrer charakteristischen Anordnung zustande kommen.

Analyse durch verschiedene Methoden immer eine gute Grenze beider Gewebearten erkennen läßt.

Es gibt jedoch Fälle einer noch innigeren Vereinigung. Die Abb. 287 zeigt eine Knochenresorption größten Stieles von einer Krebsmetastase in einer Rippe. Hier hat sich folgendes ereignet: In das Knochenmark der Rippe sind durch den Blut- oder Lymphstrom Krebszellen [1]) eingeschwemmt worden, die sich entwickelt und eine „Metastase" gebildet haben. Dabei wird nun der Knochen zerstört, nicht unmittelbar vom Krebsgewebe, sondern sonderbarerweise durch dieselben Mittel, deren sich der Körper auch sonst zur Zerstörung des Knochens bedient, eines lockeren Bindegewebes (Granulationsgewebe) mit Riesenzellen, Osteoklasten. Hinter diesem Walle erst folgt der Krebs. Um das Ganze herum aber gerät die Kambiumschicht des Periosts in lebhafte Tätigkeit und liefert ein inniges Durcheinander von Knochen, Hyalin- und Faserknorpel und faserigen Geweben. Dabei sind Grenzen der einzelnen Gewebearten gegeneinander in Schnitten, die mit den üblichen Methoden (Hämatoxylin-Eosin, Hämatoxylin van Gieson) gefärbt sind, in keiner Weise festzustellen, vor allem der Faserknorpel scheint in alles „überzugehen".

Bedeuten diese räumlichen Übergänge nun auch Übergänge in histogenetischem Sinne? Diese Frage ist mit der äußersten Vorsicht zu behandeln.

Räumliche Übergänge der verschiedenen Knorpelarten ineinander und in faserige Bindesubstanzen sind regelmäßige Vorkommnisse der aus diesen Geweben bestehenden Skelettstücke. Wenn man sich aber auch nur die Verwandlung eines Faserknorpels in einen Hyalinknorpel und umgekehrt als einen histogenetischen Vorgang vorstellen will, so kommt man zu der Annahme, daß sich tatsächlich jeder Kubikmikromillimeter des Gewebes in grundlegender Weise umbauen und umordnen muß, denn man muß sich gegenwärtig halten, daß die kollagene Fibrille und die Grundsubstanz des Knorpels im ganzen feste Körper sind (beliebige Umordnungen der Teile sind nur in wahren Flüssigkeiten möglich).

In dem geschilderten Falle stammt das ganze Gemisch mit allen seinen Zwischenstufen aus dem Blastem des Periosts. Ob in dem vom Blastem produzierten Gewebe noch weitere Umbildungen ablaufen, wissen wir nicht, nach der Analogie von Vorgängen, die wir besser kennen, Verknöcherung, darf es bezweifelt werden.

Es muß hinzugefügt werden, daß auch die räumlichen „Übergänge" genauer Erforschung bedürfen. Wo wir Gewebeverbindungen mit allen Hilfsmitteln genau analysieren, zeigt sich, daß es sich um eine kunstvolle Ineinanderfügung der Elemente nach mechanischen Gesichtspunkten handelt, die keineswegs ohne weiteres als Stufe eines histogenetischen Umwandlungsvorganges gedeutet werden kann, sondern als Produkt einer Formbildung, die eigens auf den Aufbau dieser mechanisch wichtigen Stelle gerichtet war, wie es z. B. die Einfügung des Stratum fibrosum des Periostes in den Gelenkknorpel darstellt, bei der wir einen Zusammenhang der faserigen Elemente und eine gradweise Abstufung gewisser anderer Bestandteile der Grundsubstanz (Chondromukoid) sehen.

Es muß unbedingt verlangt werden, daß, bevor an das Problem der genetischen Verknüpfung der Gewebe an solchen Stellen herangegangen wird, zunächst das Problem des räumlichen Zusammenhanges vollständig klargelegt werde. Zu diesem Zwecke ist in der Stützsubstanzgruppe das übliche Hämatoxylin-Eosinpräparat durchaus nicht ausreichend. Vielleicht ist es doch wichtig, auch an dieser Stelle erneut darauf hinzuweisen, daß das, was wir unter dem Mikroskop sehen, zunächst ein rein optisches Phänomen ist, hervorgerufen durch ein Gebilde, das, wenn fixiert, im Vergleich zum lebenden Zustand in weitem Maße in seinem physikalisch-chemischen Aufbau zerstört, zum mindesten verändert ist. Dieses optische Phänomen ist nun nach allen Richtungen zu variieren. Der ungefärbte, in Wasser oder 10%iger Kochsalzlösung befindliche Schnitt ist z. B. der Ausgangspunkt, durch Färbungen mit reinen Farben in wechselnder Intensität, wird versucht, neue optische Unterschiede hervorzurufen [2]). Die Bedingungen der Abbildung in Hell- und Dunkelfeldern verschiedener Art sind genau in Betracht zu ziehen. Vor allem muß betont werden, daß ein Studium irgendwelcher Verhältnisse der Stützsubstanzen ohne Heranziehung des Polarisationsmikroskopes unvollständig ist. Es ist in den vorhergehenden Kapiteln der Versuch gemacht worden, alle diese Mittel für die Analyse auch wirklich heranzuziehen und vorzuführen. Auch die Verwendung der Photographie gehört dazu. Das mikroskopische Bild zeigt keine „Objekte", sondern Brechungs-, Zerstreuungs-, Beugungs- und Absorptionsphänomene, die sich zu einem „mikroskopischen Bild" vereinigen. Diese Phänomene gibt das Photogramm, zwar auf seine Art, aber objektiv wieder.

---

[1]) Krebse sind Geschwülste aus Epithelgewebe. Durch Aussaat von Krebszellen im Körper entstehen sekundäre Herde, Metastasen, die dasselbe zerstörende Wachstum entfalten wie der Primärherd.

[2]) Doppelfärbungen sind bei schwierigen Objekten nur eindeutig, wenn das mit reinen Farben gefärbte Präparat zur Kontrolle zur Hand ist. Die sogenannten spezifischen Färbungen sind außerordentlich wertvoll, aber allein ebenfalls nicht maßgebend.

Aus der Summe der durch das Präparat hervorgerufenen Phänomene bauen wir dann eine
Vorstellung von der physikalischen, physikalisch-chemischen und chemischen Beschaffenheit des Objektes und seiner Teile auf. Von da bis zur Ausdeutung dieser Beschaffenheit
als Stufe eines biologischen Vorganges ist abermals ein weiter Weg. Es ist sicher, daß
dieser Weg in vielen Fällen ohne das Experiment[1]) unbetretbar ist. Vom optischen Phänomen bis zum biologischen Geschehen ist also ein sehr viel weiterer Weg als vielfach
angenommen wird.

Was wir von Umwandlungen ausgebildeter Gewebe ineinander einigermaßen kennen,
bezieht sich vor allem auf die Umwandlung faserigen, geformten oder ungeformten
Bindegewebes in Knochen. Es ist das eine Bindegewebsverknöcherung von der S. 232
beschriebenen Art. Wie weit sie nur von Fibroblasten, ohne Auftreten besonderer typischer
Osteoblasten besorgt werden kann, ist noch dunkel. Die kausalen Beziehungen bei den
Bildungsvorgängen der Stützsubstanzgruppe sind uns noch keineswegs auch nur in ihren
Grundzügen klar. Die mechanische Anforderung an die Konstruktion ist jedenfalls maßgebend. Auf welchem Wege sie erfüllt wird, wissen wir nicht, einiges der betreffenden
Probleme wurde früher (S. 106 f.) erörtert.

Literatur über Stützsubstanzen. Die Literatur über Stützsubstanzen ist außerordentlich umfangreich. Hier kann nur versucht werden, eine Einführung zu geben. Es
sollen dabei Schriften angeführt werden, die erstens noch heute grundlegend sind, zweitens
solche, die besonders geeignete Literaturzusammenstellungen gewähren und drittens neuere
Schriften, die die Erörterung der Probleme bis zur Gegenwart fortführen. Vollständigkeit
ist in keiner Hinsicht angestrebt. Man wird unter den angeführten Schriften und von ihnen
ausgehend, auch solche finden, deren Anschauungen und Folgerungen in diesem Buche
nicht geteilt oder bekämpft werden.

Zur Orientierung nehme man neben den S. 150 angeführten Hand- und Lehrbüchern
(für Literatur besonders Nr. 4 ausgiebig) stets zuerst zur Hand: 1. Biedermann: Physiologie
der Stütz- und Skelettsubstanzen in Winterstein: Handbuch der vergleichenden Physiologie, Bd. 4, I. Jena 1914 (L.!).

I. Allgemeines, Entwicklung, embryonale Gewebe. 2. Schaffer, J.: Grundsubstanz, Interzellularsubstanz, Kittsubstanz. Anat. Anz. Bd. 19. 1901 (L.). — 3. Mall,
F. P.: On the development of the connective tissues from the connective tissue syncitium.
Americ. journ. of anat. Vol. 1. 1902. — 4. v. Ebner, V.: Gewebeentwicklung und Phylogenese. Verhandl. d. anat. Ges. 25. Vers. 1911 (Anat. Anz. Bd. 29. 1911). — 5. Ranke:
Zur Theorie mesenchymaler Differenzierungs- und Imprägnationsvorgänge. Sitzungsber.
d. Heidelberger Akad. d. Wissensch., mathemat.-naturwiss. Klasse, Abt. B. 1914. —
6. Hueck: Über das Mesenchym. Beitr. z. pathol. Anat. u. z. allg. Pathol. Bd. 66.
1920 (L.). — 7. Held: Über die Entwicklung des Achsenskeletts der Wirbeltiere. Abhandl.
d. mathem.-physik. Kl. d. sächs. Akad. d. Wissensch. Bd. 38, Nr. 5. Leipzig 1921 (L.). —
8. Lewis, W. H.: Is mesenchyme a syncitium? Anat. record Vol. 23. 1922. — 9. Petersen,
H.: Skelettprobleme. Die Naturwissenschaften. Bd. 10. 1922. — 10. Weidenreich, Fr.:
Die Verwendung von organisiertem „Totem“ im Aufbau des lebendigen Organismus usw.
Die Naturwissenschaften. Bd. 11. 1923 (L.).

II. Explantation: 11. Erdmann, Rh.: Einige grundlegende Ergebnisse der Gewebezüchtung usw. Ergebn. d. Anat. u. Entwicklungsgesch. Bd. 23. 1921 (L!). — 12. Dieselbe:
Das Verhalten der Herzklappen der Reptilien und Mammalier in der Gewebekultur. Arch.
f. Entwicklungsmech. d. Organismen. Bd. 48. 1921 (L.). Von hier aus ist die Literatur über
Grawitz' Lehre von den Schlummerzellen, Umwandlung von Bindegewebszellen zu Fasern
und umgekehrt zu erreichen. — 13. Dieselbe: Praktikum der Gewebepflege. Berlin:
Julius Springer 1922 (L.). — 14. Dieselbe: Züchtung reinliniger Zellrassen. Klin. Wochenschrift. Bd. 2, Nr. 8. 1923 (L!). Von diesen Schriften aus ist die Literatur über Explantation, die zum großen Teil Bindegewebe betrifft, zu erreichen. Außerdem durchsuche man
die Berichte über die gesamte Physiologie, in denen im Abschnitt: Allgemeine Biologie usw.
die (meistens ausländische) Literatur über Explantation regelmäßig mitgeteilt wird.

III. Faserarten des Bindegewebes (vgl. auch I.), mechanische Eigenschaften
usw.: 15. Meves, Fr.: Über Strukturen in den Zellen des embryonalen Stützgewebes,
sowie über die Entstehung der Bindegewebsfibrillen. Arch. f. mikroskop. Anat. Bd. 75.
1910 (L!). — 16. Lewis, M. R.: Development of connective tissue fibers in tissue cultures
of chick embryos. Contributions to Embryology, published by the Carnegie Institution
of Washington. Vol. 6, No. 17. 1917 (L.). — 17. Schiefferdecker: Elastisches Gewebe.
Arch. f. mikroskop. Anat. Bd. 95. 1921 (L.). — 18. Triepel, H.: Einführung in die physikal.
Anatomie. Wiesbaden Bd. 1 u. 2. 1902 und Bd. 3. 1908. — 19. Petersen, H.: Studien
zur vergleichenden und allgemeinen Mechanik des Tierkörpers. Arch. f. Entwicklungs-

---

[1]) Hier kommt zunächst das „formalanalytische Experiment“ im Sinne W. Roux'
in Betracht.

mechanismen d. Organism. Bd. 39. 1914. — 19. Herzog, R. O.: Einige Arbeiten aus dem Institut für Faserstoffchemie. Naturwissenschaften Bd. 11, H. 10. 1923. — 20. Derselbe: Über Kristallstruktur usw. Ebenda H. 15, S. 277 u. H. 39, S. 806. — Zur Einführung in die Mechanik: 21. Föppl, A.: Vorlesungen über technische Mechanik. Bd. 1, Abschnitt: Elastizität und Festigkeit. S. 291, Bd. 3. Festigkeitslehre. Leipzig: Teubner., versch. Aufl.

IV. Ungeformte Bindesubstanzen: 22. Hammar, A.: Zur Kenntnis des Fettgewebes. Arch. f. mikroskop. Anat. Bd. 45. 1895 (L.). — 23. Hoehl: Zur Histologie des adenoiden Gewebes. Arch. f. mikroskop. Anat. 1897 (L.). — 24. Thomé: Beiträge zur Anatomie der Lymphknoten (Retikulum). Jenaische Zeitschr. f. Naturwissensch. 1902. — 25. Maximow, A.: Die Zellformen des lockeren faserigen Bindegewebes. Arch. f. mikroskop. Anat. Bd. 67. 1906 (L!). — 26. Schaffer, J.: Die Plasmazellen. Samml. anat. u. physiol. Vorträge u. Aufsätze. Herausgeg. v. Gaupp u. Nagel. H. 8. 1910 (L!). — 27. Tschaschin, S.: Über die „ruhenden Wanderzellen" und ihre Beziehungen zu den anderen Zellformen des Bindegewebes und zu den Lymphozyten. Folia haematologica. Bd. 17. 1914 (L!). — 28. Marchand, F.: Über die Veränderungen des Fettgewebes nach Transplantation in einen Gehirndefekt usw. Beitr. z. pathol. Anat. u. z. allg. Pathol. Bd. 66. 1919 (L.). — 29. Evans, H. M. and Scott, K.: On the differential reaction to vital dyes, exhibited by the two great groups of connective tissue cells, contributions to Embryology. No. 47. Publication of the Carnegie Inst. of Washington 1921 (L.). — 30. Beck, C. S.: The relative distribution of clasmatocytes in the various organs of the seven day chick embryo. Anatoical Record Vol. 24. 1922 (L.).—31. Nageotte: La structure du tissue conjonctive. Cpt. rend. des séances de la soc. de biol. Tome 87. 1922 (L.). — 32. Heringa: Untersuchungen über den Bau usw. des Bindegewebes; 2. Zusammenhang der Bindegewebszellen (holländisch). Nederlandsch tijdschr. v. Geneesk. Vol. 66. 1922 (siehe auch Ber. über d. ges. Physiol. Bd. 17, S. 444. 1923. — 33. Herzog: Über die Bedeutung der Gefäßwandzellen in der Pathologie. Klin. Wochenschr. Bd. 2, H. 15. u. 16. 1923 (L.). — Nachtrag, Benninghoff: Bindegewebszellen, Arch. mikroskop. Anat. 99. 1923.

V. Geformte Bindesubstanzen. 34. Faldino, Giulio: Contributo allo studio dello sviluppo dei tendini. Chirurg. d. orig. di movim. Vol. 5. 1921. (siehe auch Ber. über die ges. Physiol. Bd. 8, S. 230. 1921.

VI. Knorpel: 35. Apolant: Über Faserknorpel. Inaug.-Diss. Berlin 1890. — 36. Hammar, A.: Über den feineren Bau der Gelenke. Arch. f. mikroskop. Anat. Bd. 43. 1894. — 37. Hansen: Untersuchungen über die Gruppe der Bindesubstanzen, 1. Der Hyalinknorpel. Anat. Hefte Bd. 27, H. 83. 1905 (L!). — 38. Schaffer, J.: Histologie und Histogenese der Epiglottis. Anat. Hefte Bd. 33, H. 101. 1907. — 39. Glaeser: Über die Herkunft des Knorpels der regenerierenden Amphibienextremität. Arch. f. mikroskop. Anat. Bd. 75. 1910 (L.). — 40. Ruppricht: Über Fibrillen und Kittsubstanz des Hyalinknorpels. Arch. f. mikroskop. Anat. Bd. 75. 1910. — 41. Romeis, B.: Über die Architektur des Knorpels vor der Osteogenese und in den ersten Zeiten derselben. Arch. f. Entwicklungsmech. d. Organism. Bd. 31. 1911. (L.). — Schaffer, J.: Über den feineren Bau des Knorpelgewebes. 4. Teil; Das chondroide blasige Stützgewebe usw. Zeitschr. f. wiss. Zool. Bd. 105. 1913 (L.). Hier findet man die Arbeiten desselben Autors über den Knorpel, das blasige Stützgewebe, chondroides und chordoides Gewebe usw. angegeben; siehe auch das Lehrbuch der Histologie desselben Autors. — 43. v. Korff: Über die Histogenese und Struktur der Knorpelgrundsubstanz. Arch. f. mikroskop. Anat. Bd. 84. 1914 (L.). — 44. Ewald: Über pigmenthaltige Knorpelzellen. Sitzungsber. d. Heidelberg. Akad. d. Wiss. mathem.-naturw. Kl. 1919. 17. Abhandl. — 45. Kajava: Beitrag zur Kenntnis der Entwicklung des Gelenkknorpels. Acta societat. scientiar. fennic. Tom. 48. Helsingfors 1919 (L.). — 46. Benninghoff: Über den funktionellen Bau des Knorpels. Verhandl. d. anat. Ges. 1922 (Anat. Anz. Bd. 35. 1922). — 47. Fischer, A.: A pure strain of cartilage cells in vitro. Journ. of exp. med. Vol. 34, p. 34. 1922, siehe auch bei Nr. 14.

VII. Knochen: 48. v. Ebner, V.: Über den feineren Bau der Knochengrundsubstanz. Sitzungsber. d. k. Akad. d. Wiss. Wien 3. Abt. 1875; abgedruckt zum 70. Geburtstag des Verfassers 1912 bei W. Engelmann. Leipzig. — 49. Derselbe: Untersuchungen über das Verhalten des Knochengewebes im polarisierten Lichte. Sitzungsber. d. k. Akad. d. Wiss. Wien, 3. Abt. 1875. — 50. Koelliker: Über den feineren Bau des Knochengewebes. Zeitschrift f. wiss. Zool. Bd. 44. 1886; siehe auch das Handbuch desselben Verf. Bd. 1, S. 269. 1889. — 51. Gebhardt: Über funktionell wichtige Anordnungsweisen der gröberen und feineren Bauelemente des Wirbeltierknochens. Arch. f. Entwicklungsmechanism. d. Organismen. Bd. 11. 1901, Bd. 12. 1901, Bd. 20. 1905 (L.). — 52. Derselbe: Über quantitative und qualitative Verschiedenheiten in der Reaktion des Knochengewebes auf mechanische Einwirkungen. Verhandl. d. Anat. Ges. 16. Vers. 1902 (Anat. Anz. Bd. 21. 1902). — 53. Derselbe: Über den Skelettbau mit dünnen Platten. Verhandl. d. anat. Ges. 25. Vers. 1911 (Anat. Anz. Bd. 29. 1911). — 54. Schaffer, J.: Methodik der histologischen Untersuchung des Knochergewebes. Zeitschr. f. wiss. Mikroskop. Bd. 10. 1893 (L.). — 55. Derselbe:

Bemerkungen zur Histologie des Knochengewebes. Anat. Anz. Bd. 14. 1898. — 56. Derselbe: Über neuere Untersuchungsmethoden des Knochen- und Zahngewebes und Ergebnisse derselben. Zentralbl. f. Physiol. 1902 (L.). — 57. Derselbe: Ossifikationsfragen. Wien. klin. Wochenschr. 1916. Nr. 22. — Entwicklung des Knochens: 58. Schaffer, J.: Die Entwicklung des Unterkiefers und die Metaplasiefrage. Arch. f. mikroskop. Anat. Bd. 32. 1888 (L.).— 59. Meyburg: Über primäre in toto konzentrische Knochenbildung. Arch. f. mikroskop. Anat. Bd. 64. 1904. — 60. v. Korff: Zur Histologie und Histogenese der Bindesubstanzen besonders der Knochen- und Dentingrundsubstanz. Ergebn. d. Anat. u. Entwicklungsgesch. Bd. 17. 1907 (L.). — Weitere (neuere) Arbeiten: 61. Schuscik: Verknöcherung der menschlichen Phalangen unter besonderer Berücksichtigung der Endphalanx. Anat. Anz. Bd. 51. 1918. — 62. Dieselbe: Über die Methoden zum mikroskop. Nachweis von Kalk im ossifizierenden Skelett. Zeitschr. f. wiss. Mikroskop. Bd. 37. 1920 (L.). — 63. Petersen, H.: Studien über Stützsubstanzen; 1. Über die Herkunft der Knochenfibrillen. Sitzungsber. d. Heidelberger Akad. d. Wiss., mathem.-naturw. Kl. 1919, 11. Abh. (Festschr. f. Fürbringer). — 64. Jordan, H. E.: Further evidence, concerning the function of osteoclasts. Anatom. Record Bd. 20. 1921.

VIII. Gelenke: 65. Fick, R.: Handbuch der Gelenke, 1. Teil. Jena 1904; in Bardelebens Handb. d. Anat. d. Menschen; siehe auch Nr. 36 u. 45. — 66. Tammisalo, E.: Beitrag zur Kenntnis der Entwicklung des Kiefergelenks beim Menschen. Acta soc. med. fennic., „Duodecim" Vol. 1. 1920.

Die Muskulatur.

135. Arten und Vorkommen des Muskelgewebes. Wir hatten früher (S. 66) drei Arten des Muskelgewebes unterschieden, die **quergestreiften Muskelfasern**, die ebenfalls **quergestreifte Herzmuskulatur** und die **glatten Muskelzellen**. Diese letztere heißt glatt im Gegensatz zum quergestreiften Aussehen jener zuerst genannten. Die drei Arten sind beim Menschen in folgender Weise verteilt: Quergestreifte Fasern setzen die gesamte, willkürlich bewegliche Skelettmuskulatur zusammen, die Hautmuskulatur des Gesichts, die äußeren Augenmuskeln, die beiden inneren Ohrmuskeln, Stapedius und Tensor tympani, die Muskulatur des Vorderdarmes bis zur Mitte der Speiseröhre, die des Kehlkopfes, den Sphincter ani externus, die Muskeln des Beckenbodens und die des Begattungsapparates, den Kremaster und einen Teil der Muskulatur des runden Mutterbandes. Das Herzmuske gewebe ist auf das Herz beschränkt, die glatte Muskulatur bildet den Motor aller anderen beweglichen Teile des Körpers[1]). Es werden also alle Eingeweide durch glatte Muskelzellen bewegt, der ganze Darmkanal von der Speiseröhre abwärts bis zum Sphincter ani externus, die Harnwege, die Ausführungsgänge der Drüsen. Die Geschlechtswege, die Gefäßwände bestehen zum guten Teil aus ihr, sie kommen vor in den Atemwegen abwärts vom Kehlkopf, in der Haut (Tunica dartos des Skrotums, Warzenhof, Erectores pilorum, Schweißdrüsen, Ohrschmalzdrüsen) Glatt sind die inneren Augenmuskeln. Auch die Korbzellen der Speicheldrüsen (Abb. 154) und die Rougetschen Zellen der Kapillaren (s. dort) gehören wohl hierher. Diese Verteilung gilt nur für den Menschen und die Säugetiere, bei anderen Wirbeltieren kommen mannigfache Abänderungen vor, der Grundplan, Skelettmuskeln quergestreift, Eingeweidemuskeln glatt, Herzmuskel, wird allerdings überall eingehalten.

136. Die glatte Muskulatur, Bau ihrer Elemente. Die Elemente der **glatten Muskulatur** sind **spindelförmige Zellen**, mit einem oft langgestreckten Kern in der Mitte der Spindel (Abb. 60). Neben diesem ist ein Diplosom gefunden worden. Ihre Größe schwankt in ziemlich beträchtlichen Grenzen, erreicht jedoch nie die Ausdehnung auch nur der kleineren quergestreiften

---

[1]) Die Flimmerbewegung wirkt nur auf den Inhalt einiger Hohlorgane, die amöboide Bewegung betrifft nur einzelne Zellen.

Fasern. Die kürzesten sind aus der Wand der Aorta beschrieben (22 — 45 μ ×
9 — 13 μ), die längsten aus dem schwangeren Uterus (500 — 560 μ × 22 μ) (nach
Kölliker 1889).

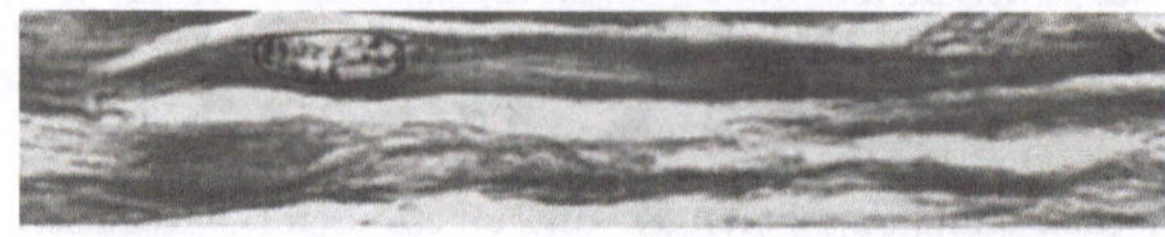

Abb. 311. Aus einem Längsschnitt des Sphincter pylori vom Erwachsenen, Azokarmin-
Mallory. Phot. 1020 mal. Kern überzeichnet. Man sieht die Längsstreifung des Zelleibes.

Für die Funktion dieser Gebilde ist der Aufbau des Zelleibes maßgebend.
Die Spindel ist erfüllt von Myofibrillen, die sie der Länge nach durchziehen.
Wir werden das Problem der Fibrillierung bei der quergestreiften Muskulatur
besprechen, es gilt gerade so für die glatte Zelle.
Auf dem Querschnitt erkennt man eine Punktierung,
auf dem Längsschnitt eine Streifung (Abb. 311
und 312). Eine besondere Hülle der Zelle, dem
Sarkolemma der Fasern entsprechend, ist nicht
nachweisbar, die darstellbaren Hüllen gehören zum
Zwischengewebe (vgl. auch quergestreifte Muskulatur). Vielleicht kann man nur eine Krusta, ein
dichteres Exoplasma annehmen, in dem auch die
dicken Randfibrillen (Abb. 312) liegen. Auch ein
zwischen den Fibrillen liegendes Sarkoplasma ist
als gesonderte Masse nicht zu erkennen, man nimmt
jedoch an, daß ein solches Grundplasma vorhanden
sei. Das Fixationsfärbungsbild zeigt nur einen der
Länge nach zerklüfteten Zelleib. Die Zellen sind
positiv einachsig doppelbrechend, die optische Achse
entspricht der Längsachse der Zelle, man schreibt
dieses Verhalten den Fibrillen zu.

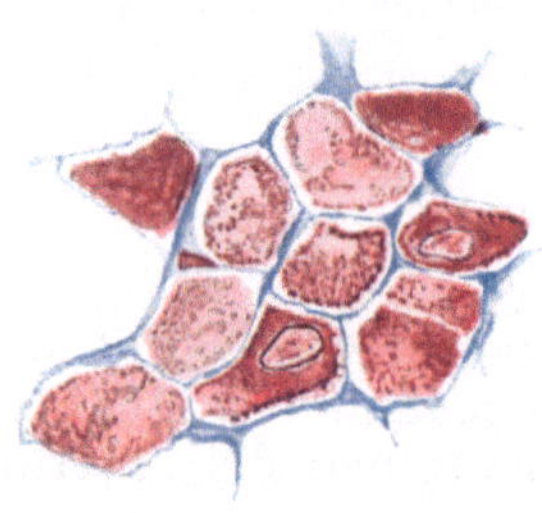

Abb. 312. Dasselbe Objekt
und   Färbung   wie   311,
Querschnitt, gezeichnet sind
einige Zellen in der — blau
gefärbten — Hülle aus kollagenen Fibrillen. Man sieht
hellere und dunklere Felder,
aber auch teilweise helle und
dunkle. Bei einigen Quer-
schnitten von Zellen sind
an der Außenkante derbere
Pünktchen,   sog.   Rand-
fibrillen, erkennbar.
P. 1100 mal.

Auf dem Querschnitt durch Bündel glatter Muskelzellen
erkennt man regelmäßig dichte, eng punktierte, sich stark
färbende Querschnittsfelderchen und lockere, weit punktierte, schwächer gefärbte (Henneberg). Diese Erscheinung
wird Funktionszuständen der Zellen zugeschrieben. Die
dunklen Felder sind eckig, die hellen mehr abgerundet,
was darauf zurückgeführt wird, daß die einen — kontrahierten — die anderen — schlaffen
— zusammendrücken. Vielfach ist jedoch zu bemerken, daß einmal die Beschaffenheit
der Felder in sich schwankt, so, daß ihr einer Teil dicht, ihr anderer hell punktiert ist
(Abb. 312). Das würde dadurch zu erklären sein, daß der zugrunde liegende Unterschied
sich nur auf einen Teil einer Spindel erstreckt und der Schnitt, der beide Arten in einem
Felde zeigt, schief durch die Grenze hindurchgeht. Es würde sich also in manchen Fällen

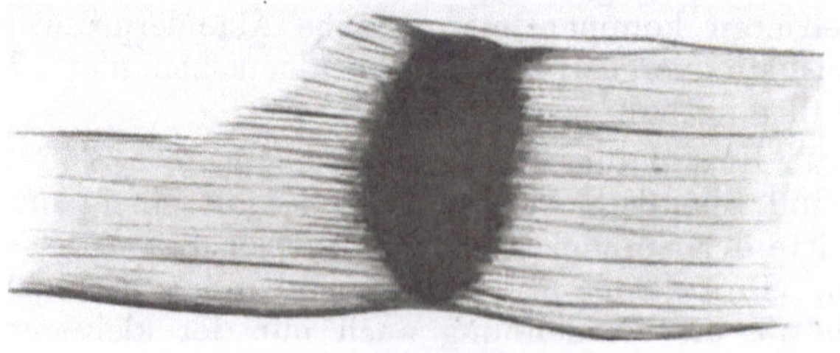

Abb. 313. Kontraktionsknochen in einer glatten Muskelzelle, nach Heidenhain. 1450 mal.

um die sogenannten Kontraktionsknoten handeln (Abb. 313), die Verdichtung würde also einer Kontraktion entsprechen.

Die kontrahierte Zelle ist kurz und dick, die erschlaffte lang und dünn. Die Abb. 311 und 312 sind nach Präparaten eines lebenswarm fixierten Sphincter pylori hergestellt. Bei der Fixation kontrahieren sich die Zellen energisch. Die auf der Abb. 315 dargestellte Muskulatur ist erschlafft und stark gedehnt, die Zellen und mit ihnen die Kerne erscheinen also lang und dünn.

Die Kontraktion der glatten Muskulatur unterscheidet sich sehr wesentlich von der der quergestreiften [1]). Sie ist langsam und träge, ihr typisches Bild ist die Peristaltik des Darmes mit seiner langsamen Formänderung. Der glatte Muskel kann in jedem Verkürzungszustand in Ruhe übergehen, also, ohne sich im Erregungszustande zu befinden, auf jeder Länge innerhalb seines Ausdehnungsbereiches verharren. Mit diesen normalen Kontraktionserscheinungen haben die Kontraktionsknoten (Abb. 313) wohl nichts zu tun, die, oft einer hinter dem anderen liegend, der Zelle eine Art von Bänderung verleihen. Sie sind wahrscheinlich atypische teilweise Kontraktionen beim Absterben der Zelle.

137. Zusammenhang der glatten Muskelzellen im Gewebe. Die spindelförmigen Zellen sind meist in Bündeln angeordnet. Solche Bündel sind dann wieder zu gröberen Bündeln vereinigt. So kommen dicke Muskelmassen zustande, wie z. B. im Sphincter pylori des Menschen (Abb. 314). Auch die muskulösen Wandungen der Hohlorgane (Darm, Blase) zeigen die Muskelzellen meist zu Bündeln vereinigt. In den bindegewebigen Septen zwischen den Bündeln verlaufen Nerven und Blutgefäße, die von hier aus mit feinen Ästen in die Bündel eindringen.

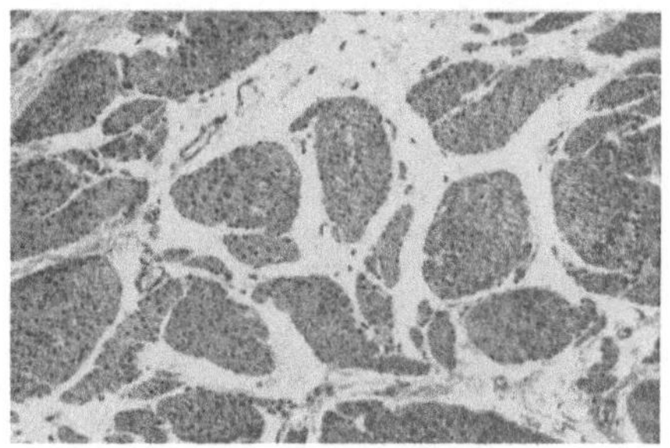

Abb. 314. Querschnitt des Sphincter pylori vom Erwachsenen. Übersicht. Hämatoxylin-Eosin. Phot. 70 mal. Man sieht große und kleine Gruppen von Muskelzellen mit Bindegewebe dazwischen, in diesem Gefäße.

In den Wandungen der Hohlorgane kleiner Tiere kommen auch einzelne Zellen und dünne Bündelchen vor (Abb. 315). An den mit *a* bezeichneten Bündeln zeigen die Kerne, wie die Zellen in den Bündeln zusammenliegen, nämlich so, daß die dicken und dünnen Teile der Spindeln ineinanderpassen und die Enden zwischen den anderen Zellen auskeilen. So kommt ein überall gleichdickes Band von beliebiger Länge zustande. Im Querschnitt eines solchen dünneren oder dickeren Bündels ergibt sich ein für die glatte Muskulatur kennzeichnendes Bild, große, kleine, kernhaltige und kernlose Felderchen liegen in buntem Durcheinander zusammen (Abb. 312). In der Abb. 315 (Blase vom Feuersalamander) bilden die Bündelchen zusammen mit einzelnen, auch verzweigten Zellen (*b*) ein Geflecht.

Die Muskulatur kann nur durch ihre feste Verbindung mit dem Bindegewebe wirken. Wenn die Elemente im Bindegewebe sich bei der Kontraktion beliebig verschieben können, so ist diese erfolglos. Das Bindegewebe muß also mitgenommen werden. Wie dieser physiologisch bedeutsame Zusammenhang aber hergestellt ist, ist eine strittige und noch nicht ganz gelöste Frage. Wenn man Längsschnitte der Muskulatur mit Bindegewebsfärbungen färbt, so sieht man, wie jede Zelle von Bindegewebsfibrillen umsponnen wird (Abb. 316). Querschnitte zeigen jedes Feld von einer bindegewebigen Hülle umgeben (Abb. 312).

---

[1]) Für die Einzelheiten vgl. man die Hand- und Lehrbücher der Physiologie und Grützner: Ergebnisse d. Physiol. 1904.

Man hat besonders die durch Verdauung der Schnitte (vgl. S. 160) gewonnenen Präparate so gedeutet, daß die Spindeln in Röhrchen liegen, die durch Quermembranen verbunden sind. Jedoch zeigen solche Präparate, wenn man sie mit gut auflösenden Systemen betrachtet, eine Netzstruktur der anscheinenden Membranen. Auch ist das Vorkommen von Kollagenmembranen an und für sich zweifelhaft (vgl. S. 147). Das elastische Verhalten wirklicher Röhren aus Kollagen müßte von dem der Fibrillen völlig abweichen. Die kollagene Fibrille ist praktisch undehnbar, darauf beruht ihre Verwendung in der mechanischen Konstruktion (S. 163). Die Annahme eines dichten Netzwerkes aus Fibrillen erklärt die Verhältnisse in jeder Richtung. Auch zeigt das Polarisationsmikroskop auf einem Querschnitt jedes Querschnittsfeldchen der Zellen umgeben von einem doppeltbrechenden Ring mit einem negativen Kreuz. Es handelt sich also bei einem solchen Präparat, das lebensfrisch fixiert, einer kontrahierten Muskulatur entstammt, um annähernd zirkulär verlaufende Fibrillen.

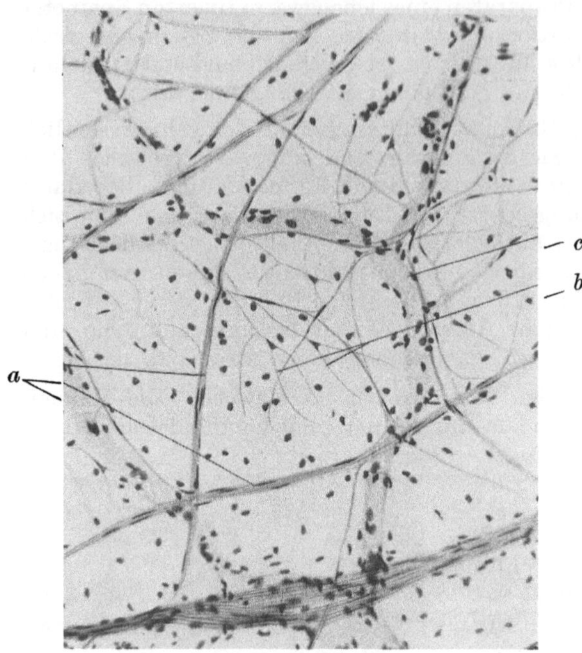

Abb. 315. Wand der Harnblase vom Feuersalamander. Aufgespritzt mit ¹/₃ Alkohol und Epithel entfernt, Hämatoxylin Eosin. Phot. etwa 40 mal. *a* Bündel von Muskelzellen, *b* verzweigte Muskelzellen, *c* Gefäß.

Welche feinere Anordnung muß nun ein solches Geflecht besitzen? Die kontraktilen Zellen sind darin so eingefügt, daß ihre Kontraktion nicht gehindert und gleichzeitig deren mechanische Wirkung auf das bindegewebige System übertragen wird, in das die Muskelelemente eingefügt sind.

Ein Geflecht mit vorwiegend schief zur Längsachse der Muskelzellen ver-

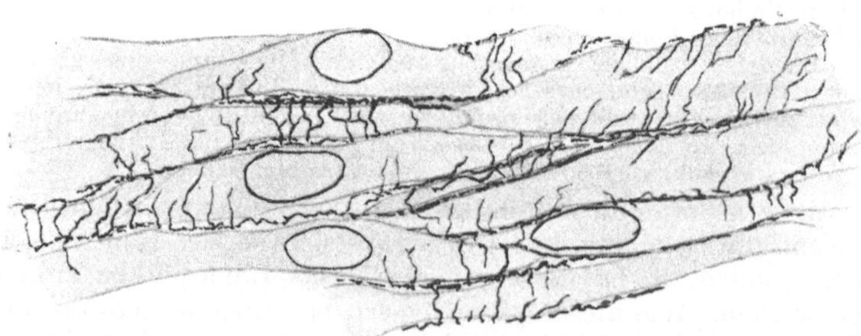

Abb. 316. Aus einem Längsschnitt des Sphincter pylori vom Erwachsenen. Azokarmin-Mallory. Umspinnende kollagene Fäserchen. P. 1160 mal.

laufenden Fibrillen würde den Kontraktionserfolg erklären[1]) und wir werden beim quergestreiften Muskel sehen, daß dort die Annahme einer solchen An-

---

[1]) Vgl. S. 277.

ordnung vieles, wenn nicht alles verständlich macht. Beim glatten Muskel wird die Frage jedoch durch eine Besonderheit dieses Gewebes verwickelter. Wenn man ein Hohlorgan, z. B. den Magen eines Frosches in gedehntem und kontrahiertem Zustande untersucht, so erweist sich die Zahl der die Muskelschicht zusammensetzenden Schichten verschieden, so, daß mehr Schichten in der zusammengezogenen, weniger in der ausgedehnten Wand angetroffen werden (Grützner). Die Muskelschichten gleiten also bei der Dehnung aneinander vorbei und schieben sich bei der Kontraktion wieder zusammen[1]). Das ist nur bei der Einlagerung der Zellen in ein besonders gestaltetes Maschensystem möglich. Man kann sich das Prinzip dieser Verhältnisse an einem grobmaschigen Gazestück klar machen (Abb. 317). Zieht man an einem solchen Stück in der Richtung der Diagonale der Maschen, so verlängert es sich, die Maschen werden dünn und lang, ihre relative Lage zueinander aber bleibt erhalten (Abb. 317a). Die Kontraktion eines von dem Stück um-

hüllten Muskels würde sie wieder kurz und breit machen und an dem Ende des Systems einen Zug ausüben. Stellt man nun aber das Gazestück so, daß die Fäden parallel und senkrecht zu der Zugrichtung eines angenommenen Muskels verlaufen, so kann man, wenn man den einen Finger auf die eine, linke, Seite legt und den anderen Finger auf die rechte Seite, die Maschen in der Längsrichtung entsprechend den eingezeichneten Pfeilen aneinander vorbeischieben (Abb. 317b). Sie werden dabei ebenfalls lang und dünn und ihre Form wird rhombisch; beim Zurückführen in die Ausgangsstellung werden sie wieder kurz und breit und ihre Form wieder quadratisch. Nimmt man nun ein entsprechend angeordnetes dreidimensionales System an, mit in den Maschen steckenden Muskelzellen, so werden diese bei einer ent-

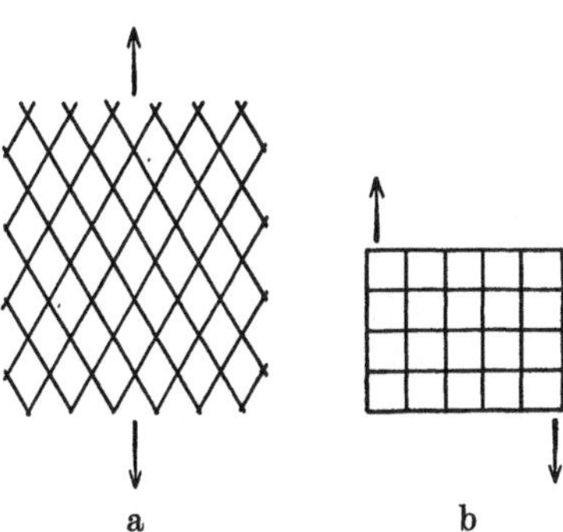

Abb. 317. Schemata zur Theorie der bindegewebigen Maschen, in die die Muskulatur eingelagert ist; näheres s. Text. Man schneide sich aus lockerer Gaze entsprechende Stückchen und stelle die Verschiebbarkeit der Maschen fest.

sprechenden Längsverschiebung aneinander vorbeigleiten. Bei der Kontraktion gleiten sie dann in entgegengesetzter in die Ausgangslage zurück. Das System zieht sich aus und zusammen unter Verschiebung der eingeflochtenen Muskelzellen aneinander, was eben die Grütznersche Beobachtung verlangt. Es ist jedoch noch eine Annahme nötig, der die Befunde an den Präparaten in keiner Weise entgegenstehen. Die den Muskelzellen parallelen Fibrillen müssen spärlich sein und in der Längsrichtung durchlaufende Züge müssen ganz fehlen. Insbesondere wäre bei einem Ringsystem sonst eine Erweiterung des ganzen Ringes, die wir doch tatsächlich beobachten, nicht möglich. Wir kommen also zu der Vorstellung, daß die Muskulatur der Darmwand in einem Bindegewebe steckt, daß nur oder doch vorwiegend aus, bei kontrahierter Muskulatur, querverlaufenden Fibrillen besteht.

Die Dehnung der Muskeln ist immer passiv, indem eine Zugbelastung an dem System angreift und die inneren (elastischen s. S. 275) Kräfte des Systems überwindet. Bei der Kontraktion nehmen die dicker und fester werdenden Muskelzellen die Maschen mit.

Die Spaltbarkeit parallelfaseriger Schichten aus glatter Muskulatur entspricht der Anordnung der Elemente in ihnen. Es ist leicht, sie parallel der Faserrichtung in feine Bündel zu zerreißen, während eine quere Zerreißung erheblichem Widerstand begegnet.

---

[1]) Dies kann man auch an der Wand von Arterien sehen, die man durch Aufspritzen unter Druck fixiert hat. Die Muskelhaut (Tunica media) solcher Gefäße ist schichtenärmer als die entsprechender nicht injizierter.

Man hat daraus eine besondere Festigkeit der Verbindung der Muskelfasern in der Längsrichtung entnehmen wollen, entgegen einer schwächeren der Quere nach. Das ist ein Trug-
schluß. Die Spindeln liegen überall mit ihren Längsseiten aneinander und keilen ganz
spitz im Bündel aus. Von einer Befestigung der Muskelzellenden mit ihren Enden aneinander kann schon aus diesem Grunde überhaupt keine Rede sein. Fängt man an, der
Länge nach zu zerzupfen, so reißt man die Maschen des Bindegewebes durch, was, da man
immer nur sehr wenige Fasern belastet, leicht gelingt. Will man der Quere nach zer-
trennen, so trifft man auf keine, der Quere nach verlaufenden Spalten, sondern auf die
Muskelzellen, deren sehr viel dickere und deshalb festere Bündel man der Quere nach
zerreißen muß.

Elastische Fasern spielen in der glatten Muskulatur eine sehr geringe Rolle.
Man findet sie in den Septen zwischen den gröberen Bündeln in spärlicher Anzahl. Von verschiedenen Organen wird eine verschiedene Menge angegeben.

138. Die quergestreifte Faser. Das Element der Skelettmuskulatur, die
quergestreifte Muskelfaser ist im Vergleich zu den glatten Muskelzellen

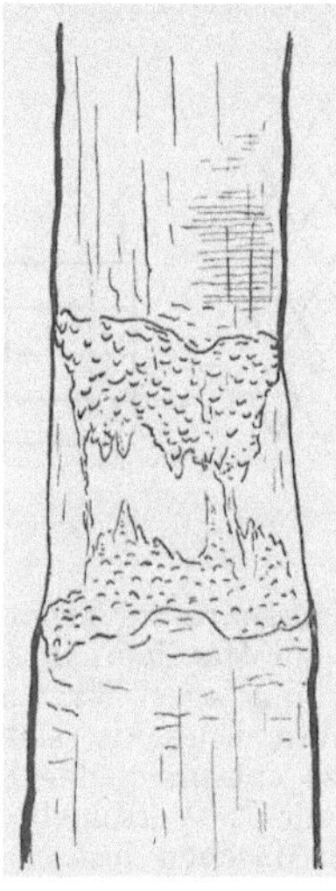

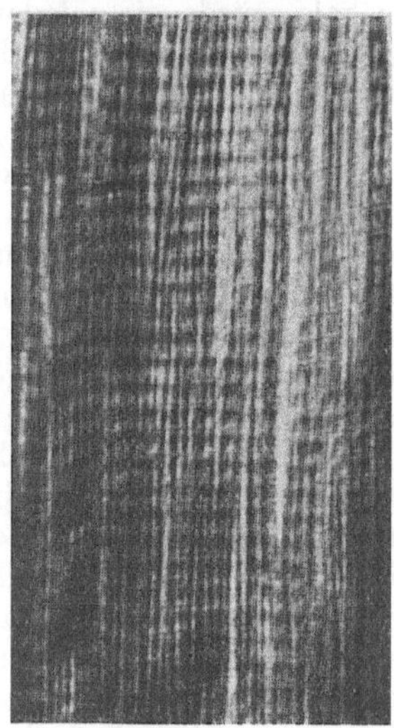

Abb. 318. Aus einem Zupf-
präparat des Musc. sartorius
vom Frosch, in Ringerlösung.
Zerreißung der Faser innerhalb des Sarkolemms.
P. 120 mal.

Abb. 319. Aus einem Längsschnitt der Zwischenrippen-
muskeln der Ratte. Myofibrillen mit Querstreifung.
Färbung: Eisenhämatoxylin (Heidenhain). Phot.
800 mal. Man sieht Fibrillen, diese abwechselnd hell und
dunkel gebändert, quer über die hellen Abschnitte
einen dunklen Strich laufend, den z-Streifen.

und auch zu den übrigen Bestandteilen des Körpers sehr groß. Es sind beim
Menschen Fasern von 12 cm Länge nachgewiesen worden, ihre Dicke geht bis
zu 60 μ, bleibt aber meistens erheblich darunter. Dünne sind bis zu 9 μ abwärts
gemessen worden. Eine solche Faser enthält zahlreiche Kerne und wir hatten
sie früher als Beispiel für ein Synzytium genannt (Abb. 61).

Wir unterscheiden an der Muskelfaser folgende Bestandteile: Das
Sarkoplasma, die Myofibrillen, die Kerne und das Sarkolemma. Diese
setzen nach der herrschenden Ansicht die Faser so zusammen, daß die Fibrillen
einzeln, vom Grundplasma, hier Sarkoplasma genannt, umgeben sind. Sie
ordnen sich zu Bündeln zusammen, den Muskelsäulchen, die durch breitere
Sarkoplasmamassen voneinander getrennt werden und alle zusammen sind
ringsherum ebenfalls von Sarkoplasma umgeben. Die Kerne liegen in größeren
Sarkoplasmamengen, die oft durch ihren Reichtum an Körnchen auffallen.
Das ganze Gebilde ist vom Sarkolemma umhüllt.

Das Sarkolemma ist am besten an frischen Präparaten sichtbar, wenn durch die Einwirkung der zerzupfenden Nadel der Inhalt einer Faser zertrümmert ist, sich eine Strecke weit von der zertrümmerten Stelle zurückgezogen hat und nun der leere Sarkolemmschlauch sichtbar geworden ist (Abb. 318).

Die Querstreifung ist an die Fibrillen gebunden. Allerdings füllen an der lebenden Faser des erwachsenen Wirbeltieres diese den Sarkolemmschlauch so dicht an, daß man die ganze Faser einheitlich quergestreift sieht und nur gefärbte Schnittpräparate die einzelnen Fibrillen quergebändert zeigen (Abb. 319). Die Schwanzmuskeln der Froschlarven entsprechen auch im lebenden Zustande den Verhältnissen, wie sie die Abb. 320 zeigt. In der Mitte der Sarkoplasmamasse befindet sich ein Zylinder aus quergestreiften Fibrillen. (Auf dem Photogramm der Abb. 321 ist dies nicht deutlich zu erkennen, die Abbildung soll vielmehr dazu dienen, das Querstreifungsphänomen überhaupt am lebenden Objekt zu zeigen.)

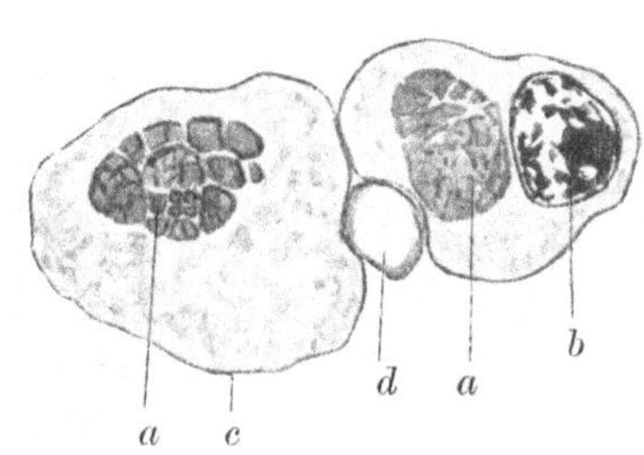

Abb. 320. Aus einem Querschnitt des Musculus interhyoideus einer Froschlarve. Hämatoxylin, Toluidinblau, van Gieson. P. 1200 mal. *a* Fibrillenbündel in der Mitte der Fasern, in Felder zerklüftet (Schneiden, vgl. S. 271), *b* Kern, *c* Sarkolemma, *d* Kapillare zwischen den Fasern.

Die Querstreifung besteht darin, daß helle und dunkle Bänder regelmäßig miteinander abwechseln (Abb. 320 u. 321). Von den beiden Schichten

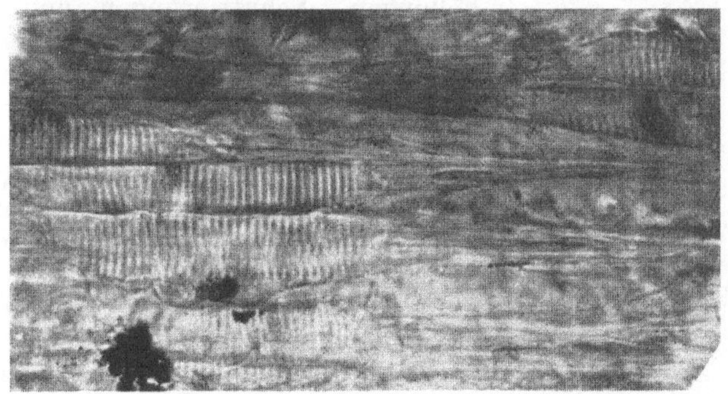

Abb. 321.

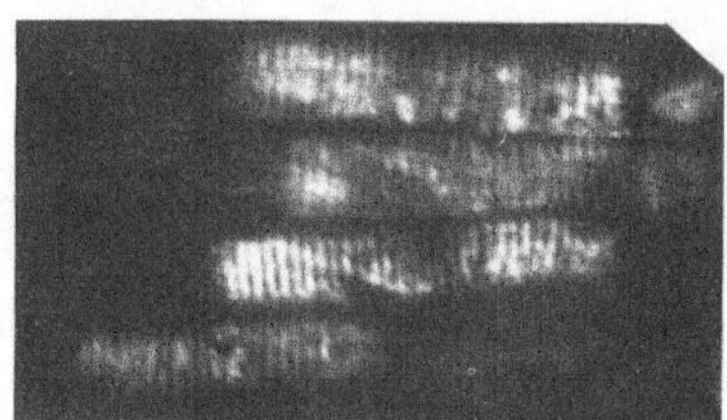

Abb. 322.

Abb. 321 und 322. Lebende Muskelfasern aus dem Schwanz einer Froschlarve. Blutkreislauf erhalten. Phot. 420 mal. Abb. 321 im gewöhnlichen Licht, starke Abblendung. Man sieht nur Q und S. Bei *a* eine Chromatophore (vgl. Abb. 45). Abb. 322 im polarisierten Licht, Nicolebenen diagonal zur Abbildung. Die Schatten rühren von dem strömenden Blut in den die Fasern überbrückenden Kapillaren her.

bricht die eine, Q, das Licht stärker, sie ist bei der Einstellung des Mikroskops auf die Mitte der Faser (Normaleinstellung) dunkler als die andere, I, und gleichzeitig doppeltbrechend. Diese Anisotropie ist positiv einachsig, die Achse entspricht der Längsachse der Faser, sie verhält sich also ganz so, wie die Fibrille der glatten Zelle im ganzen. Die isotrope Schicht, I, erscheint bei der Normaleinstellung als die hellere. Dies ist die überall vorhandene Grunderscheinung. Dazu kommen nun weitere Einzelheiten des Querstreifungsbildes, die aber in keiner Hinsicht als völlig geklärt gelten können. Die Abb. 323 zeigt einen Teil der beschriebenen Streifen und gibt gleichzeitig die dafür übliche Buchstabenbezeichnung wieder. Man zählt die „Periode“ vom Streifen Z an, die Abbildung zeigt die „Periode“ $ZENJQMQJNE$.

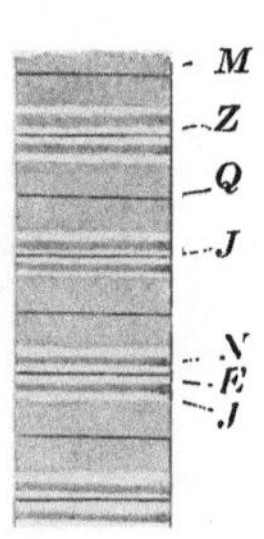

Abb. 323. Komplizierte Querstreifung einer Muskelfaser des Schwimmkäfers (Dytiscus), Fixation in Alkohol. Nach Schiefferdecker, 1891. Periode $ZENJQMQJNE$.

Der Streifen Z, der am fixierten Objekt stets, am lebenden nicht immer aufzufinden ist, ist anscheinend von besonderer Bedeutung (Abb. 324). Er heißt auch Grundmembran und ist als eine die Fibrillen überbrückende Linie darstellbar (Abb. 319). Auch von einem durch die Mitte der Schicht Q verlaufenden Streifen M, der Mittelmembran, wird ein gleiches Verhalten beschrieben. Das Querstreifungsbild der fixierten und gefärbten Faser wird oft nur durch die Grundmembranen vermittelt (Abb. 329 und 340). Was die übrigen Aufhellungen, Schattierungen und Unterabteilungen der I- und Q-Streifen bedeuten ist sehr dunkel. Wir müssen uns daran erinnern, daß es sich zunächst nur um ein optisches Phänomen handelt, dessen Größenordnung an oder unterhalb der Grenze objekttreuer Abbildung liegt. Wie dieses Phänomen im einzelnen zustande kommt, ist ein offenes Problem und es liegt kein Grund vor, jeden Schatten als besondere Substanz oder Schicht anzusprechen.

Auch die Natur der Fibrillen selbst, so einfach der Aufbau der kontraktilen Substanz des Muskels aus solchen auch erscheint, ist keineswegs in jeder Hinsicht geklärt. Auf der Längsansicht der lebenden Faser sind Längsstreifen häufig deutlich sichtbar (Hürthle: Wasserkäfer, Stübel: Frosch). Das Bild der lebenden Faser im polarisierten Licht zeigt (Hürthle), daß der Polarisationseffekt an längsverlaufende Gebilde gebunden ist, die vollständig durch nicht doppelbrechende Schichten voneinander getrennt sind. Der optische Querschnitt des lebensfrischen Muskels an einer Biegung oder das Bild, das ein Riß oder ein Querschnitt gewährt, ergeben keine eindeutigen Befunde (Hürthle).

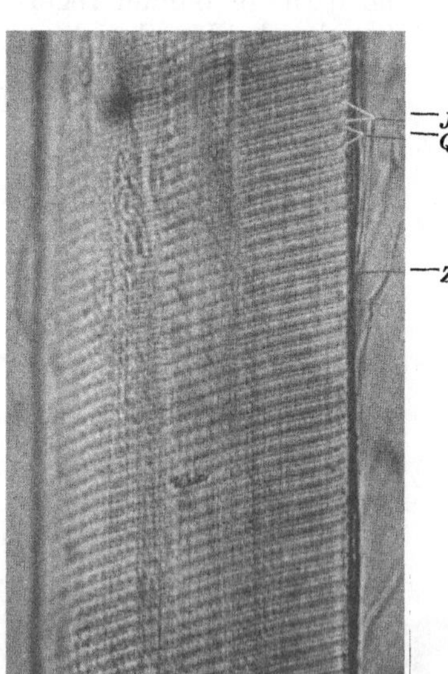

Abb. 324. Zupfpräparat vom Musc. tibialis anterior des Erwachsenen, fixiert mit Zenkerscher Flüssigkeit, 18 Jahre in Alkohol aufgehoben, ungefärbt in verdünntem Glyzerin. Phot. 590 mal. Periode $ZJQJ$.

Auf den Querschnitten fixierter Muskelfasern ist eine Felderung sichtbar (Cohnheimsche Felderung). Bei sarkoplasmareichen Muskeln, z. B.

dem Herzmuskel, den Muskeln verschiedener Insekten bildet diese Felderung konstante und für die Faser kennzeichnende Figuren. Zwischen den Feldern sind bei solchen Muskeln deutlich die Reste des durch die Fixierung zerstörten Sarkoplasmas in Form von Gerinnseln zu erkennen. Bei den Muskelfasern der Froschlarven ist ein einziges Feld vorhanden (Abb. 320), dem auf dem Längsschnitt und bei der Untersuchung lebender Fasern eine Säule quergestreifter Substanz in einem Sarkoplasmamantel entspricht. In diesem Falle läßt sich das Bild des Aufrisses mit dem des Grundrisses unschwer in Einklang bringen.

Anders ist das bei den Muskelfasern der erwachsenen Wirbeltiere, die im lebenden Zustand völlig aus quergestreifter Substanz zu bestehen scheinen. Die am lebenden Objekt erkennbare Gliederung in Säulchen stimmt nicht mit der Felderung des Querschnittes (Abb. 331) überein. Diese Felder werden bald als Cohnheimsche Felder, bald als Fibrillen bezeichnet und eine Einigung über die Dicke der Fibrillen ist bisher nicht erzielt worden (vgl. Hürthle und Stübel).

Heidenhain hat gezeigt, daß sich die Struktur des Querschnittes bei der Anwendung immer stärkerer Vergrößerung in immer feinere Felderungen auflösen läßt, daß die scheinbare Größe des Elements der jeweiligen Gliederung sich gleich bleibt, also von dem Auflösungsvermögen des angewandten Objektivs abhängt. Heidenhain hat daraus auf eine ultramikroskopische Fibrillierung der kontraktilen Materie geschlossen. Dieser Schluß ist nicht in jeder Beziehung zwingend. Was man sieht, ist die Erscheinung unbegrenzter Spaltbarkeit und es ist richtig, daß diese eine bestimmte Anordnung der molekularen Bausteine, die man als Fibrillenstruktur bezeichnen kann, voraussetzt. Man denke an den Asbest, der aus leicht und in zwei Richtungen spaltbarem kristallisiertem Kalzium-Magnesium-Silikat besteht, oder an Gips und Glimmerkristalle mit ihrer Spaltbarkeit in beliebig dünne Lamellen. Diese Spaltbarkeit zwingt aber nicht zur Annahme getrennt vorgebildeter ultramikroskopischer Fibrillen. Zerschneidet man derartige Gebilde der Quere nach, so werden sie an der Schnittfläche in außerordentlich feine Bruchstücke gemäß der Spaltungsrichtung zerlegt und dasselbe muß beim Mikrotomieren des gehärteten Muskels eintreten, je feiner der Schnitt, desto feiner die Trümmer.

Wichtig für die Analyse des Querschnittes ist, ob man zwischen den Felderchen wirkliche Reste des Sarkoplasmas nachweisen kann. Das ist bei den jetzt besprochenen Feldern nicht der Fall. Die Zwischenräume der Haidenhainschen immer kleineren Felder sind optisch leer. Es ist in keiner Weise zulässig, das optisch Leere einfach gleich dem Sarkoplasma zu setzen. Die ständig weiter zu treibende Auflösbarkeit in immer kleinere Elemente gilt überdies für den Längsschnitt nicht.

Wo sind nun die Fibrillen? Existieren sie vielleicht überhaupt nicht und ist das letzte morphologische Element der quergestreiften Substanz das Säulchen? Ist z. B. die Masse im Innern des Kaulquappenmuskels ein einheitlicher Zylinder, der nur beim Schneiden (beim Querschneiden stärker als beim Längsschneiden) oder beim Zerzupfen gemäß seiner Spaltbarkeit aufsplittert? Das ist wohl doch nicht der Fall. Die Theorie der Muskelkontraktion macht eine Fibrillenstruktur von geringer Größenordnung wahrscheinlich. Es ist anzunehmen, daß die Milchsäure, die bei der Erregung und beim Abklingen dieser im Muskel entsteht und verschwindet, die Kontraktion der quergestreiften Substanz hervorruft. Eine freie Zirkulation der Flüssigkeit, in der diese Milchsäure gelöst ist zwischen feinen Fibrillen, würde die außerordentliche Schnelligkeit dieser Vorgänge, indem sie Verzögerungen durch Diffusion usw. als sehr klein erscheinen läßt, gut erklärlich machen.

Bei den sarkoplasmareichen Fasern schließt das Sarkoplasma die einzelnen deutlich getrennten Säulchen ein und trennt sie voneinander. Es ist jedoch nicht nötig anzunehmen, daß das komplizierte dreiphasische kolloidale System, das wir das Grundplasma nennen, in die Säulchen selbst eindringt. Wenn wir vielmehr annehmen, daß sich zwischen den Fibrillen, die die Säulchen zusammensetzen, und über deren Dicke wir im übrigen irgendwelche Voraussetzungen nicht machen, sich lediglich ein ion- oder molekulardisperses Sol, also eine verdünnte wäßrige Lösung befindet, so wird das Verhalten des fixierten Präparates und sein Vergleich mit der Erscheinung der lebenden Faser vielleicht eher möglich. Diese Annahme erklärt, warum wir innerhalb der größeren Felder nichts mehr von Sarkoplasmaresten finden und weshalb diese Felder so schwer weiter zu analysieren sind. Der Abstand der Fibrillen voneinander ist bei dieser Annahme ein wechselnder. Es ist nicht nur möglich, sondern sogar wahrscheinlich, daß sie sich bei der Fixation eng zusammenlagern und miteinander verkleben, da sich nichts „Fixierbares", d. h. nichts Gerinnbares zwischen ihnen befindet. Will man diese Art der Einlagerung in die Zelle mit einem der üblichen Ausdrücke der Zellmorphologie bezeichnen, so kann man sagen, die Fibrillen seien gruppenweise in Vakuolen eingeschlossen.

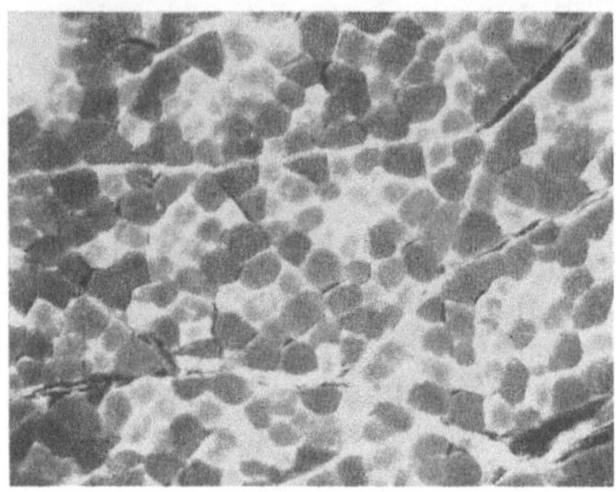

Abb. 325.

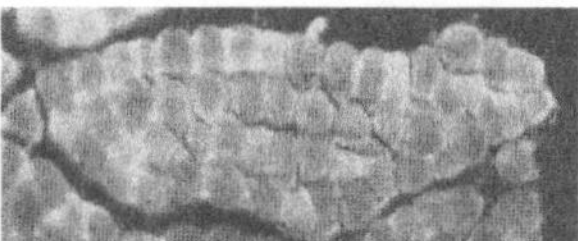

Abb. 326.

Abb. 325 u. 326. Trübe und klare Muskelfasern im Dunkelfeld. Die trüben Fasern sind hell, optisch ungleichmäßig gefüllt, die klaren dunkel, optisch leer. Gefrierschnitte von in $10^0/_0$ Formol fixierten Muskeln der Katze, in $5^0/_0$ Formol untersucht. Phot. 57 mal. Abb. 325. Einer der Adduktoren, weißer Muskel, zahlreiche klare Fasern (dunkle Felder); Abb. 326. Masseter, roter Muskel, trübe Fasern, gleichmäßig im Schnitt verkeilt.

Diese Schilderung gilt zunächst nur für den Bau sarkoplasmareicherer Fasern. Wie er sich bei den sarkoplasmaarmen gestaltet, bei denen man auf dem Querschnitt nichts sieht als ein Feld voll eckiger kleinerer Feldchen (Abb. 333), ist vorerst nicht zu sagen. Vielleicht bildet das Sarkoplasma nur eine dünne Hülle und Inseln, in denen die Kerne liegen[1]), die durch dünne Brücken mehr oder weniger miteinander in Verbindung stehen.

In das Sarkoplasma sind mannigfache Körnchen eingelagert, die interstitiellen Körner. Sie bestehen aus Lipoiden (Noll). Diese Körner haben zum Teil eine den Querstreifen entsprechende Anordnung, so daß auch durch sie allein das Bild einer Querstreifung hervorgerufen werden kann. Das ist z. B. beim frischen Herzmuskel der Fall, der überhaupt ein besonders körnerreiches Sarkoplasma hat, das die Querstreifung der Fibrillen ganz verdecken oder undeutlich machen kann.

Die Kerne liegen bei den Säugetieren am Rande dicht unter dem Sarkolemma (Abb. 331). Sie sind von kleinen Anhäufungen meist körnerreichen Sarkoplasmas umgeben. Bei niederen Wirbeltieren liegen die Kerne auch im Innern (siehe auch bei den Muskelspindeln und unter Entwicklung).

---

[1]) Das würde etwa der alten Annahme von den „Muskelkörperchen" entsprechen.

139. Rote und weiße, trübe und klare Muskelfasern. Viele Tiere haben verschieden gefärbte Muskeln; die weißen und roten (gekocht oder gebraten, hellen und dunklen) Muskeln vom Huhn sind allbekannt. Auch bei Nagetieren, Raubtieren, beim Schwein ist dieser Unterschied vorhanden. Die verschiedene Färbung beruht auf dem Gehalt an Hämoglobin[1]), das im Sarkoplasma gelöst ist. Beim Menschen ist die Muskulatur überall dunkelrot. Junge Individuen haben hellere, ältere dunklere Muskeln (Kalb- und Rindfleisch), auch beim Menschen ist das der Fall.

Wichtiger als der Hämoglobingehalt ist die Menge des in den Fasern enthaltenen Sarkoplasmas. Dieses ist meist trüb und so kann man trübe und helle, besser trübe und klare Muskelfasern unterscheiden. Auch beim Menschen ist dieser Unterschied vorhanden, die beiden Faserarten treten aber in den Muskeln gemischt auf. Die Abbildung 325 u. 326 zeigt beide Arten von der Katze im positiven Bild (Dunkelfeld). Der Unterschied, trüb und klar ist dabei vom Ernährungszustand abhängig. Hungernde oder stark arbeitende Tiere verbrauchen die Körnchen des Sarkoplasmas und dadurch können auch die trüben Fasern klar werden, stark gemästete zeigen auch Körnchen im Sarkoplasmaraum, die dann trüb aussehen.

Dem Aussehen der Fasern entspricht auch ein physiologischer Unterschied. Es ist wahrscheinlich, daß die trüben Fasern zu ausdauernder Leistung befähigt sind, die klaren dafür eine größere Kontraktionsgeschwindigkeit besitzen. Augenmuskeln, Kaumuskeln, Zwerchfell bestehen aus trüben Muskelfasern und auch die des Herzens sind von gleicher Beschaffenheit. Da die trüben Fasern immer die hämoglobinreicheren sind, so sind diese Muskeln bei allen Säugetieren rot.

140. Das Problem der Kontraktion. Noch nicht völlig geklärt ist die Beziehung zwischen Bau und Leistung der Muskelfaser. Nicht einmal in bezug auf die Veränderung der Querstreifung bei der Kontraktion hat befriedigende Übereinstimmung erzielt werden können. Meist wurden zu diesen Untersuchungen die quergestreiften Fasern der Insekten benutzt, die einmal unter sich, dann auch gegenüber denen der Wirbeltiere erhebliche Verschiedenheiten aufweisen. Es kommt hinzu, daß vielfach fixierte Muskeln untersucht wurden. Beobachtet wurden ferner nicht die auf einen Reiz durch den Nerven hin auftretenden Totalverkürzungen, sondern Kontraktionswellen, die bei isolierten Muskelfasern über diese hinlaufen. Studiert man fixierte Fasern, so hat man im Absterben erstarrte Wellen vor sich. Da an geschädigten Fasern sowohl die Querstreifung, wie auch die Kontraktion von Fall zu Fall wechselnde Bilder ergibt, so sind die Resultate an solchen nur mit großer Vorsicht zu verwerten. Eine neuere Untersuchung (Hürthle 1909), die das Problem unter Berücksichtigung aller Fehlerquellen am lebenden Insektenmuskel (Kolbenwasserkäfer) untersucht, kommt deshalb auch zu anderen Resultaten, als sie der vorwiegend auf den Untersuchungen Engelmanns beruhenden, in der Mehrzahl der Lehrbücher vertretenen Darstellung entspricht.

Das Hauptproblem ist, ob und wie sich die Anteile isotroper und anisotroper Substanz bei der Kontraktion gegeneinander verschieben und ob eine Volumänderung der Fibrillen oder Säulchen erfolgt. Das Ziel der Untersuchung ist, eine Theorie der Substanzverlagerung bei der Kontraktion abzuleiten oder eine solche anderweitig gewonnene doch zu beurteilen, zu stützen oder zu verwerfen. Eine solche Theorie würde das wichtigste Geheimnis des Muskels, nämlich wie er seine Leistung als Motor des Bewegungsapparates vollzieht, betreffen. Sicher ist schon lange nur eines, nämlich daß die Kontraktion ein

---

[1]) „Myohämatin", dessen Identität mit dem Hämoglobin nicht sicher ist.

Vorgang ist, der sich ganz innerhalb der Muskelfaser selbst abspielt, da diese ihr Volumen dabei nicht ändert.

Die Resultate Hürthles besagen folgendes: Die anisotropen Fibrillenabschnitte[1]) verkürzen sich auf weniger als $^1/_2$ ihrer Länge, die isotropen behalten ihre Länge während der Kontraktion bei. Das Volum der anisotropen Fibrillenabschnitte bleibt konstant. Über das Volumen der isotropen Abschnitte läßt sich aus dem Grunde nichts aussagen, da sie sich im polarisierten Licht nicht, voneinander sondern lassen, die anisotrope Zone bildet eine dunkle Querbinde ohne Gliederung entsprechend der Fibrillierung. Im ganzen nimmt die dunkle Schicht zu, was aus einem Übertritt von nicht zu den Fibrillen gehöriger Masse aus der anisotropen in die isotrope Zone beruht (Abb. 327). Die Kontraktion beruht also nach Hürthle im wesentlichen auf einer Änderung in der anisotropen Substanz, indem in dieser, ohne Wasseraufnahme oder Abgabe, eine Umlagerung aus der Anordnung der Länge nach in eine solche der Quere nach erfolgt.

Die im Mikroskop meist studierte wellenförmige Kontraktion der Muskelfaser kommt beim lebenden unversehrten Wirbeltierkörper nicht vor, nur bei der Entartungsreaktion des in seiner Nervenverbindung gestörten Muskels ist ähnliches als wurmförmige Zuckung bekannt. Auch die Zuckung, selbst die Kontraktion, ist nur ein Spezialfall seiner vom Nerven aus erregten Tätigkeit. Der normale Fall der Einordnung eines Skelettstückes in die Muskulatur ist der, daß dieses in Muskelschlingen eingespannt ist, wie ein Mast in die Haltetaue. Wir gehen davon aus, daß sich das betreffende Glied in Ruhe befindet, d. h. sich nicht bewegt. Dann besteht ein Gleichgewicht aller angreifenden Kräfte, von diesem Gleichgewichtszustand $\Sigma\Re = 0$ hat die Analyse auszugehen[2]).

Diese Kräfte sind: die Schwere der Teile des Systems selbst, die äußeren, körperfremden Kräfte und der Zug der angreifenden Muskeln. Eine Bewegung erfolgt nun so, daß dieses Gleichgewicht gestört wird und die willkürliche geordnete Bewegung besteht in der geordneten Verschiebung der Zustände in allen angreifenden Muskeln. Dabei kommt es ebenso häufig vor, daß in der sich verlängernden Muskelgruppe die größere

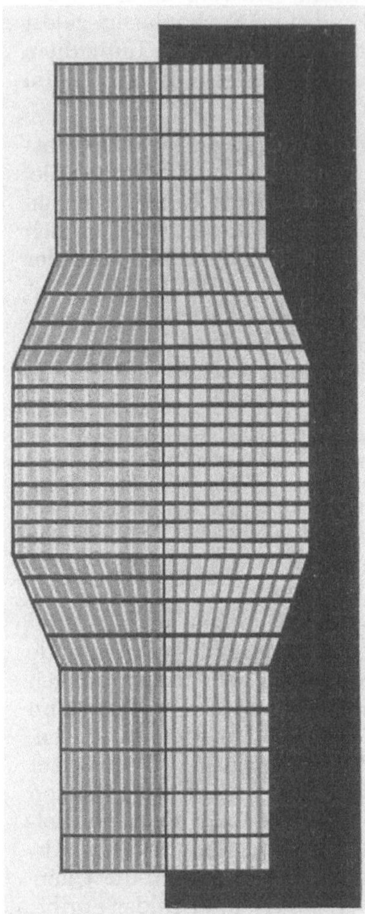

Abb. 327. Schema der Muskelkontraktion des Wasserkäfers, Hydrophilus piceus. Nach Hürthle, links im gewöhnlichen, rechts im polarisierten Licht. Die Verdickung ist eine Kontraktion. In dieser sind die anisotropen Säulchen- oder Fibrillenteile kürzer und dicker, die Länge der isotropen Schicht ist sich gleich geblieben.

[1]) Im folgenden wird das Problem was Fibrille, was Säulchen ist, nicht weiter berührt, sondern von Fibrillen gesprochen, ohne Rücksicht darüber, um was es sich eigentlich handelt.

[2]) Vgl. auch v. Recklinghausen: Gliedermechanik. Berlin: Julius Springer 1920.

Spannung herrscht. Der einfachste derartige Fall ist das Bücken und das Kopfnicken. Die angespannten Muskeln sind beim Bücken die an der Dorsalseite verlaufenden Muskeln, vom Oberschenkel bis zum Kopf, die den durch die Schwere nach vorn gezogenen Oberkörper festhalten und langsam nach vorn gleiten lassen.

Wir wollen versuchen, eine Vorstellung davon zu gewinnen, was im Muskel bei einer solchen Bewegung vor sich geht. Im Falle des Gleichgewichtes der angreifenden Kräfte wird der innervierte Muskel nur durch in bezug auf ihn äußere Widerstände an einer Formänderung, Kontraktion, gehindert. Die im Muskel herrschende Zugspannung σ, ist also bedingt durch die Summe der die Formänderung im Sinne einer Kontraktion verhindernden Kräfte (Lasten, Schwere, Antagonisten), die sich durch die Last P ausdrücken lassen. $\sigma = \dfrac{P}{Q}$. Die Innervation I, d. h. ein vom Zentralnervensystem ausgehender Reiz (dessen Analyse im einzelnen hier gleichgültig ist), bestimmt nun, ob die inneren molekularen Kräfte in jedem Augenblick dieser Querschnittsbelastung die Wage halten, ob sie kleiner oder größer sind. Im ersteren Falle bleibt das System bewegungslos, im zweiten verlängert sich der Muskel, im dritten verkürzt er sich und leistet äußere Arbeit. Jede Behandung des Muskels als eines mechanisch wirksamen Systems muß von dieser Tatsache ausgehen.

Man hat nun zweierlei zu unterscheiden, die inneren Kräfte, d. h. den elastischen Widerstand des Muskels, E, und die Länge, L, die er einnehmen würde, wenn man ihn im gegebenen Falle von seiner Last befreien würde und er, ohne daß sich sonst etwas ändert, diesen inneren Kräften folgen würde.

Histologisch und in bezug auf die Feinstruktur der Teile der Muskelfaser bedeuten diese beiden Größen nun folgendes: In irgend einem Gleichgewichtszustand haben die Teilchen der anisotropen Substanz eine bestimmte Anordnung. Diese Anordnung wird durch die inneren Kräfte aufrecht erhalten. Ist der Muskel innerviert und belastet, herrschen in ihm also Spannungen, so suchen diese Kräfte die bestehende Anordnung nicht nur zu erhalten, sondern zu verändern. Die Kräfte sind auf eine neue Anordnung der Teilchen gerichtet. Das ist aber prinzipiell dasselbe wie die elastischen Kräfte in einem gedehnten elastischen Körper, die dessen Teilchen in die ursprüngliche, dehnungslose Anordnung zurückzubringen streben. Die inneren Kräfte des Muskels können also als dessen momentanen Elastizitätsmodul bezeichnet werden. Ein Reiz oder eine Reizänderung löst nun Veränderungen aus, die das innere Kräftesystem verändern und zwar kann das in zweierlei Weise geschehen, erstens so, daß die Größe der Kräfte, also E, geändert wird und zweitens, daß die Lage, gegen die diese Kräfte gerichtet sind, eine andere wird. Diese Lage ist aber nichts anderes, als die Größe L der Elastizitätsformel[1]). Den Sachverhalt kann man so ausdrücken, daß $E = f\,(I)$ ist, das $L = f\,(I)$ ist und daß gleichzeitig $E = f\,(L)$ sein kann. Im einzelnen diese Probleme zu verfolgen, ist Aufgabe der speziellen Muskelphysiologie.

Welcher Art nun die Umlagerungen bzw. Umlagerungsbestrebungen innerhalb der Faser, also innerhalb der anisotropen Fibrillenstückchen sind, ist unbekannt. Durch die Innervation entsteht in der Faser Milchsäure aus Traubenzucker. Diese Milchsäure ist für die Umlagerung oder richtiger für die Entstehung der umlagernden Kräfte verantwortlich zu machen. Im einzelnen kann auf dieses Problem nicht eingegangen werden. Es soll nur hervorgehoben

---

[1]) Vgl. S. 163.

werden, daß es überall mit histologischen Vorstellungen über den mikroskopischen Bau der Faser verknüpft ist, daß z. B. die Anordnung der Fibrillen in Vakuolen, wie sie oben vermutungsweise angedeutet wurde, sofort zu mannigfachen weiteren Ausblicken und Problemen führt.

141. Das Sarkolemma und die Verbindung der Muskelfaser mit der Sehne. Wie wird nun die Änderung im Muskel dem zu bewegenden Skelettstück mitgeteilt? Das kann nur durch eine Vorrichtung geschehen, die weder eine Verzögerung der Übertragung, noch eine Änderung der Kräfte, noch eine Änderung des durch die Verkürzung des Muskels möglichen Ausschlages herbeiführt. Im Wirbeltierkörper kommt also nur die kollagene Faser als Übertragungsmittel in Betracht. Elastische Fasern finden deshalb bei dieser Übertragung keine Verwendung. Sie finden sich zwar, zuweilen reichlich, in dem Bindegewebe, das den Muskel erfüllt (Perimysium internum), für die Mechanik der Muskelwirkung sind sie bedeutungslos.

Die Art des Zusammenhanges von Sehne und Muskel ist bis in die neueste Zeit umstritten worden. Die ältere Anschauung gründete sich auf Isolationspräparate, die durch Behandlung von Muskelstückchen mit starker Lauge gewonnen wurden und die die Muskelfaserenden als ziemlich unregelmäßige, zuweilen kegelförmige Stümpfe zeigen (Abb. 328). In Betreff der Verbindung von Muskel und Sehne nahm man an, die

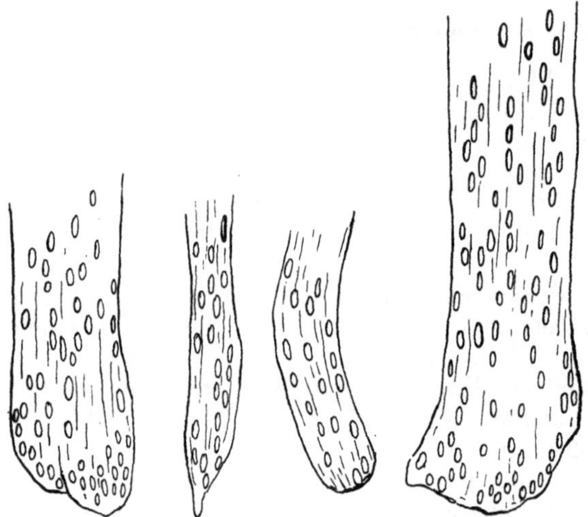

Abb. 328. Enden von Muskelfasern, aus dem Musc. gastrocnemius des Frosches durch Isolation in 35%iger Kalilauge dargestellt. P. 136 mal.

Sehnen seien an deren Ende angeklebt durch eine besondere Kittsubstanz. Insbesondere die Endigung der Fasern auf einer schräg zu diesen verlaufenden Sehne stellte man sich in dieser Weise vor[1]. Dagegen wies O. Schultze auf Präparate hin, die eine unmittelbare Verbindung, einen Übergang von Muskelfibrillen in Sehnenfibrillen innerhalb des Sarkolemms beweisen sollten. Gegen diese letztere Anschauung wurde mit Recht geltend gemacht (Péterfi, Häggquist u. a.), daß dieser Übergang, zum mindesten in vielen Fällen, eine Täuschung sei, indem an sehr dünnen Schnitten die auf dem Endkegel der Faser liegenden Sehnenfibrillen in das Faserende und in die unmittelbare Fortsetzung der Fibrillen sich dann hineinprojizieren, wenn man einmal durch die Fixierung das Sarkolemm an dieser Stelle unkenntlich macht[2] und zweitens das Ende der Muskelfasern nicht vollständig ausfärbt.

Es läßt sich zeigen, daß das Sarkolemm die Endkegel der Fasern überall umgibt und bis zum äußersten Ende von Muskelsubstanz erfüllt ist, die an dieser Stelle eine weniger deutliche, aber immerhin erkennbare Querstreifung

---

[1] Die Isolation sollte durch die Auflösung der Kittsubstanz erfolgen, in Wirklichkeit wird durch die starke Lauge das Kollagen zerstört.

[2] Eine Zerstörung des Sarkolemms erfolgt meines Erachtens nicht, sondern eine starke Schrumpfung.

aufweist. An dieser Stelle liegen auch zahlreiche Kerne (Zuwachsstellen der Faser, Heidenhain). Diese Endkegel stecken nun in Faserhohlkegeln (Abb. 329), die ihnen eng aufliegen und auch am lebenden Objekt zu sehen sind (Abb. 321). Häufig entstehen bei der Fixation der Faser im Ende des Sarkolemms Falten, in denen die Fibrillen liegen. Das ist auf Querschnitten besonders deutlich. Daraus erklären sich ohne weiteres die festonartigen

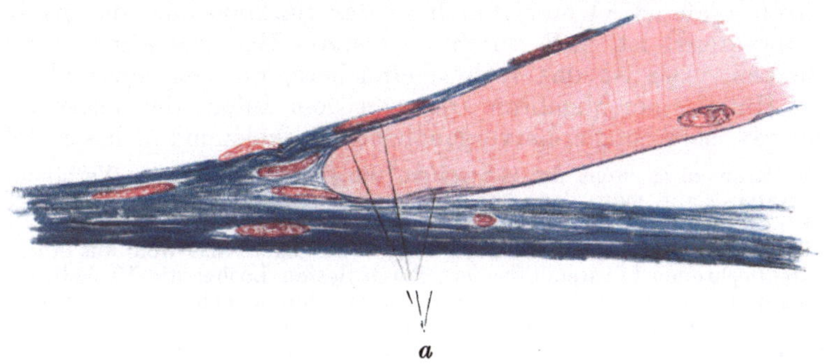

Abb. 329. Sehnenende der Muskelfaser, aus einem Längsschnitt des Musc. subscapularis vom Kaninchen. Azokarmin-Mallory. P. 610 mal. Man sieht das stumpf zulaufende Ende der Faser, das von Fibrillen umgriffen wird. Bei *a* feine Fibrillenbündel, die sich auf die Muskelsubstanz projizieren.

Enden der Fasern, aus deren Einkerbungen die kollagenen Fibrillen hervorkommen. Ob daneben innerhalb des den Endkegel einhüllenden Fasermantels noch durchbohrende Fasern vorkommen, mag dahingestellt bleiben.

Aus neueren Untersuchungen (Häggquist u. a.) geht hervor, daß die Zugübertragung von der Muskelfaser auf die Sehne gar nicht am Ende erfolgt, sondern auf dem ganzen Sarkolemm. Die Muskelfaser steckt ihrer ganzen Länge nach in einem Strumpf aus kollagenen Fibrillen, der am Ende in einen Kegel von Fibrillen ausläuft. Innerhalb dieser Fibrillen liegt dann das Ende der Faser, das also gar nicht mechanisch beansprucht ist, sondern wahrscheinlich ein Zuwachsende ist (s. o.). An dem Ende des Strumpfes greift die Last an und jede Änderung der Faser wirkt auf den Strumpf, und zwar erfolgt die Zugübertragung in jedem Muskelquerschnitt, so daß die Kontraktion, die an einer Stelle beginnt, sofort auf den Strumpf übertragen wird. Wenn wir uns den Strumpf aus rhombischen Maschen, nach Art der Abb. 330 bestehend vorstellen, so werden wir wohl das Richtige treffen.

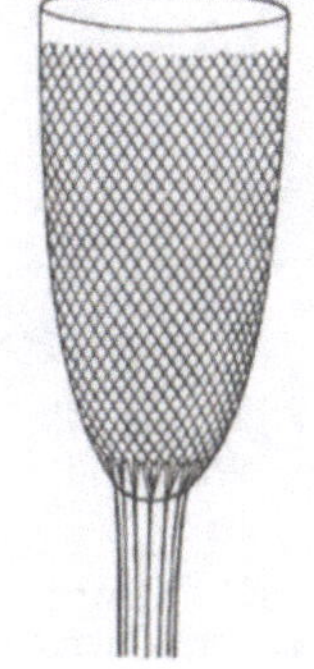

Abb. 330. Der „Fibrillenstumpf" der Muskelfaser. Schema.

Es sei noch eine Bemerkung über die Wirkung der Formänderung der Muskelfaser gestreift. Man kann sagen, der Muskel wirke nicht durch Verkürzung, sondern durch Verdickung. Das ist in gewisser Weise richtig. Indessen kennen wir die primären intramolekularen oder intermizellaren Kräfte, die die Kontraktion hervorrufen, nicht. Nehmen wir z. B. nach einer Theorie an, es handle sich um Kräfte der Oberflächenspannung, die elipsoidische Teilchen in kugelige überzuführen streben, so stehen die wirksamen, die Oberfläche verkleinernden Spannungen in der Oberfläche dieser Teilchen parallel der Längsachse der Faser. Für die Betrachtung im ganzen ist diese Frage weniger bedeutungsvoll, da in einem System, das durch elastische Kräfte ohne Volumänderung sich zu verkürzen strebt, ein System von aufeinander senkrechten Spannungen herrscht, Zugspannungen der Länge nach, Druckspannungen der Quere nach. Wenn die Faser sich verkürzt, so wird sie kürzer, dicker und härter. Der Strumpf macht diese Bewegung mit, seine Maschen werden breit und kurz. Um sich die Wirkung eines solchen Strumpfes verständlich zu machen, denke man den Extensionsverband, den man bei Kindern so anlegt, daß man die gebrochene Extremität in eine Trikotschlauchbinde steckt, und an deren Ende ein Gewicht befestigt. Der Zug an den Maschen in der Längsrichtung bewirkt einen Druck der Quere nach, die den Schlauch am Abrutschen verhindert. Bei der Muskelfaser ist dieses Verhältnis insofern noch einfacher, als der Strumpf an beiden Enden befestigt ist.

Dieser Strumpf wird meistens so beschrieben, daß er mit dem Sarkolemma identisch ist. Unter ihm liegt das Sarkoplasma, das nach außen irgendwie abgegrenzt ist, z. B. durch ein festeres Exoplasma mit einem Oberflächenhäutchen. Das ist das Wahrscheinlichere, da von einer abermaligen besonderen Hülle, einer Membran zwischen dem Inhalt der Faser und dem durch Bindegewebsfärbungen hervorgehobenen Sarkolemma nichts zu sehen ist.

Mit dem Sarkolemma steht der Z-Streifen, die Grundmembran in Verbindung. Auf vielen Präparaten sieht man den Außenkontur der Faser girlandenförmig verlaufen, wobei die Einkerbungen immer dem Z-Streifen entsprechen. Von diesem Streifen wird angenommen (Häggquist) er bestehe ebenfalls aus Kollagen, also wohl aus einer Art von Sieb aus durchflochtenen feinsten Fibrillen, durch dessen Löcher die Muskelfibrillen hindurchgesteckt sind. Da diese bei der Kontraktion das Sieb mitnehmen, so wird der Muskelzug durch die Grundmembran auf das Sarkolemm übertragen. Die Frage nach der Natur der Grundmembran mag hier unentschieden bleiben; zur Übertragung des Zuges von jeder Stelle des Querschnittes reicht der Strumpf, also das aus einem Geflecht feiner kollagener Fibrillen bestehende Sarkolemma, vollständig aus.

142. Der Bau des Muskels. Ein Muskel ist aus vielen Muskelfasern aufgebaut. Durch Bindegewebe wird der Zusammenschluß bewirkt. Wir hatten gesehen, daß die Faser in einem Strumpf aus feinsten kollagenen Fibrillen steckt, dem Sarkolemma. Damit wahrscheinlich in Verbindung steht das Perimysium der einzelnen Muskelfaser, das aus sehr viel gröberen Fasern besteht, die besonders bei den Augenmuskeln besonders dick sind. In diesem Gewebe verlaufen die letzten Verzweigungen der Gefäße und Nerven. Gruppen von Fasern sind durch stärkere Lagen von Bindegewebe zusammengefaßt (Abb. 331). Man kann Bündel verschiedener Ordnung unterscheiden, indem die Zusammenfassung zu Gruppen weiter geht und immer gröbere Bündel entstehen (Abb. 332). Diese Bündelung ist mit bloßem Auge erkennbar, die Fleischfasern sind solche Bündel. Die äußerste Schicht dieses einhüllenden Gewebes heißt das Perimysium externum, die in das Innere des Muskels eindringenden Septen, Perimysium internum. Die Nerven und Gefäße verzweigen sich darin, je nach der Stärke der Septen liegen größere oder kleinere Zweige in ihnen.

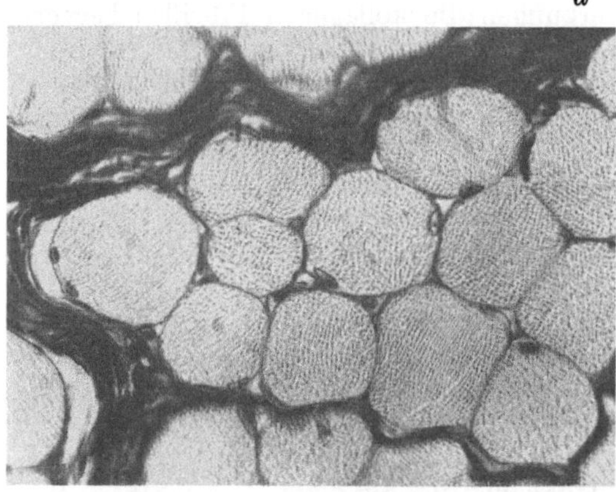

Abb. 331. Gruppe von Muskelfasern im Querschnitt. Aus einem Querschnitt eines Musc. lumbricalis vom 6jährigen Kind. Hämatoxylin, van Gieson. Phot. 350mal. Man sieht zwei derbere (a) und ein feineres (b) Septum des Perimysium internum. Kerne und Sarkolemma der Muskelfasern stellenweise nachgezeichnet.

Alle diese Bindegewebsschichten gehen bei der Kontraktion des Muskels mit und verändern entsprechend ihre Form. Sie sind aus lockeren

Maschen aufgebaut und elastische Netze sind hineingeflochten. Deren Aufgabe ist vielleicht bei der Erschlaffung des Muskels die richtige Ordnung der Maschen herbeizuführen, wie in das Gewebe eingewebte Gummibänder; im Perimysium der einzelnen Faser sind sie selten.

Gruppenweise werden die Muskeln durch Faszien zusammengehalten (Muskellogen.) Diese machen die Bewegung des Muskels bei der Kontraktion nicht mit, sondern bleiben stehen, sie sind fast überall mit dem Skelett verbunden. Zwischen Faszien und Perimysium ist also eine Verschiebeschicht, eine Schicht ganz lockeren Gewebes angeordnet. Es ist wahrscheinlich, daß es aus verschiedenen Lagen aufgebaut ist, die von außen nach innen in immer stärkerem Maße die Bewegung des Muskels mitmachen, die allerinnersten hängen kontinuierlich mit dem Perimysium zusammen. Man sieht sie am besten an ganz lebensfrischen Gliedmaßen, wenn man aus deren Muskulatur ein Stück mit der Faszie herausschneidet. Verschiebt man nun auf dem Muskel das Faszienstück, so kommt an dessen Schnitträndern eine treppenstufenförmige Schichtung des Bindegewebes zum Vorschein. Beim Konservieren, noch mehr beim Einbetten und Schneiden gehen diese feinen Anordnungen verloren und es ist kaum möglich, an Querschnitten Faszie und Perimysium voneinander abzugrenzen (Abb. 332). Zwischen den Muskeln einer Loge liegen ähnliche lockere Verschiebeschichten.

Innerhalb des Muskels kommen besondere Sinnes-

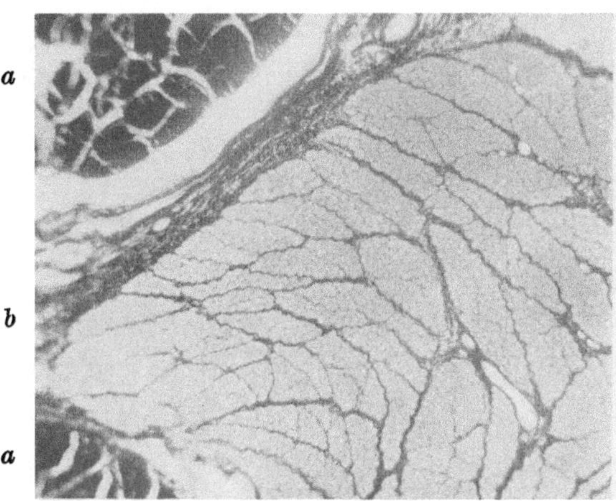

Abb. 332. Dasselbe Objekt und dieselbe Färbung wie Abb. 331. Bündelung der Muskelfasern. *a* Sehnen, *b* Perimysium externum.

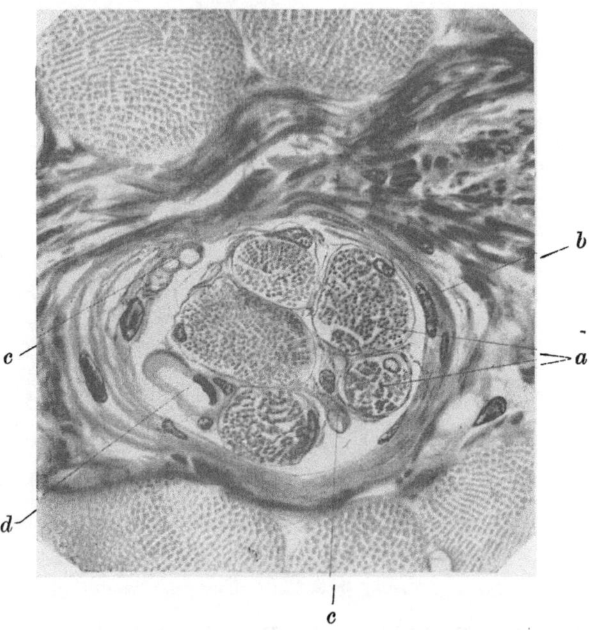

Abb. 333. Dasselbe Objekt wie Abb. 331 und 332. Färbung: Azokarmin-Mallory. Muskelspindel. Phot. 910 mal. *a* Fasern der Spindel, *b* Hülle der Spindel, *c* Schnitte durch in der Spindel verlaufende Nervenfaser, *d* Blutgefäß. Die Teile der Spindel sind überzeichnet, die Muskelfasern am Rande der Abbildung nicht.

organe vor, Gebilde, die wenigstens von der Mehrzahl der Untersucher als
etwas Derartiges aufgefaßt werden. Es sind die Muskelspindeln (Abb. 333).

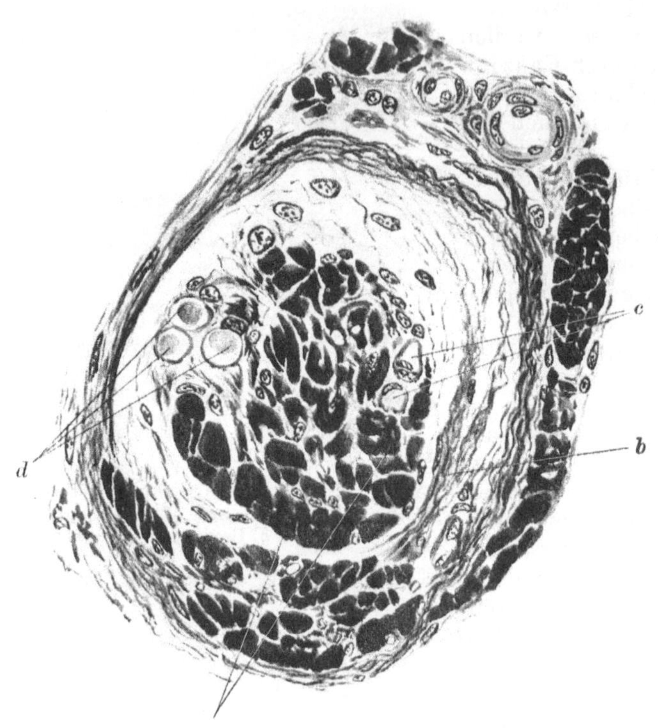

Abb. 334. Sehnenspindel, aus einem Querschnitt des Adductor pollicis vom 6jährigen
Kinde. Azokarmin-Mallory. P. 660 mal. *a* Sehnenfasern der Spindel, *b* Hülle, *c* Gefäße,
d Nervenfasern.

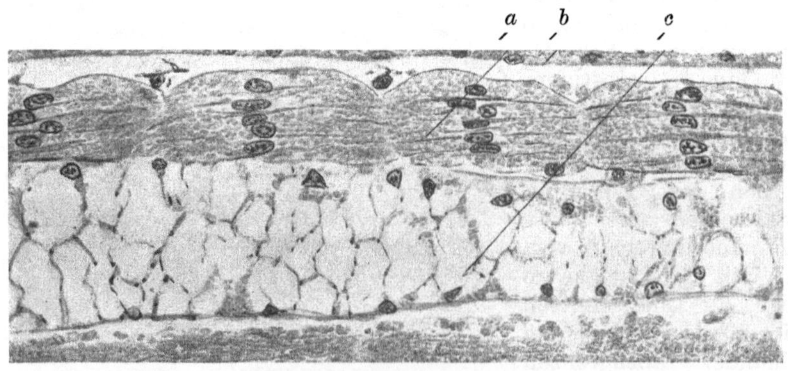

Abb. 335. Entwicklung der Rumpfmuskulatur, Frontalschnitt durch eine Larve von
Bombinator von 4 mm Kopf-After-Länge. *a* Myotome, Myoblasten einkernig, *b* Ektoderm,
c Chorda dorsalis. Phot. 140 mal, überzeichnet.

Sie sind dem Namen entsprechend geformte Gebilde, von einer derben Binde-
gewebshülle umschlossen. In dieser liegt eine Gruppe von Muskelfasern, dünner

und sarkoplasmareicher als die des Muskels selber. Die Kerne liegen bei ihnen häufig im Innern der Fasern. Blutgefäße sind im Innern der Spindel reichlich vorhanden. Eine besondere Anordnung zeigen die Nerven, weshalb man

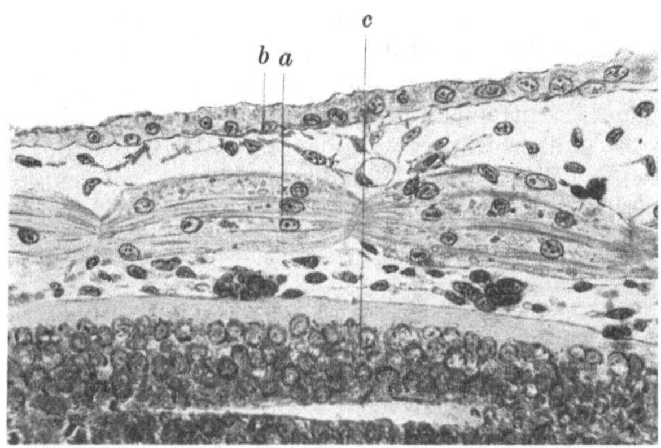

Abb. 336. Entwicklung der Rumpfmuskulatur, Frontalschnitt durch eine Larve von Rana esculenta, 6,6 mm Länge (total). *a* Myotome, Myoblasten mehrkernig und mit Myofibrillen, *b* Ektoderm, *c* Rückenmark (Phot. 150 mal überzeichnet).

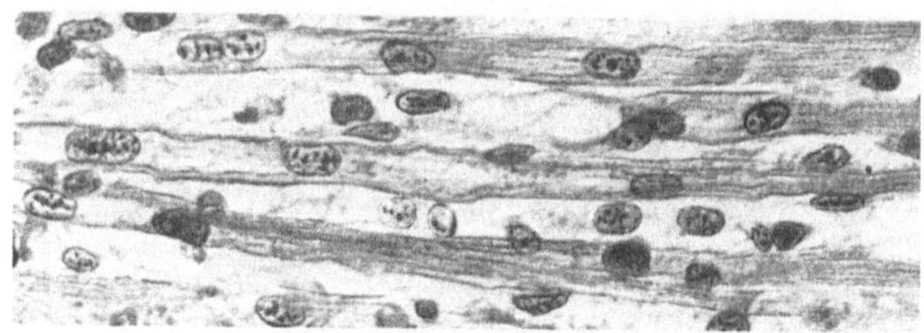

Abb. 337. Fasern des Musc. transversus linguae eines Katzenfötus von 6 cm Länge, Eisenhämatoxylin. Phot. 470 mal. Einzelne Kerne sind überzeichnet. Bei *a* Faser, an der das Sarkoplasma mit den Kernen, umgeben vom Myofibrillenmantel, erkennbar ist.

den Organen die Rolle als Sinnesorgane zuspricht (Näheres siehe beim Nervensystem).

Entsprechend gebaut sind die Sehnenspindeln (Abb. 334). Eine Gruppe von Sehnenfasern ist dicht am Muskelansatz von einer Hülle umschlossen. Nerven und Blutgefäße finden sich innerhalb der Hülle. Über die Endigungsweise der Nerven siehe ebenfalls beim Nervensystem.

143. Entwicklung der Muskelfasern. Die Quelle der quergestreiften Muskelfasern sind Myotom und Mesenchym. Die Zellen der Myotome, die Myoblasten, sind langgestreckte Gebilde. Jedes Myotom ist vom anderen durch das Myoseptum, eine Schicht embryonalen Bindegewebes getrennt (Abb. 335). In den Myoblasten teilen sich die Kerne, ohne daß sich Zellteilungen anschließen (Abb. 336). So wird der Myoblast vielkernig und immer länger. Er entwickelt Myofibrillen, die vielfach anfangs in der Peripherie

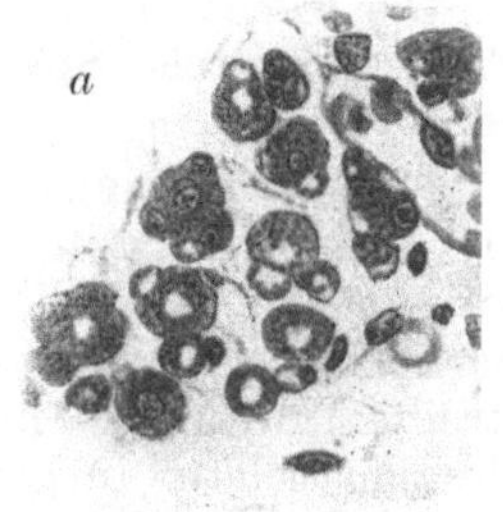

Abb. 338. Aus dem Querschnitt des Musc. genioglossus eines Katzenfötus von 6 cm Länge, Azokarmin - Mallory. Phot. 430 mal, überzeichnet. Bei *a* Querschnitt mit Seitensprossen, Längsspaltung einer Faser.

liegen, so daß ein Myofibrillenmantel entsteht (Abb. 337). Dabei sollen Plastosomen beteiligt sein. Die junge Faser soll anfangs eines Sarkolemmas entbehren,
auch wenn bereits Bewegungen durch sie ausgeführt werden. Dies Verhalten
spricht einmal für die Natur des Sarkolemmas als aus kollagenen Fibrillen
bestehend, es wird auch als Beweis für eine unmittelbare Verbindung von
Muskel- und Sehnenfibrillen angeführt. Indessen muß darauf hingewiesen
werden, daß bei den geringen mechanischen Anforderungen, die diese Stadien
stellen (geringe Querschnittsbelastungen), die einfachen protoplasmatischen
Verklebungen, die den ganzen Embryonalkörper zusammenhalten, völlig genügen,
um den mechanischen Effekt der Muskelkontraktion zu erklären. Die Vermehrung der Muskelfaser geschieht durch Längsspaltung (Abb. 338).

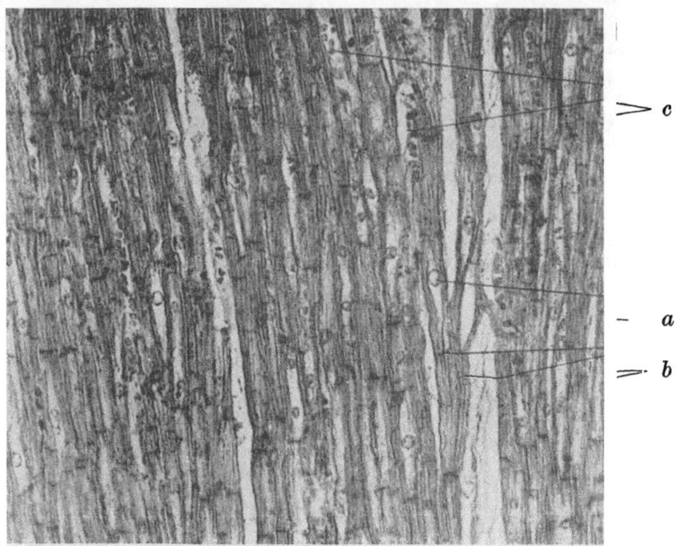

Abb. 339. Längsschnitt durch die Herzmuskulatur vom Erwachsenen. Hämatoxylin,
Tiazinrot. Phot. 205 mal. *a* Kern, im fibrillenfreien Raum, *b* Querlinien, *c* Gewebe
zwischen den Fasern mit Kapillaren.

Die Kerne liegen an der jungen Faser zunächst im Innern, innerhalb des
Fibrillenmantels. Später wandern sie an die Peripherie und die Kerne im Innern
verschwinden.

144. Die Herzmuskulatur. Auch die Herzmuskulatur ist quergestreift.
Das Phänomen ist von derselben Art wie bei der Skelettmuskelfaser: Isotrope,
anisotrope Schicht, Z- und M-Streifen, Anheftung des Z-Streifens an das
Sarkolemm. Alle Probleme, die wir bei der Skelettmuskelfaser über die Quer-
streifung, über die Fibrillierung, die Kontraktion erörtert haben, gelten für die
Herzmuskulatur in ganz derselben Weise.

Die Herzmuskulatur ist stets trüb, körnchenreich und bei allen Wirbeltieren rot gefärbt. Im Alter wird diese Farbe bräunlich, was von eingelagerten
Körnchen herrührt.

Die Herzmuskulatur bildet eine kompakte zusammenhängende Masse. Wir
hatten schon die Frage erörtert, ob sie als ein zusammenhängendes Synzytium
oder als aus Einzelzellen zusammengesetzt aufzufassen sei (s. S. 66).

Legt man einen Schnitt durch die Herzwand, so erkennt man eine undeutliche
grobe Faserung. Mit dem Mikroskop erweist sie sich zusammengesetzt aus

zahlreichen zylindrischen Gebilden, die sich verzweigen und miteinander in Verbindung treten, so daß ein Netz entsteht (Abb. 339). Dieses Netz hat an manchen Stellen weite, an anderen enge, innen langgestreckte Maschen, an der Innenfläche, unter dem Endokard verschwinden die Maschen und es finden sich Lamellen mit schmalen Schlitzen (Abb. 341). Die netzförmige Anordnung

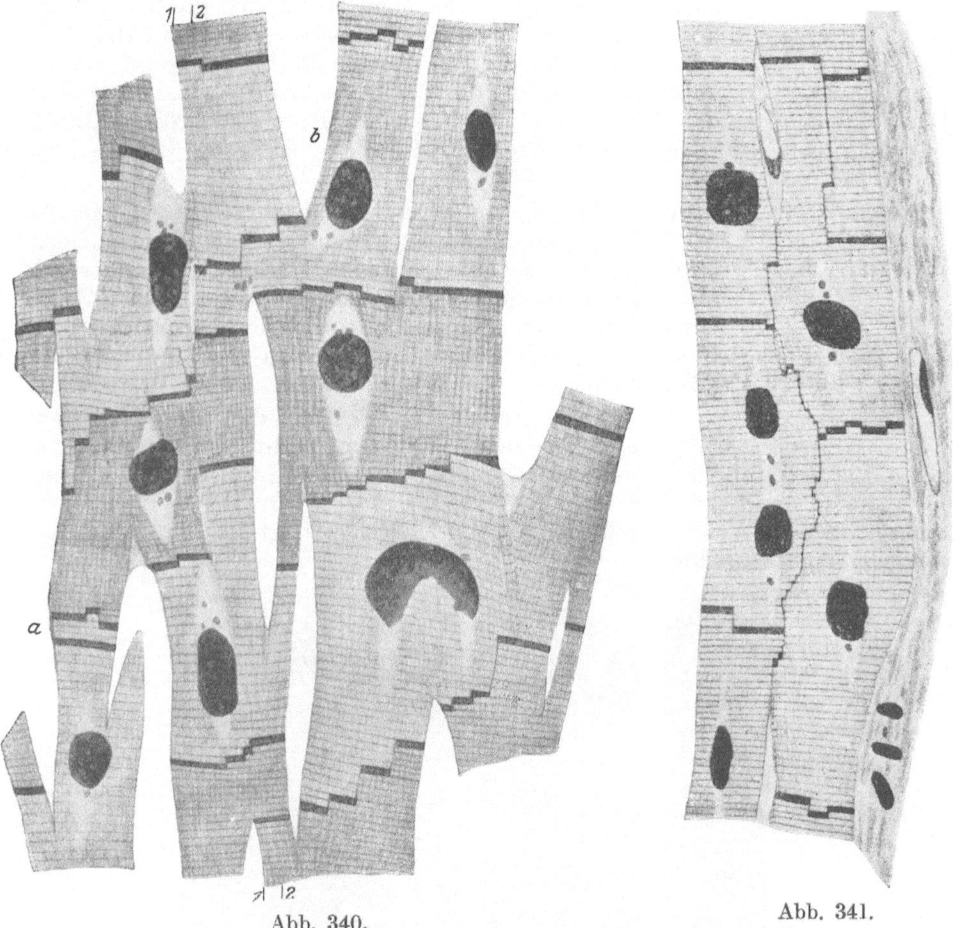

Abb. 340.

Abb. 341.

Abb. 340 und 341. Herzmuskel vom Menschen im Längsschnitt, nach Zimmermann-Palczewska 1910. Abb. 340. Aus der Ventrikelwand eines 27jährigen Mannes. Phot. 1500 mal. Segmente, die mit Zacken ineinandergreifen, *b* Segment mit großem Fortsatz zwischen anderen Segmenten. 1—2 und 2—2 bezeichnet einen Schnitt, der, senkrecht zur Zeichnung das Objekt ebenfalls der Länge nach trifft, dieser würde vom Segment *b* ein Stück nach Art der Stelle *a* zeigen. Abb. 340. Plattenartige Aneinanderfügung der Segmente.

ist besonders an frischen Doppelmesserschnitten gut zu sehen, wenn man diese durch leichten Druck auseinanderzerrt.

Die Myofibrillen laufen der Länge nach durch die Maschen, die Kerne liegen im Innern und sind von fibrillenfreiem Sarkoplasma umgeben. Hier liegen auch die oben erwähnten gelben Körnchen.

Die Maschen des Netzwerkes werden von einer Zeichnung durchsetzt. Quer zu ihnen, also parallel der Querstreifung, verlaufen Linien, Querlinien,

Kittlinien, Schaltstücke, Glanzstreifen genannt. Der letztere Name rührt von ihrem Aussehen am frischen Präparat her. Sie sind etwas dünner, als eine Periode der Querstreifung. Diese beginnt an ihnen, so daß die beiden Seiten des Streifens an Stelle eines Z-Streifens stehen. Am geschnittenen und gefärbten Präparat erkennt man oft eine treppenförmige Anordnung des Streifens. Die Streifen grenzen im Netz Segmente ab, die „Herzmuskelzellen". Jedes Segment enthält einen, zwei oder mehr Kerne und greift mit Fortsätzen und Zacken in die Nachbarsegmente ein (Abb. 340). Bei der Behandlung mit starker (35%iger) Lauge zerfällt der Herzmuskel in die Segmente (Abb. 342). Es sind in den Präparaten jedoch auch kleinere und größere Bruchstücke zu beobachten, die Begrenzung der Bruchstücke durch Treppenlinien ist jedoch häufig.

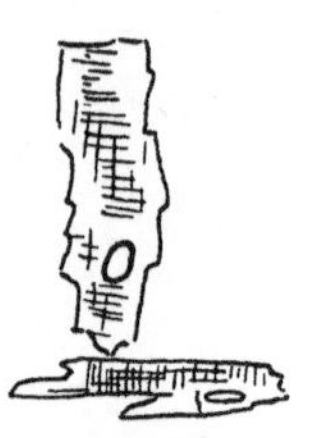

Abb. 342. Bruchstücke der Herzmuskulatur an der Herzkammer einer Maus; isoliert mit 35% Kalilauge. P. 200 mal.

Was die Querlinien sind, bleibt zweifelhaft. Manche (v. Ebner und Schüler) faßten sie als Kontraktionserscheinungen des absterbenden Muskels auf, andere als eine besondere Substanz, mittels derer die einzelnen Zellen zusammenhängen. Jedoch geht die Fibrillierung durch sie hindurch. Vielleicht handelt es sich um Zuwachsstellen (Heidenhain).

Auf dem Querschnitt der Netzfäden (Abb. 343) sieht man die Kerne in der Mitte, umgeben von den fibrillenfreien Räumen, oft diese, ohne daß der Kern getroffen ist. Die Felderung (Cohnheimsche Felderung) ist stets deutlich und bei verschiedenen Tieren in kennzeichnender Weise verschieden. Beim Menschen zeigt sie das abgebildete unregelmäßige Aussehen.

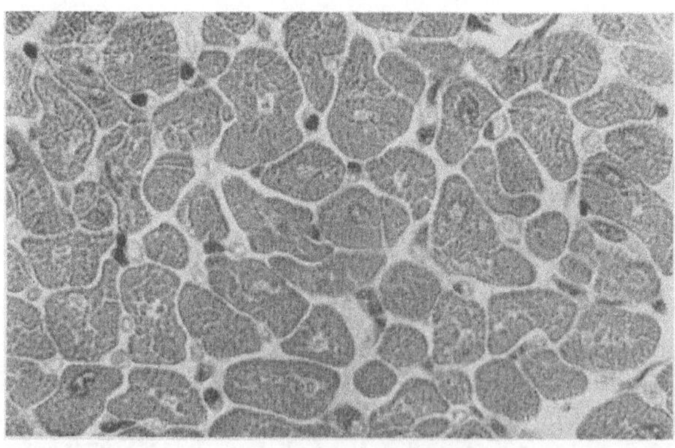

Abb. 343. Herzmuskel quer vom Erwachsenen. Hämatoxylin-Eosin. Phot. 430 mal.

Daß die Herzmuskulatur ein Sarkolemm besitzt, ist mehrfach bestritten worden. Es gelingt jedenfalls nicht, jenes für die Skelettmuskulatur charakteristische Bild zu erzeugen (Abb. 318). Durch geeignete Färbungen läßt sich aber eine Hülle nachweisen, die auch die Girlandenform und den Zusammenhang mit den Z-Streifen zeigt.

An den Gefäßostien, dem Annulus fibrosus und an den Chordae tendineae endet das Netz offen, sonst hängt es überall in sich zusammen. An den erwähnten Stellen findet man zugespitzte Enden, z. B. auch bei Laugenpräparaten der Papillarmuskeln. Über besondere Zusammenhänge mit dem Bindegewebe ist nichts bekannt. Weitere organisatorische Einzelheiten und besondere Organe besprechen wir beim Gefäßsystem.

Der Herzmuskel entwickelt sich aus einem Netz von Zellen, die vom viszeralen Blatt des Mesoderms stammen, das dem zuerst allein vorhandenen Endothelschlauch anliegt (myoepikardialer Mantel). Dieses Netz wird als Synzytium beschrieben, indem Myofibrillen auftreten. Der Endothelschlauch hat bis dahin die Herztätigkeit allein geleistet, er ist kontraktil.

Literatur über die Muskulatur. Siehe die Hand- und Lehrbücher der Physiologie z. B. Nagel: Handb. d. Physiol. d. Menschen. Bd. 4. 1909 (L.); ferner 1. Heidenhain: Struktur der kontraktilen Materie. Ergebn. d. Anat. u. Entwicklungsgesch. Bd. 8. 1898; Bd. 10. 1900 (L!). — 2. Henneberg: Das Bindegewebe in der glatten Muskulatur usw. Anat. Hefte Bd. 44. 1900. — 3. Grützner: Die glatten Muskeln. Asher-Spiro: Ergebn. d. Physiol. Bd. 3, 2. Abt. 1904 (L!). — 4. Hürthle: Über die Struktur der quergestreiften Muskelfasern von Hydrophilus piceus in ruhendem und tätigem Zustand. Pflügers Arch. f. d. ges. Physiol. Bd. 126. 1909 (L.). — 5. Biedermann: Physiologie der irritablen Substanzen. Asher-Spiro: Ergebn. d. Physiol. Bd. 8. 1909 (L!). — 6. Zimmermann, Palczewska und Werner: Bau der Herzmuskulatur. Arch. f. mikroskop. Anat. Bd. 75. 1910 (L.). — 7. Heidenhain: Plasma und Zelle. 2. Lief. Jena 1911 (L!). — 8. Grasmann: Über die fibrilläre Struktur des Sarkolemms. Internat. Monatsschr. f. Anat. u. Physiol. Bd. 29. 1912. — 9. Schulze, O.: Über den direkten Zusammenhang von Muskelfibrillen und Sehnenfibrillen. Arch. f. mikroskop. Anat. Bd. 79. 1912. — 10. Noll: Mikroskopischer Nachweis der Protoplasmalipoide, insbesondere des Muskelgewebes. Arch. f. Anat. u. Physiol. 1913 (L.). — 11. Péterfi: Untersuchungen über die Beziehungen der Myofibrillen zu den Sehnenfibrillen. Arch. f. mikroskop. Anat. Bd. 83. 1913 (L.). — 12. Stübel: Mikroskop. wahrnehmbare Veränderungen des quergestreiften Muskels. Pflügers Arch. f. d. ges. Physiol. Bd. 180. 1920 (L.). — 13. Häggquist: Verschiedene Arbeiten über Sarkolemm und die Muskel-Sehnenverbindung. Anat. Anz. Bd. 52. 1920. S.389, Verhandl. d. anat. Ges. 1920 ebenda, Anat. Anz. Bd. 53, S. 81 u. 273. 1920 (L.). — 14. Carey: Experimental transformation of smooth bladder muscle of the dog histologically, into crosstriated muscle. Americ. journ. of physiol. Vol. 58. p. 182. 1921. — 15. Hürthle und Wachholder: Struktur der Herzmuskelfasern. Pflügers Arch. f. d. ges. Physiol. Bd. 194. 1922 (L.). — 16. Stübel: Histophysiologie. Jahresber. über d. ges. Physiol. 1. 1920.